妊娠期哺乳期用药咨询案例与分析

主　审　徐丛剑

主　编　汤　静

副主编　冯　欣　郑彩虹

人民卫生出版社

·北京·

图书在版编目（CIP）数据

妊娠期哺乳期用药咨询案例与分析 / 汤静主编.
北京：人民卫生出版社，2024.9． -- ISBN 978-7-117
-36851-3

Ⅰ. R984
中国国家版本馆 CIP 数据核字第 2024S1H688 号

人卫智网	www.ipmph.com	医学教育、学术、考试、健康，
		购书智慧智能综合服务平台
人卫官网	www.pmph.com	人卫官方资讯发布平台

妊娠期哺乳期用药咨询案例与分析
Renshenqi Buruqi Yongyao Zixun Anli yu Fenxi

主　　编：汤　静
出版发行：人民卫生出版社（中继线 010-59780011）
地　　址：北京市朝阳区潘家园南里 19 号
邮　　编：100021
E - mail：pmph @ pmph.com
购书热线：010-59787592　010-59787584　010-65264830
印　　刷：天津画中画印刷有限公司
经　　销：新华书店
开　　本：710×1000　1/16　　印张：16
字　　数：287 千字
版　　次：2024 年 9 月第 1 版
印　　次：2024 年 11 月第 1 次印刷
标准书号：ISBN 978-7-117-36851-3
定　　价：69.00 元
打击盗版举报电话：010-59787491　E-mail：WQ @ pmph.com
质量问题联系电话：010-59787234　E-mail：zhiliang @ pmph.com
数字融合服务电话：4001118166　　E-mail：zengzhi @ pmph.com

编 者 （按姓氏笔画排序）

王　然　首都医科大学附属北京妇产医院

王先利　复旦大学附属妇产科医院

邓　多　大连市妇女儿童医疗中心（集团）

冯　欣　首都医科大学附属北京妇产医院

毕　娟　中国人民解放军海军军医大学第一附属医院

任艳丽　郑州大学第三附属医院

汤　静　复旦大学附属妇产科医院

苏留莉　四川大学华西第二医院

李　玲　大连市妇女儿童医疗中心（集团）

李月妍　重庆医科大学附属儿童医院

李静静　南京医科大学附属苏州医院

杨　勇　四川省医学科学院·四川省人民医院

杨兰兰　上海曲阳医院

汪凤梅　浙江大学医学院附属妇产科医院

陈　琳　重庆市妇幼保健院

陈　婷　上海交通大学医学院附属新华医院

邵明鸣　南京医科大学附属苏州医院

林　卫　四川大学华西第二医院

虎亚光　甘肃省妇幼保健院

金　经　复旦大学附属妇产科医院

郑　丹　重庆市妇幼保健院

郑彩虹　浙江大学医学院附属妇产科医院

赵文佳　大连市妇女儿童医疗中心（集团）

赵梦丹　浙江大学医学院附属妇产科医院

贾济宁　复旦大学附属妇产科医院

郭　华　郑州大学第三附属医院

韩朝宏　首都医科大学附属北京妇产医院

虞燕霞　南京医科大学附属苏州医院

路文柯　四川省医学科学院·四川省人民医院

潘佳倩　复旦大学附属妇产科医院

编写秘书（按姓氏笔画排序）

王　然　首都医科大学附属北京妇产医院

金　经　复旦大学附属妇产科医院

赵梦丹　浙江大学医学院附属妇产科医院

序

在现代医学领域，我们需要持续学习和探索，以应对不断变化的临床需求和发展。"玉不琢，不成器；人不学，不知义。"在妇产科领域，我们更加深知这个道理，"十月怀胎，一朝分娩"，在妊娠期和哺乳期，孕妇和产妇的身体处于非常特殊和敏感的状态。药物的选择、剂量和用药时机等方面都需要谨慎权衡和综合考虑，以确保妇女及胎儿或婴儿的健康和安全。

《妊娠期哺乳期用药咨询案例与分析》的编写团队为复旦大学附属妇产科医院及全国多家医院妇产科专业的临床药师及妇幼保健院的临床药师。本书以妊娠期哺乳期常见疾病为脉络，汇集全国知名医院妊娠期哺乳期药物咨询的典型案例；汇聚全国多位专家的智慧和经验，更是基于广泛的国内外文献和数据的综合分析和评估，对咨询问题进行整理和总结，最终给予标准化的解答与分析。本书不仅提供了具体的案例分析和解决方案，还包括常规治疗方案概述、提出用药方案调整建议等知识，帮助读者更好地理解药物的作用和使用方法，为广大读者带来更加优质的医疗服务和健康保障。本书对于广大临床医务人员和产妇、孕妇都有很高的参考价值。

"天行健，君子以自强不息；地势坤，君子以厚德载物。"我们始终坚信，医学是一项崇高的事业，我们始终坚持"以患者为中心"的服务理念，不断强化医疗质量和安全意识，努力提高医疗服务水平和医学科研水平，为广大患者提供优质、高效、安全的医疗服务。本书的出版正是这一理念的具体实践和体现，也是我们对社会和患者的责任和担当。在这个妇产科药学发展的新时代，我们期待与您携手并进，共同推动医学事业的不断发展和进步。

徐丛剑　教授、主任医师

复旦大学附属妇产科医院

2024 年 6 月 2 日

前　言

　　健康是促进人类全面发展的必然要求，随着国家计划生育政策的调整，国民对健康医药知识，特别是对妊娠期哺乳期的医药知识的需求越发迫切。妊娠期和哺乳期妇女是非常特殊且重要的人群，她们不可避免地会遇到用药问题，希望得到专业的用药知识解答和宣教。同时，国家非常重视药学服务规范化建设，经国务院批准，国家卫生健康委员会联合教育部、财政部、人力资源和社会保障部、国家医疗保障局、国家药品监督管理局，印发《关于加强医疗机构药事管理促进合理用药的意见》（国卫医发〔2020〕2号），进一步强调各地要完善药学服务标准，推进药学服务规范化建设，提升药学服务水平。

　　在此背景下，医疗机构药学门诊应运而生，全国多家医院药学部开设了独具特色的妊娠期哺乳期药学门诊，切实解决了众多孕产妇的用药问题。本书汇集全国知名医院妇产科专业妊娠期哺乳期药学门诊患者咨询的典型案例，对咨询问题进行整理和总结，最终给予较为详尽且妥当的解答与分析。作为临床用药实践的参考用书，本书不仅为患者提供了专业的用药知识，也为临床药师参与妊娠期哺乳期药学门诊诊疗提供思路，切实保障妇女用药安全。本书不仅具有较强的学术价值，更具有重要的应用价值和社会实践价值。

　　本书成稿过程中，编委会基于妊娠期哺乳期用药的难点、重点问题，结合常见案例，分类别多次沟通讨论，慎重编写。对妊娠期哺乳期的用药咨询案例进行了细致剖析，对学科发展具有深远的影响。

　　本书的编写得到了编委和各方同仁的大力支持，在此致以最真诚的谢意！由于本书聚焦妊娠期哺乳期的案例，因此所论述的疾病的复杂性和多样性会有所欠缺。同时，因医学的不断发展，不同地区或医院的临床实际病例各有特色,本书难以兼顾,恳请各位专家、读者提出宝贵意见,便于我们以后能够不断改进、完善。

汤静　主任药师　博士生导师
复旦大学附属妇产科医院
2024 年 6 月 30 日

目　录

第一章

妊娠期哺乳期用药咨询要点

近十年来，药学门诊作为一种新的医院药学服务模式迅速发展。妊娠期妇女，即孕妇，与哺乳期妇女作为两个特殊群体，其用药安全性涉及母胎和母婴，用药咨询必须从母体与胎儿／婴儿两个个体出发，全方位权衡利弊才能作出风险评估和用药选择。

一、妊娠期用药

在日常用药咨询门诊中，妊娠期用药存在极端认识：有些孕妇不敢吃药（抗病），恐惧药物，导致妊娠并发症和其他病症得不到及时治疗，从而影响孕妇和胎儿的健康；有些孕妇随意用药（甚至毫不在意），按相似症状到药店买药，或网上购药，没有药师或医师指导，盲目用药；还有些患者认为中药比西药安全，不能服西药，可以服中药。

根据世界卫生组织（World Health Organization，WHO）对不同国家和地区的孕妇进行用药状况调查，结果发现约有 86% 的孕妇在妊娠期接受过药物治疗，且平均每例使用 2.9 种处方药物，甚至有报道近 4% 的孕妇服用了美国食品药品管理局（Food and Drug Administration，FDA）原妊娠期药物安全性分级为 D 级或 X 级药物[1]。但由于妊娠期用药研究涉及伦理等问题，目前为止很少进行前瞻性试验。很大一部分用药仅参考药品说明书或药物手册无法获得所需信息，即使是经验丰富的产科医生对妊娠期用药也相当顾虑。此外，"妊娠期禁用"可能导致对风险过高评估，甚至导致建议终止妊娠，这可能比用药风险认识不足更可怕。因此，要给出一个尽可能全面的、基于循证医学的评估建议或意见并不容易，需要查阅大量的文献资料并给予持续关注。

事实上，妊娠期用药可以通过多种方式影响胎儿，包括透过胎盘直接作用于胎儿，引起损伤；改变胎盘功能，减少母体对胎儿的氧供给以及营养物质供应；引起子宫肌层收缩，减少供血；改变母体生理情况，间接影响胎儿。除转运过程中被破坏或改变，或是由于分子大小和溶解性能限制其通过胎盘以外，一般情况下，妊娠期使用的药物都能不同程度地通过胎盘到达胎儿。因此，首先必须了解妊娠期药物代谢动力学变化及药物对胎儿的影响，综合考虑母胎安全。同时，门诊咨询也应加强沟通技巧，体现人文关怀。

（一）妊娠期药物代谢动力学变化

妊娠期是女性特殊的生理阶段，药物在体内的药物代谢动力学特性与非妊娠期有明显的不同，具体表现如下：

1. 吸收 妊娠早期有 80% 的孕妇会出现呕吐、恶心等早孕反应，使得口服药物的吸收量相对减少。同时，体内大量孕激素使胃蛋白酶、胃酸分泌量减少，胃肠蠕动减慢，进而导致药物吸收延缓，血药浓度达峰时间延迟，稳态血药浓度降低。肠道黏液分泌增加，肠腔 pH 升高，碱性药物吸收增多。

2. 分布 孕妇血容量增加 35%～50%，到妊娠 32～34 周，血容量将增加约 8L，血细胞比容增加 20%～30%，体重平均增长 10～20kg。由于血浆增多量大于红细胞增多，妊娠期药物分布容积显著增加，血中药峰浓度下降，且由于消除速率增加，稳态血药浓度随之降低。通常情况下，孕妇的血药浓度低于非妊娠期，这一影响如果没有其他药代动力学变化补偿，且希望得到相同的治疗效果，孕妇的用药剂量应高于非妊娠期的妇女。

妊娠期肝功能有所改变，白蛋白浓度降低，同时，妊娠期很多蛋白结合位点被内源性皮质激素和胎盘激素所占据，药物与血浆蛋白结合率降低，使游离药物比例增加，药效增强，易产生药物不良反应。因而在考虑药效时，应综合兼顾血药浓度及游离／结合型的比例。妊娠期药物的游离型比例会增加的常用药物有地塞米松、地西泮、苯巴比妥、苯妥英钠、水杨酸、利多卡因、哌替啶、普萘洛尔等。

3. 代谢 妊娠期葡糖醛酸转移酶活性降低，肝脏生物转化功能下降，更易发生蓄积性中毒；妊娠期肝肠循环增强，使得药物在血液内及组织内的半衰期相对延长。

4. 排泄 妊娠期每搏输出量增加，肾小球滤过率和肾血流量增加，导致药物排泄速度加快，尤其是从肾脏排出的药物。

（二）药物对胎儿的影响

我国是出生缺陷高发的国家，发生率约为 5.6%[2]，纯粹由药物引起的畸形比例很小，不到 1% 被认为是与妊娠期药物暴露有关 [3]，但药物所引起的不良影响非常可怕，比如 20 世纪 50 年代的"反应停"事件。

其实，几乎所有的药物都能通过胎盘转运到达胎儿体内 [4]。药物对胎儿发育的影响主要取决于药物所作用器官的发育和成熟程度（药物暴露时间）、理化性质（致畸潜能）、剂量及疗程（药物暴露量），也与给药途径、母亲与胎儿的基因结构和生物遗传易感性相关。妊娠早期（敏感期）用药，胎儿的危险性最大，但妊娠中晚期用药也有可能对胎儿造成危害。传统认为的药物致畸作用是致结构畸形，对功能和行为的影响较难确认，也需要引起重视。

1. "全或无"概念及时间窗 "全或无"（all-or-none）的概念：子宫内膜细胞裂解，形成一个小洞，从受精后的 5～6 日到 11～12 日，整个胚泡埋入内膜，内膜重新长好，胚泡表面滋养细胞分裂，长出绒毛，伸入子宫内膜，吸收母体营养[5-7]。在这之前胚胎与母体物质交换甚少，药物影响小。在这一时期，或是药物毒性作用大导致胚胎死亡，流产，即"全"；或是受损细胞少，全能干细胞可增殖修复，即"无"。不同的文献给出的"全或无"的定义大致相同，但时间窗略有不同。正如《妇产科学》教科书所描述的孕卵着床前后，药物对胚胎影响为"全"或"无"；如果按标准月经周期的末次月经第一日开始计算，大部分文献对"全或无"的时间窗定义为 0～28 日，即受精日起 2 周内[8-9]；有些文献虽然将 0～28 日定义为"全或无"时间窗，但认为胚胎发育敏感期从第 31 日或更晚几日开始[10-11]；也有文献直接将"全或无"时期划定为 0～33 日[12]，0～30 日[13]，0～31 日[14]。时间范围观点不同可能与子宫内膜的容受性仅在月经周期的第 20～24 日之间允许受精卵着床的窗口期有关。总之，时间窗的数据没有严格的界限，对于妊娠期药物风险评估时不能简单粗暴地指出"今天安全，明天不安全"，我们只能按相对公认的时间窗给出基本判断，然后告知其前移或后移的安全性变数，并结合患者自身情况作出个体化评估。

对于胚胎致畸敏感期，除了较为经典的受精后第 3～8 周，胚胎细胞增殖分化较活跃，最易受致畸因子影响，且主要器官畸形均在此段时间形成；还有学者认为胚胎致畸敏感期在末次月经第 31～71 日，有的甚至被笼统地描述为第 31 日后[15]。

妊娠 12 周至分娩，致畸作用减弱，唯一一个继续分化直到出生的器官是大脑，酒精和毒品在任何阶段使用对胎儿大脑都有影响[16]。这个阶段暴露于致畸剂有可能导致胎儿生长迟缓，器官功能和大小受影响，仍可能发生行为或机能缺陷，但不会导致总的结构异常[17]。

值得注意的是，"全或无"计算时，还要考虑药物的半衰期，比如艾司唑仑（10～24 小时）、地西泮（20～70 小时）等半衰期相对较长，糖皮质激素如复方倍他米松注射液代谢较慢，约 10 日才能代谢完。

特殊药物是不遵循"全或无"淘汰规则的，那么，哪些药物 / 化学物质不属于此范围呢？其实至今都没有确切的相关目录。目前就常见的药物 / 化学物质来说，主要的致畸剂包括但不限于：甲苯、汞、铅、汽油；沙利度胺（反应停）、异维 A 酸；细胞毒性药物等。

比如甲氨蝶呤（methotrexate，MTX）为叶酸拮抗剂，叶酸在核酸复制中起着重要作用，叶酸被拮抗或缺乏可能导致胎儿发育异常[18-19]，MTX 在部分动物生殖毒性研究中被证实可引起发育异常，已观察到妊娠期暴露于 MTX 可导致多种先天性畸形，如小头畸形、颅缝早闭、腭裂、脑积水、无脑畸形、脑膜脑膨出、颅骨畸形、先天性管状长骨狭窄、异常面容和骨化延迟等[20-,21]。常见的不良影响主要包括中枢神经系统、面部畸形。在大鼠中，MTX 在体外鼠胚给药时，发育异常现象明显，但在妊娠大鼠体内给药时未观察到发育异常。同时，MTX 经肝和细胞代谢为多聚谷氨酸形式，可通过水解酶再转化成 MTX。少量的 MTX 多聚谷氨酸盐可能会长时间停留在组织中，其肝脏中可持续存在长达 4 个月[22]。所以，尽管 MTX 治疗停止与受孕开始之间的最佳间隔时间还没确定，但如果夫妻任意一方正在接受 MTX 治疗或治疗结束后至少 6 个月内都应该避孕。对于接受免疫性疾病治疗的小剂量 MTX，其终末半衰期约为 3～10 小时[23]，有研究提出小剂量 MTX 临界暴露期为受精后 6～8 周，临界剂量为 10mg/ 周，但未被普遍接受[24]。人体暴露于 MTX 30mg/ 周，其出生缺陷的风险与不暴露于此药的正常妊娠比约增加一倍[25]。还有研究指出，妊娠期 MTX 的使用与先天性心脏病之间也可能存在相关性，甚至损害智力[26]。当然，妊娠早期接触 MTX 亦有正常出生的个案[27]。一篇个案报告指出，与出生缺陷有关的母体暴露 MTX 剂量为每周＞10mg，且暴露关键期为妊娠后的 6～8 周内[28]。

来氟米特具有剂量依赖的生殖毒性，能引起胚胎损伤，它的致畸机制与抑制二氢乳清酸脱氢酶，从而抑制嘧啶合成有关。外源性尿苷的补充可减少妊娠期来氟米特暴露导致的多数出生缺陷[29]。来氟米特的潜在致畸性在米勒综合征（Miller syndrome）患者的表型中也得到了证实[30]。在妊娠大鼠的生殖研究中发现，如在器官形成期间服用来氟米特，全身暴露量约为人体推荐口服剂量的 1/10 时即可引起致畸作用，包括无眼（anophthalmia）、小眼畸形（microphthalmia）和脑内性脑积水（internal hydrocephalus），胚胎致死率增加和母体 / 存活胎仔体重下降。在一项产前和产后发育研究中，雌性大鼠在交配前 14 日开始接受人类推荐剂量的 1/100 治疗，持续到哺乳期结束，子代存活率显著下降（超过 90%）[31]。

但目前尚不清楚来氟米特和其活性代谢产物特立氟胺是否可透过人类胎盘，其分子量小，推测可以透过胎盘。2018 年一项队列研究涉及 1998—2015 年加拿大的 289 688 例孕妇数据，它研究了妊娠早期、妊娠中晚期暴露于来氟米特和其他抗风湿药物与重要先天畸形和自发流产的相关性，结果发现妊娠中晚期暴露于来氟米特与早产 [调整后的比值比（adjusted odds ratio，aOR）为

4.03]或低出生体重（aOR 为 1.06）无直接相关性[32]。

2020 年一项研究妊娠期意外暴露于来氟米特的安全性研究表明，妊娠暴露于来氟米特组与未暴露组的畸形率无显著差异，目前积累的人类数据并未表明来氟米特是一种强效的人类致畸剂[33]，但口服来氟米特吸收性良好（其活性代谢产物为特立氟胺），虽然来氟米特的半衰期大约只有 15 日，但其主要代谢产物特立氟胺会大量进入肝肠循环，服药后的 2 年内仍可测得其血清浓度[34]。考来烯胺可与胆盐结合而阻断来氟米特的肝肠循环，使其快速消除。一般情况下接受来氟米特治疗的患者，若有妊娠计划，应服考来烯胺以促进药物排泄。目前在计划妊娠的妇女中使用来氟米特的安全性证据仍不足，育龄妇女使用来氟米特仍应排除妊娠，在开始治疗后应采取可靠的避孕措施。

异维 A 酸（异维甲酸），一种维生素 A 的衍生物，被用于治疗严重、顽固的囊肿性痤疮。异维 A 酸体内代谢时间长，如妊娠期间及妊娠前 1 个月意外暴露于异维 A 酸，胎儿畸形、自然流产和早产风险均增加，会产生视黄酸胚胎病。有报道孕妇使用异维 A 酸后，胎儿畸形类型包括：颅骨异常，耳部异常（包括耳廓异常、小耳廓、外耳道小或缺失），眼睛异常（包括小眼畸形），腭裂，面部畸形，心血管异常，中枢神经系统异常，胸腺异常，甲状旁腺激素缺乏，死亡[35-36]。同时，使用异维 A 酸的孕妇自然流产率高，美国疾病控制与预防中心（Centers for Disease Control and Prevention，CDC）评述胚胎毒性可能是比新生儿畸形更为常见的不良结局。在妊娠期间使用异维 A 酸全身治疗是绝对禁忌的，使用异维 A 酸后，停止治疗后必须继续可靠避孕 3 个月；人类资料提示小剂量局部使用异维 A 酸为低风险[37-38]。

利巴韦林具有生殖胚胎毒性，动物实验证实了利巴韦林具有显著的致畸作用和胚胎致死性，女性和正在接受利巴韦林治疗的男性患者的女性伴侣在使用利巴韦林治疗期间和治疗结束后的 6 个月内应避免妊娠，如果患者在服用利巴韦林期间意外受孕，应告知其对胎儿的潜在危害[39]，但是利巴韦林妊娠登记处的数据不足以判别药物与先天缺陷、流产或不良的母体胚胎风险结局之间的关系。总体而言，一旦发现意外妊娠，应告知其对胎儿的潜在危害：少量妊娠登记数据显示出生缺陷率为 8.24%（直接药物暴露风险）和 4.21%（间接药物暴露风险），高于背景风险的基线率（2.67%）；流产率约为 21%，自然流产率的高值为 20%[40]。另一方面，有观点认为可能夸大了男性通过精液传递给孕妇的风险[41]。同时知识一直是在更新的，FDA 对 2013 年版说明书进行更改，目前修订版（2020 年版）认为，之前的样本量统计学意义不足，无法获得确切结论。对于产前利巴韦林暴露，无论直接暴露还是间接暴露，都必须谨慎解读。结合患者具体情况作出个体化决策。如继续妊娠，需进行额外的胎儿监测。

沙利度胺是一种人类致畸剂，可诱发高频率的严重和危及生命的出生缺陷，如无肢畸形、短肢畸形、骨骼发育不良、骨骼缺失、外耳异常（包括缺损、微耳廓、外耳道小或缺失）、面瘫、眼睛异常（无眼、小眼）和先天性心脏缺陷[42]。消化道、泌尿道和生殖器畸形也有记录，大约40%的婴儿在出生时或出生后不久死亡[43]。孕妇即使只服用一剂也可能导致胎儿出生缺陷[44]。中国《皮肤型红斑狼疮诊疗指南（2019版）》指出，因沙利度胺具有明确的致畸性，计划妊娠或孕妇禁用，服药期间及停用该药6个月内应严格避孕[45]。2019年澳大利亚和新西兰产科医学会（Society of Obstetric Medicine of Australia and New Zealand，SOMANZ）发布的《妊娠期恶心呕吐以及妊娠剧吐的管理和指南》[SOMANZ Guideline for Management of Nausea and Vomiting of Pregnancy and Hyperemesis Graviidarum（2019）]中明确禁止孕妇使用沙利度胺[46]。2021年《妇产科与人类生殖杂志》（Journal of Gynecology Obstetrics and Human Reproduction）发表的《炎症性肠病的生殖和妊娠——基于当前指南的管理和治疗》指出，沙利度胺在妊娠期间是强烈禁忌的[47]。所以，如果在妊娠期间使用该药物，或者在服用该药物时意外妊娠，都应告知患者其对胎儿的潜在风险。育龄女性在使用沙利度胺治疗前、治疗期间、中断剂量期间和完成治疗后应至少4周避免妊娠，且在这些情况下，建议转介患者到在生殖毒性方面有经验的产科医生/妇科医生处进行进一步的评估和咨询。

2. 辅助检查的重要性　在妊娠期门诊用药咨询过程中，我们常常会需要许多非药学专业但又很重要的辅助知识，尤其在解读妊娠早期相关的检测项目时。胚胎龄是医务人员用来确定在整个妊娠期对胎儿和母亲进行各种筛查测试和评估的时间关键数据。胚胎龄可以在妊娠期间的任何时间进行评估，并且存在几种评估模式，不同的评估模式需要不同的设备或技能，并且具有不同程度的准确率。医务人员可以依靠详细的病史和体检结果评估胚胎龄，确定最后一次已知经期的日期具有重要意义，将末次月经的日期输入到各种公式中，既可以给出估计的胚胎龄，也可以给出估计的分娩日期。此外，超声已成为在妊娠早期评估胚胎龄更准确的方法。

准确的胚胎龄估算，最好是在妊娠14周前通过超声测量胎儿顶臀长，这是高质量产前保健的重要组成部分，也是推算分娩日期的最佳方法[48]。胚胎龄即胚胎自受精至出生之前的宫内发育时间。通俗地说，对于月经周期规则的妇女，按28日计算，胚胎龄是从末次月经（last menstrual period，LMP）的第1日开始计算的。实际上，除了辅助生殖成功受孕的女性外，很难确切计算出受精日，我们通常需要借助超声检查来校正胚胎龄或估算胚胎龄。

一般而言，顶臀长（crown-rump length，CRL）或头臀径是妊娠早期估算胚胎龄的最佳参数，胚胎龄（周）= CRL（cm）+ 6.5；如果妊娠早期有多次超声测定了 CRL，那么 CRL 在 1cm 左右的测量值估算更为准确[48-49]；如果 CRL 值小于 0.2cm，那么按此公式计算的误差也相对会大，则建议采用胚胎龄（日）= CRL（mm）+ 42 来计算[50]。当然如果是妊娠 12 周以后进入妊娠中期（14~28 周），胎儿可能伸展或屈曲，评估胚胎龄的超声指标是双顶径（biparietal diameter，BPD），同时准确率会随妊娠周数的增加而下降[51]。在胚胎龄第 12~14 周，顶臀长和双顶径的准确率相似，以 0.84cm 为临界线，之后采用双顶径[52]。同时，经阴道和经腹超声探针评估一样可用于获得准确的胚胎龄测量值，只是经阴道对妊娠前三个月更有帮助[51,53]。通过胚胎龄的计算，我们可以反推孕妇使用药物的时间是否处于"全或无"时期。妊娠囊平均直径等于孕囊的长、宽和厚径除以 3，这个值是平均数，估算胚胎龄的准确率相对较低，一般不作推荐。

3. 药物致畸风险 "全或无"时期之后使用的药物（除去特殊药物）风险评估，主要看药物的性质和使用剂量。药物的性质主要可参考《妊娠期哺乳期用药》这本书，之前较为公认的是"A、B、C、D、X"分级法，是美国食品药品管理局（FDA）根据药物对动物和人类胚胎的致畸危险，将其分为 A、B、C、D、X 五级，用药风险依次增加，简洁易懂。但最新版本已废除了药物 A、B、C、D、X 分级标准，其更新后的标签更多地站在患者的角度，提供更多帮助患者综合获益的信息。虽然早先的 A、B、C、D、X 分级过于简单，容易直接被用成临床决策的依据而不是理解背后的数据信息，但在实际门诊咨询过程中也有其借鉴的价值，所以很多时候也会对患者提到：A 安全；B 相对安全；C 很可能不安全；D 不安全但利大于弊；X 不安全且利小于弊。当然，安全性分级不是绝对的，同一药物在胎儿发育的不同阶段，FDA 原妊娠期药物安全性分级不同，比如吲哚美辛常规在 B，但妊娠 34 周以后，或接近分娩时则为 D（或持续使用超过 48 小时，D）；同一药物不同剂量分级也可不同，比如海洛因少量是 B，量多就成为 D；同一药物的不同剂型也可以是不同分级的，比如布地奈德吸入剂是 B，而口服剂型就是 C 或 D。同一药物的性质分级也会随着医学科学的发展而有所改变，并不是一成不变。比如：奥利司他在 1999 年上市的药品说明书中为 B 级，2016 年说明书修订时改为 FDA 原妊娠期药物安全性分级 X 级，妊娠期禁用，虽然在动物生殖毒性研究中没有观察到与之相关的胚胎毒性和致畸作用，奥利司他口服后人体全身吸收量也很低，但妊娠期减重无潜在受益，会导致胎儿伤害。妊娠期少量增重不减重，是目前对所有孕妇（包括超重、肥胖）的推荐方案，因为妊娠期母体体重会自主性增加。妊娠期减重、排油，会对正在生长发育的胚胎或胎儿造成伤害。如果妊娠期使用奥利司他，或者使用药物期间意外妊娠，应告知母体减重对胎儿的潜在风险。

FDA 原妊娠期药物安全性分级高的已知可能致畸的药物在妊娠期的某些阶段也可能属于相对良性，胚胎龄不同，药物对胚胎或胎儿的影响也不同。首先我们需要了解各组织器官在受精后的主要发育阶段，这将有助于我们判断和分析药物可能对胎儿的影响，如神经组织的发育在受精后 15～25 日；心脏的发育在 20～40 日；眼部的发育在 24～39 日；四肢 / 骨骼的发育在 24～36 日；外生殖器的发育在 36～55 日。比如妊娠早期（妊娠前 3 个月）使用血管紧张素转化酶抑制剂（angiotensin converting enzyme inhibitor，ACEI）或血管紧张素 II 受体阻滞剂（angiotensin II receptor blocker，ARB）不是主要的致畸剂 [54]，而中晚期使用可能会使出生缺陷显著增加，如导致胎儿肾发育不全、羊水过少，生长受限甚至死亡；如临床常用的多西环素，FDA 原妊娠期药物安全性分级为 D 级，主要在妊娠中晚期影响胎儿牙齿与骨骼发育，当然也不完全排除其他出生缺陷 [55]。妊娠早期使用糖皮质激素（长效类）可能主要影响胎儿颜面部的腭裂等。再如左氧氟沙星，它主要影响胎儿的骨骼 / 四肢发育，而骨骼 / 四肢是在受精卵形成后的第 24 日才开始启动发育。如果这个时候左氧氟沙星在体内已经被清除掉，那么对胎儿影响会比较小，甚至没有。

正如可能会造成严重畸形的药物在服药后不一定致畸一样，即便安全等级较高的药物，也存在导致出生缺陷的风险。例如，小剂量短时间使用对乙酰氨基酚的经验较多，是妊娠期首选的非甾体抗炎药，但也有研究不断报道妊娠期服用对乙酰氨基酚可能与儿童远期的不良结局如哮喘 [56]、孤独症 [57]、隐睾症 [58]、多动症 [59] 等存在一定相关性。同样，比较公认的安全等级较高的头孢类抗生素，可能与儿童远期的过敏体质等存在一定相关性 [60]。

4. 药物剂量的影响　一定的药物剂量在关键的时间窗内方可对胎儿造成一定影响。所以药物的暴露量对胎儿影响是至关重要的。脂溶性高、分子量小、蛋白结合率低、非极性的药物易通过胎盘；感染、缺氧等常能破坏胎盘屏障，使在正常情况下不能通过的药物变得容易通过；胎儿的肝脏解毒能力弱，药物积蓄多；血流量丰富，肾脏药物量多；血脑屏障渗透性高，脑内药物多等。药物作用于胎儿的剂量影响因素较多，比如人类胎盘存在 11β- 羟基类固醇脱氢酶（11β-hydroxysteroid dehydrogenase，11β-HSD），在胎儿下丘脑 - 垂体 - 肾上腺轴（hypothalamic-pituitary-adrenal axis，HPA）尚未成熟时，其所需及分泌的糖皮质激素的量很少，胎盘中 11β-HSD2 对母体血浆中高浓度的某些糖皮质激素有高效降解作用，泼尼松、泼尼松龙和甲泼尼龙等中效糖皮质激素在通过胎盘进入胎儿循环前，血液中高达 90% 的药物被胎盘内的 11β-HSD2 代谢而灭活，所以实际通过胎盘作用于胎儿的量较小[61]。9α 位氟化糖皮质激素（地塞米松、倍他米松）在胎盘很难被降解转化，能通过胎盘屏障作用于胎儿，故除非要行促胎肺成熟治疗，否则妊娠期一般不宜使用，长期应用可对胎儿造成不可预料的影响[62]。另外，还需要关注制剂的辅料成分等，比如氢化可的松注射液中含有乙醇；评估疫苗安全性时，仍需注意阅读说明书内辅料、残留物等相关成分的分析，比如，人用狂犬病疫苗（鸡胚细胞）明确写着含有已知残留物为庆大霉素[63]。

即便安全等级高的药物（如叶酸，FDA 原妊娠期药物安全性分级为 A，妊娠期推荐补充的药物），当超过每日推荐剂量时其安全性分级便降低为 C。2016 年，国际孤独症研究协会（International Society for Autism Research，INSAR）指出，过量叶酸也会致伤害，尤其是基础叶酸水平高的孕妇，所生育的孩子在成年后罹患孤独症的风险增高。2017 年，中国妇幼保健协会也制订并发布了《围受孕期增补叶酸预防神经管缺陷指南（2017）》，并提出每个人的叶酸利用能力是不同的，由每个人的基因决定，叶酸增补需个性化。再如铝制剂，2003 年由荷兰研究人员发表在 *Alimentary pharmacology and therapeutics* 上的一篇文章指出，服用大剂量含铝抗酸药会增加孕妇体内的铝含量，并增加胎儿体内铝含量升高的风险[64]；2016 年罗马尼亚神经胃肠病学会《黏膜保护化合物治疗胃食管反流病：基于证据的立场文件》指出，抗酸药氢氧化铝、三硅酸镁和碳酸钙与先天异常增加没有关联，妊娠期以治疗剂量使用大多数含铝、镁、钙的抗酸剂是可以接受的[65]。所以，药物的剂量控制非常重要。

（三）其他因素

1. 发热　妊娠期发热是否影响出生缺陷，目前尚无定论。有报道认为发热并不增加总体畸形风险，但可影响流产、胎儿中枢神经发育不全以及先天性心血管疾病等风险[66-67]。2022 年，有研究者认为孕产妇报告的各种原因引起的围受孕期发热与结构性出生缺陷之间存在关联，分析了出生缺陷预防研究的 34 862 例参与者的数据，使用多变量逻辑回归，评估了妊娠早期由感冒、流行性感冒或尿路感染以外的原因引起的母亲发热报告 36 类出生缺陷之间相关联，这些缺陷主要涉及脊柱、四肢、心脏和其他部位，比如脊柱裂、肠闭锁、肢缺损、横形肢体缺陷、先天性心脏缺陷、法洛四联症、肺动脉闭锁和房间隔缺损[68]。李斯特菌病引起的感染与发热也和妊娠不良结局发生率高有关[69]。孕妇感染病毒导致高热会增加流产或严重出生缺陷的风险（包括脑部异常和小头畸形）[70]一样，专家呼吁应提高孕妇和医务人员对疫苗安全性的认识[71]。

　　除了发热本身，发热时往往还伴随药物的使用，所以很多时候很难界定是什么原因导致的出生缺陷。虽然有些孕妇由于对药物使用过度抗拒，在高热时选择"忍"，但根据美国疾病控制与预防中心的统计数据，约有 65% 的孕妇曾使用解热镇痛药，比如对乙酰氨基酚[72]。在中国，还有一大部分患者感冒发热时采用复方制剂，而在这些复方制剂中通常会含有妊娠期相对禁用的成分。

　　2. 辐射　暴露辐射是许多孕妇及医务人员焦虑的问题。了解不同技术提供的辐射剂量和可接受的暴露阈值可以帮助患者和医务人员[73]。

　　辐射对胚胎或胎儿的危害风险取决于照射时的胚胎龄。辐射所造成的主要危害是小头畸形和智力低下，也有诱发癌症的风险，但有专家指出仅在进行膈上照射的情况下，通常不会对胎儿造成不良影响，如果有膈下照射治疗肿瘤等疾病的指征，应建议治疗性终止妊娠[74]。辐射的危害同样取决于暴露发生的剂量。在胚胎植入前阶段，高剂量的辐射会导致流产，而低剂量可能会产生通常可以修复的基因组损伤（即辐射也遵循"全或无"）。暴露在器官发生阶段可观察到畸形和生长迟缓的风险增加，而妊娠后期的暴露主要与脑损伤有关[75]。通常，诊断范围内的辐射暴露（<0.05Gy）与先天性异常风险增加无关；与辐射源之间的距离每增加一倍，暴露量可减少至原来量的 1/5[76]。放射诊断和核医学程序通常不会增加胎儿的风险，但治疗程序和放射疗法可能会增加风险[77]。虽然暴露于低于 0.05Gy 辐射量不会增加严重先天性畸形、宫内发育迟缓或流产的发生率，但这并不意味着暴露于较低辐射量的胚胎绝对没有风险，是否存在线性或指数剂量反应关系以及遗传、致癌、细胞消耗和缩短寿命效应的暴露阈值尚未确定[78]。核医学实践中遇到的剂量范围远低于确定性效应的阈值，例如胚胎死亡、出生缺陷或智力迟钝。然而，根据线性无阈值假设，即使在这个剂量范围内，随机效应（例如癌症风险增加）仍然可能发生[79]。

　　微波、超声波和电离辐射风险常常被混淆。诊断超声成像设备的超声暴露无害；磁共振成像（magnetic resonance imaging，MRI）常用于孕妇，单次、短时的 MRI 诊断不太会对母胎健康产生负面影响，但对比剂通常是有一定影响的，将来也许有长循环脂质体纳米颗粒等新型钆对比剂，其大小致使其不能穿过胎盘屏障而使胎儿免受风险的假设成立[80]；一般口腔科放射的辐射量非常低，不太可能达到致畸阈值，只要使用适当的设备，在妊娠期间的任何阶段都是安全的[81]。也有人担心暴露于电磁场可能会导致出生缺陷，有研究认为没有证据表明居住在电力线附近会增加出生缺陷的风险[82]。

　　[131]I 可轻易穿过胎盘，且半衰期长达 8 日，可能会对胎儿甲状腺产生不良

影响,因此禁用于孕妇。如果妊娠期必须采用放射性物质,建议采用对胎儿影响较小的核素(如 ^{99m}Tc)。

总之,2020 年《妊娠期应用辐射性影像学检查的专家建议》也明确指出高剂量射线暴露可能造成胎儿生长受限、小头畸形及智力障碍等。在实际的诊断性成像过程中,即使多次 X 线检查也很少能达到可导致危害的阈值,但不能排除特异质随机效应。

3. 乙醇及其他特殊成分 妊娠期饮酒的咨询量排名几乎最靠前,乙醇其实是一种明确的人类致畸物质,FDA 原妊娠期药物安全性分级为 D,若长期大量使用,风险等级为 X。孕妇因大量饮酒造成一系列出生缺陷统称为胎儿酒精综合征(fetal alcohol syndrome,FAS)。在西方国家,新生儿 FAS 的发生率是 2‰~7‰[83-84];在美国,这一概率是 0.5‰~2‰[85];但不同的研究报道的患病率有所不同,低的可以低至 0.3‰,南非的报道 FAS 发生率高达 46‰~89‰,其中西开普省一个葡萄酒产区的 FAS 发生率最高[85]。胎儿酒精谱系障碍(fetal alcohol spectrum disorder,FASD)的发生率也是全球各地区不同,东地中海区域最低为 0.1‰,南非患病率最高为 111.1‰[86]。美国妇产科医师学会(American College of Obstetricians and Gynecologists,ACOG)2021 年发布的 496 号文件上的《高危饮酒和酒精依赖对妇产科的影响》[87] 指出,乙醇可以影响妊娠任何阶段,产前暴露乙醇所导致的认知缺陷和行为问题是影响终身的,特别是在妊娠后的前两个月暴露于乙醇会严重危害胎儿和新生儿。即使适度饮酒也可能会改变胎儿精神运动发展,导致认知缺陷,从而影响儿童时期情绪和行为能力。有证据表明,不同人群对乙醇影响胎儿发育的易感性是不同的[88]。

2012 年,丹麦一项前瞻性队列研究纳入了 1 628 例女性[89],按平均乙醇摄入量分为四组(每周 0、1~4、5~8 和≥9 杯酒),分别定义为未饮酒组、低水平饮酒组(1~4 杯 / 周)、中等水平饮酒组(5~8 杯 / 周)和高水平饮酒组(≥9 杯 / 周)。根据丹麦国家卫生委员会(Danish National Board of Health,DNBH)的定义,一杯标准酒精饮料约等于 12g 纯酒精,ACOG 定义一杯酒精饮料约为 15ml 纯酒精,两者定义的"一杯"纯酒精含量相当。结果显示,在妊娠早中期,平均每周饮用中低剂量乙醇可能与 5 岁儿童的神经发育没有显著相关性,但随着儿童的成长,复杂而多样的认知影响仅在年龄较大时才可检测到。研究还指出,由于仍无法确定妊娠期的安全饮酒水平,因此对女性而言,最保守的建议是不要在妊娠期间饮酒。2015 年,美国儿科学会发表《胎儿酒精谱系障碍》[90],指出产前接触乙醇是导致出生缺陷以及智力和神经发育障碍的主要原因。其中 FAS 是胎儿在宫内因乙醇暴露而导致的最严重的情况,主要有以下三方面特征：颅面部形态异常（上唇薄、睑裂长度短、鼻唇沟平坦）、生长迟缓（产前／产后）、中枢神经系统异常。学会指出，妊娠期摄入任何剂量的乙醇都是不安全的，乙醇对发育中的胎儿有剂量相关性风险，孕妇须戒酒。2017 年，发表在 *JAMA Pediatrics* 上的一项研究发现 [91] 指出，即使偶尔饮酒也会影响婴儿的颜面部发育。研究评估了超过 400 例女性在妊娠期的饮酒习惯及她们子代 1 岁龄时的面部特征。结果发现，即使低水平的产前乙醇暴露，也能轻微影响面部特征的形成，包括鼻子、下颌和眼睛，该研究认为妊娠期乙醇摄入没有安全水平。2019 年，一篇综述提供的证据表明妊娠期间饮酒与剂量相关的流产风险增加有关 [92]。2023 年，文献同样指出，乙醇很容易透过胎盘，可影响胎儿发育；妊娠期间饮酒无安全剂量 [93]。

　　总之，乙醇是一种特殊的物质，建议备孕期也应该禁酒，男女双方都一样。妊娠期间没有安全的饮酒剂量，尽量避免饮用。当然，妊娠早期偶尔低剂量的饮酒不是终止妊娠的指征。

　　另外，目前许多网购品如"泰国止咳丸""日本小粉丸""法国抗糖丸"等，减肥产品（标注全植物提取），以及美容产品往往成分和规格不明确。即使成分明确的，又可能存在文献资料缺乏、产品良莠不齐等问题。我们只能根据目前有限的资料和药学相关知识来帮助咨询者分析与评估妊娠期药物使用的安全性。我们以"除皱针"使用的 A 型肉毒毒素为例，目前还没有关于妊娠期使用 A 型肉毒毒素相关的发育风险的研究或上市后监测的充分数据。在动物研究中，妊娠期间注射高剂量 A 型肉毒毒素会对胎儿生长产生不良影响，包括胎儿体重降低、骨骼骨化延迟。2016 年《A 型肉毒毒素在整形外科中的临床应用指南》[94] 指出：A 型肉毒毒素的禁忌证包括备孕、妊娠、哺乳。A 型肉毒毒素半衰期长，但肌内注射后全身分布很少，在推荐剂量范围内，肌内或皮内注射后一般不会在外周血中检测到药物的浓度 [95]。2020 年，一项前瞻性回访研究收集到 45 例在妊娠期前 3 个月内使用了 A 型肉毒毒素治疗难治性偏头痛的女性患者，结果发现除治疗组中 1 例流产外，其他所有患者均分娩出具有正常出生体重且无先天性畸形足月健康儿 [96]。同年我们国内一篇综述对 A 型肉毒毒素妊娠期的使用进行了评估，结果发现其妊娠期使用不增加母胎不良影响 [97]。所以我们在获得更多数据支持前，妊娠期使用 A 型肉毒毒素应全面考虑母体／胎儿的利弊关系，即使使用低剂量意外妊娠也应将获知的有限信息充分告知患者。

　　4. 信息差异与更新　在妊娠期药物门诊咨询过程中，经常涉及不同资料对同一问题有不同观点以及信息更新等问题。我们必须重视药品说明书及风险提示的更改。例如甲硝唑，FDA 原妊娠期药物安全性分级为 B_M，后因动物实验发现有致癌性，说明书更改为"妊娠期禁用"。克拉霉素，原来动物资料提示"高风险"，而目前认为"适用"。同一商品名可能有不同的通用名，比如"息斯敏"，一种通用名为"阿司咪唑"：妊娠期禁用；而另一种通用名为"氯雷他定"：妊娠期慎用。

再比如红霉素，之前普遍认为比较安全，FDA 原妊娠期药物安全性分级属于 B 级药物。但不同国家有不同的建议，早在 2005 年，瑞典协会建议妊娠早期不使用红霉素[98]，确实目前也有很多关于红霉素的负面研究结论，包括与心血管畸形、生殖器畸形风险增加相关[99]。2020 年，一项基于人群的队列研究发现，妊娠期使用大环内酯类药物（与青霉素类抗菌药物相比）与儿童期不良结局有关联（包括儿童严重畸形、脑瘫、癫痫、注意缺陷多动障碍和孤独症谱系障碍）[100]。同年，一项回顾性研究比较了红霉素、阿莫西林及阿奇霉素在预防早产胎膜早破的结果中指出：对胎膜早破（premature rupture of membranes，PPROM）的妇女使用抗菌药物预防感染时，阿莫西林和阿奇霉素 PPROM 方案的妇女从破膜到分娩的中位潜伏期比历史对照组中接受红霉素单药治疗的妇女更长[101]。2021 年，丹麦全国范围注册的队列研究（1997 年 1 月 1 日—2016 年 12 月 31 日丹麦的所有记录），考察了 1 192 539 例活产妊娠，比较了使用大环内酯类药物的妊娠（13 019 例）与使用青霉素的妊娠（比例为 1∶1），其中 4 712 例（36.2%）使用阿奇霉素、468 例（3.6%）使用克拉霉素、5 459 例（41.9%）使用红霉素、2 375 例（18.2%）使用罗红霉素。结果显示，在妊娠前三个月使用大环内酯类药物与主要出生缺陷之间没有显著关联。与英国 2020 年的一项队列研究相比，该研究发现的 12 个器官特异性出生缺陷亚组（包括心脏缺陷）中任何一个风险均未显著增加。丹麦的这项研究与英国的队列研究相比，具有更大的样本量、更科学的研究方法及登记方式[102]。2021 年，美国 CDC 不再推荐红霉素用于孕妇，主要是因为红霉素频发的胃肠道副作用导致患者的治疗依从性差；此外，系统评价和荟萃分析指出，妊娠期间使用大环内酯类抗菌药物（尤其是红霉素）和儿童期的远期并发不良结局有一定相关性[103-104]。知识更新到目前，红霉素在妊娠期使用也需谨慎。类似的情况很多，信息化时代知识更新快，我们作为专业人员应本着求真、循证的态度，尽最大努力去帮助孕妇作出尽可能科学的选择。

当然，其他影响因素还有很多，包括母体疾病因素对胎儿的影响（包括母体感染病原体如弓形虫、梅毒螺旋体、风疹病毒），以及抽烟等暴露。

（四）互联网咨询

互联网药学服务（用药咨询）是互联网医疗的一部分，但特殊管理药品、终止妊娠药品等国家规定不允许通过互联网渠道销售的药品、超出药师自身专业能力的药学服务需求及出于商业目的介绍或推荐药品都不适合开展互联网药学服务。在网络咨询过程中，药师应留存文字、图片、视频、音频等记录；如咨询内容涉及其他专科性内容，应转交给相应的专科医生/药师指导患者重新咨询。

（五）检索工具

包括参考书籍、数据库和循证网站：《妇产科学（第9版）》，MedlinePlus.gov，Safefetus，TOXNET，e-lactancia，Micromedex，FDA 官网，Cochrane，ClinicalTrials.gov，PubMed，Embase 和妊娠期用药风险评估工具如 Reprotox，Uptodate，Lexicomp，MotherToBaby，等等。

（六）妊娠期用药原则

用药必须有明确指征；能用小剂量药物，则不用大剂量；能用一种药物，则避免联合用药；能用结论比较肯定的、循证依据多、上市较早的药物，则避免使用对胎儿尚无定论的新药；妊娠早期如病情允许，尽量推迟到妊娠中、晚期再用药。

二、哺乳期用药

目前，母乳喂养对婴幼儿成长发育的显著益处已被大量研究证实。哺乳期妇女使用药物成为常见问题。然而与妊娠期用药相似，仅仅依据药品说明书容易作出中断母乳喂养等错误决策。

大多数药物在母乳喂养期间可以安全服用，但婴儿中毒的潜在风险确实存在，因为几乎所有药物都会不同程度地转运到乳汁中，但大多数药物的转运量都相对低，仅有少量药物转运到乳汁后可达到对婴儿有临床意义的剂量[105]。药物进入乳汁的机制有两种，一种是通过毛细血管壁直接进入细胞膜和细胞外液。另一种机制是与蛋白结合，极少部分药物通过主动转运的方式进入乳汁，而分泌到乳汁的药物剂量取决于药物代谢动力学参数，如药物的蛋白结合率（最重要的参数）、相对分子质量、半衰期、脂溶性、乳汁 pH（范围是 6.37～7.65，平均是 7.2，相对血浆 pH 为低）、离子化程度等。脂溶性高的药物可以更高浓度转运至乳汁中。具有中枢系统活性的药物，较容易转运至乳汁中。通常游离药物易于转运至乳汁中，因此蛋白结合率高的药物，如华法林、非甾体抗炎药（nonsteroidal anti-inflammatory drug, NSAID），在乳汁中药物浓度相对低。酸性（偏酸性）药物在相对碱性的血浆中更易电离，仅极少量进入乳汁，如青霉素类抗生素；而碱性药物，如大环内酯类（红霉素、克拉霉素）及四环素类抗生素（米诺环素、多西环素）等，容易分布到乳汁中，但这些因素在产后不同时期和每次哺乳的不同阶段都会有所不同[106]。比如每次哺乳的后半部分分泌的乳汁脂类含量较高，在相同条件下，后半部分乳汁中脂溶性药物浓度也可能会较前半部分高。其他影响药物进入乳汁的因素还包括溶菌酶、乳糖、催乳素和矿物质等。同时，乳汁中药物对婴儿的安全性还取决于药物通过乳汁进入婴儿消化系统后的吸收情况。

乳汁中药物的浓度、婴儿摄取母乳的量及婴儿胃肠道吸收功能等因素决定了婴儿的药物暴露量，这也是决定药物是否会对婴儿产生影响的一个重要因素。婴儿因自身的生理特点对药物的代谢和排泄与成人不同：婴儿血浆蛋白与药物结合率较低；肝功能尚不健全，酶类活性较成人低（如婴儿体内葡萄糖醛酰基转移酶的活性仅为成人的1/40）；血脑屏障发育不成熟；肾小球滤过和排泄功能远不及成人等，因此婴儿对药物的清除能力弱，通常体内药物半衰期也比成人长[107]，婴儿通过母乳反复摄取药物，不可避免地导致药物在婴儿体内不断蓄积，所以婴儿易发生毒性反应[108-109]。

一般认为，相对婴儿剂量（relative infant dose，RID，婴儿从乳汁中获得的药物剂量与母亲剂量之比）是比较常用的评估哺乳期用药对婴儿风险的方法。一般，RID 小于 10% 的药物被认为在哺乳期是安全的。大多数药物的 RID 小于 10%，这表明婴儿血清中的药物浓度没有达到已知对成人有治疗作用的水平，除非以体重为基础的药物清除率明显低于成人水平[110]。然而，有些药物（如对乙酰氨基酚）尽管有较高的相对婴儿剂量，但因药物毒性小，基本不会影响婴儿[111]。此外，评估婴儿处理小剂量药物的能力是非常重要的。早产儿或状况不稳定的婴儿，风险相对较高，大龄、体征平稳的婴儿因为代谢能力相对完善用药风险较低。儿科批准的、长期使用的、安全性得到确认的药物，通常用药风险较低。药物的剂量与乳汁药物浓度密不可分。产后早期和哺乳晚期，母亲的泌乳量很低，因此经乳汁转运的药物剂量通常很低，新生儿从乳汁中获得的药物量极其有限。此外，与配方奶相比，母乳在营养、免疫和其他方面都有相当大的优势，因此在考虑个人因素的基础上，应始终权衡婴儿接触药物可能面临的风险与母乳喂养的益处[112]。

WHO 推荐的哺乳期药物分类[113]包括①可用于哺乳期：对母亲和婴儿不存在已知的和理论上的用药禁忌并能继续哺乳的药物；②可用于哺乳期，须监测对婴儿的不良反应：只在理论上存在婴儿可能的不良反应，但没有观察到或仅偶尔有轻微不良反应的药物；③尽量不用，若用应监测婴儿不良反应：已有明确报道能引起婴儿不良反应；④尽量不用：可能造成乳汁分泌减少的药物；⑤禁用：对婴儿有危险的不良反应。虽然 WHO 给出了哺乳期药物的分类，但并未像对妊娠期药物分类一样对各个药物进行具体详细的分级说明。

黑尔博士(Hale)在《药物与母乳喂养(第17版)》一书中指出药物哺乳风险等级[114]，并将其分为5个等级，包括①L1级(适用)：大量哺乳期妇女服药后没有观察到会使婴儿的不良反应增加。②L2级(有限数据，可能适用)：有限数量的哺乳期妇女用药研究证据显示药物对婴儿的不良反应没有增加，和/或哺乳期妇女使用药物后能证实危险性的证据很少。③L3级(没有数据，可能适用)：没有在哺乳期妇女中进行对照研究，但母乳喂养的婴儿出现不良反应的可能性存在；或者对照研究显示仅有轻微的不良反应。本类药物只有在评估婴儿的利大于弊后方可使用。④L4级(有潜在风险)：有对母乳喂养婴儿或对乳汁分泌的危险性的明确证据，但哺乳期妇女用药后的获益大于对婴儿的危害。⑤L5级(危险)：对哺乳期妇女的研究已经证实对婴儿有明确的风险，或者药物对婴儿产生损害的风险高。该类药物禁用于哺乳期妇女。

应综合考虑母乳喂养对母婴的益处、母亲的意愿、婴儿暴露于药物的危险性以及患病母亲必须进行治疗而又不放弃哺乳的可能性。总体原则：①存在自愈功能的疾病尽量不使用药物治疗；②患病必须使用药物时，尽可能选用哺乳期相对安全、疗效确切、半衰期短的药物；③可采用外用制剂解决的，不选用口服药；④尽可能应用最小的有效剂量，不要随意加大剂量；⑤尽量采用单一成分的药品，避免使用复方制剂；⑥尽量采用速效剂型，避免长效剂型；⑦可在一次哺乳后立即用药，并适当延迟下次哺乳时间，使在下一次哺乳时药物被清除的量最多，避开药物浓度峰值，使婴儿接触药物量进一步减少；⑧避免应用禁用药物，如必须应用，应停止哺乳；⑨需要服用慎用药物时，应在临床医师指导下用药，并密切观察婴儿的反应。

总之，理想的妊娠期哺乳期药物咨询门诊形式是开展循证药学咨询，在文献等资料充分的前提下向患者提出倾向性建议，但事实上我们并非无所不知，很多药物缺乏研究资料，尽管有越来越多的指南对特殊人群的用药提出了指导性建议和意见，但更多的时候，我们只能尽最大可能收集文献证据，并根据循证医学证据等级进行风险评估，有时甚至只能提供个案报道，或是药品上市前的动物生殖毒性研究数据，缺少大样本、高质量证据支持。未来我们还有很多需要探索的地方，随着时间的推移，研究证据的增多，结论可能会发生迁移。同时，一个人的精力总是有限的，也会存在知识盲点，我们咨询门诊需要一个团队一起努力，共享尽可能广泛的资源。此外，咨询时除了药物风险外，孕妇自身疾病对妊娠结局的影响也应纳入考虑。暴露于高风险药物的意外妊娠还需围产多学科(产科医师、临床药师、新生儿科医师、专科医师、超声科医师)或辅助生殖科团队联合诊治，以及孕妇本身的高度参与、理解与配合。妊娠期哺乳期用药安全之路任重道远，我们需要集结广大药师及同仁的智慧和力量，给予妊娠期和哺乳期用药咨询更多具有循证资料指导下的建议和意见。

（郑彩虹　赵梦丹）

参 考 文 献

[1] KEBEDE B，GEDIF T，GETACHEW A. Assessment of drug use among pregnant women in Addis Ababa，Ethiopia. Pharmacoepidemiol Drug Saf，2009，18（6）：462-468.

[2] 中华人民共和国卫生部. 中国出生缺陷防治报告（2012）. [2023-11-22]. http://www.nhc. gov.cn/wsb/pxwfb/201209/55840/files/0af7007b1a68469397531b154d9425f9.pdf?eqid=a4 112113000099b70000000464424f01.

[3] BRENT R L. Environmental causes of human congenital malformations：the pediatrician's role in dealing with these complex clinical problems caused by a multiplicity of environmental and genetic factors. Pediatrics，2004，113（4 Suppl）：957-968.

[4] MARIN J J，BRIZ O，SERRANO M A. A review on the molecular mechanisms involved in the placental barrier for drugs. Curr Drug Deliv，2004，1（3）：275-289.

[5] BRENT R L. Saving lives and changing family histories：Appropriate counseling of pregnant women and men and women of reproductive age，concerning the risk of diagnostic radiation exposures during and before pregnancy. Am J Obstet Gynecol，2009，200（1）：4-24.

[6] ZUSMAN I，ORNOY A. Embryonic resistance to chemical and physical factors：manife-station，mechanism，role in reproduction and in adaptation to ecology. Biol Rev Camb Philos Soc，1990，65（1）：1-18.

[7] 谢幸、孔北华、段涛. 妇产科学. 9 版. 北京：人民卫生出版社，2018.

[8] PECCATORI F A，AZIM HA J R，ORECCHIA R，et al. Cancer，pregnancy and fertility：ESMO clinical practice guidelines for diagnosis，treatment and follow-up. Ann Oncol，2013，24（Suppl 6）：vi160-170.

[9] Critical periods of development. [2023-11-22]. https://mothertobaby.org/fact-sheets/critical-periods-development/.

[10] RADEMAKER M，AGNEW K，ANDREWS M，et al. Psoriasis in those planning a family，pregnant or breast-feeding. The Australasian Psoriasis Collaboration. Australas J Dermatol，2018，59（2）：86-100.

[11] HOLZMAN C，EYSTER J，TIEDJE L B，et al. A life course perspective on depressive symptoms in mid-pregnancy. Matern Child Health J，2006，10（2）：127-138.

[12] GUNATILAKE R，PATIL A S. Drug safety in pregnancy. [2023-11-22]. https://www. msdmanuals.com/en-in/professional/gynecology-and-obstetrics/drug-safety-in-pregnancy/ drug-safety-in-pregnancy.

[13] WHEC practice bulletin and clinical management guidelines. Drugs in pregnancy and lactation. [2023-11-22]. http://www.womenshealthsection.com/content/print.php3?title=obs 003&cat=2&lng=englis.

[14] BAYCHAT J, WONG C A. Chapter 39: Pain management during pregnancy and lactation// Essentials of Pain Medicine.4th ed, Amsterdam: Elsevier, 2018.

[15] SHAMY T E, TAMIZIAN O. Principles of prescribing in pregnancy. Obstet Gynecol, 2021, 31（11）: 317-322.

[16] JÉGOU S, EL GHAZI F, DE LENDEU P K, et al. Prenatal alcohol exposure affects vasculature development in the neonatal brain. Ann Neurol, 2012, 72（6）: 952-960.

[17] SCHIFF E, MASHIACH S. The use of low dose aspirin in pregnancy. Am J Reprod Immunol, 1992, 28（3/4）: 153-156.

[18] BLACK R E. Micronutrients in pregnancy. Br J Nutr, 2001, 85（Suppl 2）: S193-197.

[19] LI D, PICKELL L, LIU Y, et al. Maternal methylenetetrahydrofolate reductase deficiency and low dietary folate lead to adverse reproductive outcomes and congenital heart defects in mice. Am J Clin Nutr, 2005, 82（1）: 188-195.

[20] ALATA J N, CASTELLANO M, SANTILLAN E M, et al. Paternal methotrexate exposure affects sperm small RNA content and causes craniofacial defects in the offspring. Nat Commun, 2023, 14（1）: 1617.

[21] SHALABY A M, ALBAKOUSH K M M, ALABIAD M A, et al. Methotrexate enhances oxidative stress, apoptosis, and ultrastructural alterations in the placenta of rat. Ultrastruct Pathol, 2022, 46（6）: 531-541.

[22] FALCINI F. Vascular and connective tissue diseases in the paediatric world. Lupus, 2004, 13（2）: 77-84.

[23] PINCUS T, FURER V, SOKKA T. Underestimation of the efficacy, effectiveness, tolerability, and safety of weekly low-dose methotrexate in information presented to physicians and patients. Clin Exp Rheumatol, 2010, 28（5 Suppl 61）: S68-S79.

[24] Agent detail METHOTREXATE. [2023-08-22]. https://www.reprotox.org/member/ agents/17158.

[25] WEBER-SCHOENDORFER C, CHAMBERS C, WACKER E, et al. Pregnancy outcome after methotrexate treatment for rheumatic disease prior to or during early pregnancy: a prospective multicenter cohort study. Arthritis Rheumatol, 2014, 66（5）: 1101-1110.

[26] DAO K H, BERMAS B L. Systemic lupus erythematosus management in pregnancy. Int J Womens Health, 2022（14）: 199-211.

[27] AVILÉS A, DÍAZ-MAQUEO J C, TALAVERA A, et al. Growth and development of children of mothers treated with chemotherapy during pregnancy: current status of 43 children. Am J Hematol, 1991, 36（4）: 243-248.

[28] FELDKAMP M, CAREY J C. Clinical teratology counseling and consultation case report:

low dose methotrexate exposure in the early weeks of pregnancy. Teratology，1993，47（6）：533-539.

[29] CHAMBERS C D，JOHNSON D L，ROBINSON L K，et al. Birth outcomes in women who have taken leflunomide during pregnancy. Arthritis Rheum，2010，62（5）：1494-1503.

[30] CASSINA M，CAGNOLI G A，ZUCCARELLO D，et al. Human teratogens and genetic phenocopies. Understanding pathogenesis through human genes mutation. Eur J Med Genet，2017，60（1）：22-31.

[31] 来氟米特片药品说明书.

[32] BÉRARD A，ZHAO J P，SHUI I，et al. Leflunomide use during pregnancy and the risk of adverse pregnancy outcomes. Ann Rheum Dis，2018，77（4）：500-509.

[33] PFALLER B，PUPCO A，LEIBSON T，et al. A critical review of the reproductive safety of leflunomide. Clin Rheumatol，2020，39（2）：607-612.

[34] ROZMAN B. Clinical pharmacokinetics of leflunomide. Clin Pharmacokinet，2002，41（6）：421-430.

[35] KHIALI S，GHAREKHANI A，ENTEZARI-MALEKI T. Isotretinoin：a review on the utilization pattern in pregnancy. Adv Pharm Bull，2018，8（3）：377-382.

[36] ZOMERDIJK I M，RUITER R，HOUWELING L M，et al. Isotretinoin exposure during pregnancy：a population-based study in the Netherlands. BMJ Open，2014，4（11）：e005602.

[37] The IPLEDGE program. prescriber isotretinoin educational kit. [2023-11-22]. https://www.ipledgeprogram.com/iPledgeUI/rems/pdf/resources/Prescriber%20Isotretinoin%20Educational%20Kit.pdf.

[38] 中国痤疮治疗指南专家组. 中国痤疮治疗指南（2019 修订版）. 临床皮肤科杂志，2019，48（9）：583-588.

[39] 利巴韦林片药品说明书.

[40] SINCLAIR S M，JONES J K，MILLER R K，et al. The ribavirin pregnancy registry：an interim analysis of potential teratogenicity at the mid-point of enrollment. Drug Saf，2017，40（12）：1205-1218.

[41] POLIFKA J E，FRIEDMAN J M. Developmental toxicity of ribavirin/IF alpha combination therapy：is the label more dangerous than the drugs? Birth Defects Res A Clin Mol Teratol，2003，67（1）：8-12.

[42] VARGESSON N. Thalidomide-induced teratogenesis：history and mechanisms. Birth Defects Res C Embryo Today，2015，105（2）：140-156.

[43] 沙利度胺胶囊药品说明书.

[44] MANSOUR S，BAPLE E，HALL CM. A clinical review and introduction of the diagnostic algorithm for thalidomide embryopathy（DATE）. J Hand Surg Eur Vol，2019，44（1）：96-108.

[45] 中华医学会皮肤性病学分会红斑狼疮研究中心. 皮肤型红斑狼疮诊疗指南（2019 版）. 中华皮肤科杂志, 2019, 52（3）: 149-155.

[46] LOWE S A, ARMSTRONG G, BEECH A, et al. SOMANZ position paper on the management of nausea and vomiting in pregnancy and hyperemesis gravidarum. Aust N Z J Obstet Gynaecol, 2020, 60（1）: 34-43.

[47] SZYMAŃSKA E, KISIELEWSKI R, KIERKUŚ J. Reproduction and pregnancy in inflammatory bowel disease-management and treatment based on current guidelines. J Gynecol Obstet Hum Reprod, 2021, 50（3）: 101777.

[48] BUTT K, LIM K I. Guideline No. 388-determination of gestational age by ultrasound. J Obstet Gynaecol Can, 2019, 41（10）: 1497-1507.

[49] HAWKEN S, OLIBRIS B, DUCHARME R, et al. Validation of gestational age determination from ultrasound or a metabolic gestational age algorithm using exact date of conception in a cohort of newborns conceived using assisted reproduction technologies. AJOG Glob Rep, 2022, 2（4）: 100091.

[50] O'GORMAN N, SALOMON L J. Fetal biometry to assess the size and growth of the fetus. Best Pract Res Clin Obstet Gynaecol, 2018（49）: 3-15.

[51] DAVID A L, SPENCER R N. Clinical assessment of fetal well-being and fetal safety indicators. J Clin Pharmacol, 2022, 62（Suppl1）: S67-S78.

[52] SALOMON L J, ALFIREVIC Z, DA SILVA COSTA F, et al. ISUOG practice guidelines: ultrasound assessment of fetal biometry and growth. Ultrasound Obstet Gynecol, 2019, 53（6）: 715-723.

[53] SAUL L L, KURTZMAN J T, HAGEMANN C, et al. Is transabdominal sonography of the cervix after voiding a reliable method of cervical length assessment?J Ultrasound Med, 2008, 27（9）: 1305-1311.

[54] DIAV-CITRIN O, SHECHTMAN S, HALBERSTADT Y, et al. Pregnancy outcome after in utero exposure to angiotensin converting enzyme inhibitors or angiotensin receptor blockers. Reprod Toxicol, 2011, 31（4）: 540-545.

[55] COOPER W O, HERNANDEZ-DIAZ S, ARBOGAST P G, et al. Antibiotics potentially used in response to bioterrorism and the risk of major congenital malformations. Paediatr Perinat Epidemiol, 2009, 23（1）: 18-28.

[56] VERD S, NADAL-AMAT J. Paracetamol and asthma and lactation. Acta Paediatr, 2011, 100（7）: e2-e3.

[57] MASARWA R, LEVINE H, GORELIK E, et al. Prenatal exposure to acetaminophen and risk for attention deficit hyperactivity disorder and autistic spectrum disorder: A systematic review, meta-analysis, and meta-regression analysis of cohort studies. Am J Epidemiol, 2018, 187（8）: 1817-1827.

[58] SNIJDER C A, KORTENKAMP A, STEEGERS E A, et al. Intrauterine exposure to mild

analgesics during pregnancy and the occurrence of cryptorchidism and hypospadia in the offspring: the generation R study. Hum Reprod, 2012, 27(4): 1191-1201.

[59] YSTROM E, GUSTAVSON K, BRANDLISTUEN R E, et al. Prenatal exposure to acetaminophen and risk of ADHD. Pediatrics, 2017, 140(5): e20163840.

[60] METSÄLÄ J, LUNDQVIST A, VIRTA L J, et al. Prenatal and post-natal exposure to antibiotics and risk of asthma in childhood. Clin Exp Allergy, 2015, 45(1): 137-145.

[61] VAN RUNNARD H P J, SCHOBBEN A F, HUISJES A J, et al. The transplacental passage of prednisolone in pregnancies complicated by early-onset HELLP syndrome. Placenta, 2005, 26(10): 842-845.

[62] SAMMARITANO L R, BERMAS B L, CHAKRAVARTY E E, et al. 2020 American College of Rheumatology guideline for the management of reproductive health in rheumatic and musculoskeletal diseases. Arthritis Rheumatol, 2020, 72(4): 529-556.

[63] 人用狂犬病疫苗(鸡胚细胞)说明书.

[64] TYTGAT G N, HEADING R C, MÜLLER-LISSNER S, et al. Contemporary understanding and management of reflux and constipation in the general population and pregnancy: a consensus meeting. Aliment Pharmacol Ther, 2003, 18(3): 291-301.

[65] SURDEA-BLAGA T, BĂNCILĂ I, DOBRU D, et al. Mucosal protective compounds in the treatment of gastroesophageal reflux disease. A position paper based on evidence of the Romanian society of neurogastroenterology. J Gastrointestin Liver Dis, 2016, 25(4): 537-546.

[66] THIELE K, KESSLER T, ARCK P, et al. Acetaminophen and pregnancy: short- and long-term consequences for mother and child. J Reprod Immunol, 2013, 97(1): 128-139.

[67] DREIER J W, ANDERSEN A M, BERG-BECKHOFF G. Systematic review and meta-analyses: fever in pregnancy and health impacts in the offspring. Pediatrics, 2014, 133(3): e674-e688.

[68] MOHAN DASS N L, BOTTO L D, TINKER S C, et al. Associations between maternal reports of periconceptional fever from miscellaneous causes and structural birth defects. Birth Defects Res, 2022, 114(15): 885-894.

[69] MADJUNKOV M, CHAUDHRY S, ITO S. Listeriosis during pregnancy. Arch Gynecol Obstet, 2017, 296(2): 143-152.

[70] SUN R, LIU M, LU L, et al. Congenital heart disease: Causes, diagnosis, symptoms, and treatments. Cell Biochem Biophys, 2015, 72(3): 857-860.

[71] BLAKEWAY H, PRASAD S, KALAFAT E, et al. COVID-19 vaccination during pregnancy: coverage and safety. Am J Obstet Gynecol, 2022, 226(2): 236.e1-236.e14.

[72] SERVEY J, CHANG J. Over-the-counter medications in pregnancy. Am Fam Physician, 2014, 90(8): 548-555.

[73] RATNAPALAN S, BENTUR Y, KOREN G. "Doctor, will that X-ray harm my unborn

child?" CMAJ, 2008, 179 (12): 1293-1296.

[74] MICHALET M, DEJEAN C, SCHICK U, et al. Radiotherapy and pregnancy. Cancer Radiother, 2022, 26 (1/2): 417-423.

[75] DE SANTIS M, CESARI E, NOBILI E, et al. Radiation effects on development. Birth Defects Res C Embryo Today, 2007, 81 (3): 177-182.

[76] SHAW P, DUNCAN A, VOUYOUKA A, et al. Radiation exposure and pregnancy. J Vasc Surg, 2011, 53 (1Suppl): 28S-34S.

[77] COUSINS C. Medical radiation and pregnancy. Health Phys, 2008, 95 (5): 551-553.

[78] BRENT R L. The effects of ionizing radiation, microwaves, and ultrasound on the developing embryo: clinical interpretations and applications of the data. Curr Probl Pediatr, 1984, 14 (9): 1-87.

[79] ZANOTTI-FREGONARA P, HINDIE E. Performing nuclear medicine examinations in pregnant women. Phys Med, 2017 (43): 159-164.

[80] GATTA G, DI GREZIA G, CUCCURULLO V, et al. MRI in pregnancy and precision medicine: a review from literature. J Pers Med, 2021, 12 (1): 9.

[81] FLAGLER C K, TROICI C M, RATHORE S A. A historical review of the effects of dental radiography on pregnant patients. J Am Dent Assoc, 2022, 153 (10): 989-995.

[82] BLAASAAS K G, TYNES T, LIE R T. Residence near power lines and the risk of birth defects. Epidemiology, 2003, 14 (1): 95-98.

[83] BATES E A. A potential molecular target for morphological defects of fetal alcohol syndrome: Kir2.1. Curr Opin Genet Dev, 2013, 23 (3): 324-329.

[84] O'LEARY C M, ELLIOTT E J, NASSAR N, et al. Exploring the potential to use data linkage for investigating the relationship between birth defects and prenatal alcohol exposure. Birth Defects Res A Clin Mol Teratol, 2013, 97 (7): 497-504.

[85] Centers for Disease Control and Prevention (CDC). Fetal alcohol syndrome-South Africa, 2001. MMWR Morb Mortal Wkly Rep, 2003, 52 (28): 660-662.

[86] LANGE S, PROBST C, GMEL G, et al. Global prevalence of fetal alcohol spectrum disorder among children and youth: a systematic review and meta-analysis. JAMA Pediatr, 2017, 171 (10): 948-956.

[87] American College of Obstetricians and Gynecologists, Committee on Health Care for Underserved Women. Committee opinion no. 496: At-risk drinking and alcohol dependence: obstetric and gynecologic implications. [2024-08-22]. https://www.acog.org/clinical/clinical-guidance/committee-opinion/articles/2011/08/at-risk-drinking-and-alcohol-dependence-obstetric-and-gynecologic-implications.

[88] EVERSON J L, EBERHART J K. Gene-alcohol interactions in birth defects. Curr Top Dev Biol, 2023 (152): 77-113.

[89] KESMODEL U S, BERTRAND J, STØVRING H, et al. The effect of different alcohol

drinking patterns in early to mid pregnancy on the child's intelligence, attention, and executive function. BJOG, 2012, 119（10）: 1180-1190.

[90] WILLIAMS J F, SMITH V C. Fetal alcohol spectrum disorders. Pediatrics, 2015, 136（5）: e1395-e1406.

[91] MUGGLI E, MATTHEWS H, PENINGTON A, et al. Association between prenatal alcohol exposure and craniofacial shape of children at 12 months of age. JAMA Pediatr, 2017, 171（8）: 771-780.

[92] SUNDERMANN A C, ZHAO S, YOUNG C L, et al. Alcohol use in pregnancy and miscarriage: a systematic review and meta-analysis. Alcohol Clin Exp Res, 2019, 43（8）: 1606-1616.

[93] POPOVA S, CHARNESS M E, BURD L, et al. Fetal alcohol spectrum disorders. Nat Rev Dis Primers, 2023, 9（1）: 11.

[94] 中华医学会整形外科学分会微创美容专业学组, 中国中西医结合学会医学美容专业委员会微整形专家组. A 型肉毒毒素在整形外科中的临床应用指南 [J]. 中国美容整形外科杂志, 2016, 27（7）: 385-387.

[95] TAN M, KIM E, KOREN G, et al. Botulinum toxin type A in pregnancy. Can Fam Physician, 2013, 59（11）: 1183-1184.

[96] WONG H T, KHALIL M, AHMED F. OnabotulinumtoxinA for chronic migraine during pregnancy: a real world experience on 45 patients. J Headache Pain, 2020, 21（1）: 129.

[97] LI W, TANG M. Application of botulinum toxin in pregnancy and its impact on female reproductive health. Expert Opin Drug Saf, 2020, 19（1）: 83-91.

[98] KÄLLÉN B, DANIELSSON B R. Fetal safety of erythromycin. An update of Swedish data. Eur J Clin Pharmacol, 2014, 70（3）: 355-360.

[99] FOBE C, VAN GRAMBEZEN B, MONIOTTE S, et al. Torsade de pointe due to QT prolongation following erythromycin administration in a preterm infant. Acta Cardiol, 2022, 77（7）: 597-601.

[100] FAN H, GILBERT R, O'CALLAGHAN F, et al. Associations between macrolide antibiotics prescribing during pregnancy and adverse child outcomes in the UK: population based cohort study. BMJ, 2020（368）: m331.

[101] ZIPURSKY J. Prescription of macrolides vs penicillin during pregnancy was linked to major malformations in offspring. Ann Intern Med, 2020, 172（12）: JC70.

[102] ANDERSSON N W, OLSEN R H, ANDERSEN J T. Association between use of macrolides in pregnancy and risk of major birth defects: nationwide, register based cohort study. BMJ, 2021（372）: n107.

[103] ALIABADI T, SABERI E A, MOTAMENI TABATABAEI A, et al. Antibiotic use in endodontic treatment during pregnancy: a narrative review. Eur J Transl Myol, 2022, 32（4）: 10813.

[104] WORKOWSKI K A，BACHMANN L H，CHAN P A，et al. Sexually transmitted infections treatment guidelines，2021. MMWR Recomm Rep，2021，70（4）：1-187.

[105] VERSTEGEN R H J，ITO S. Drugs in lactation. J Obstet Gynaecol Res，2019，45（3）：522-531.

[106] KIRKSEY A，GROZIAK S M. Maternal drug use：evaluation of risks to breast-fed infants. World Rev Nutr Diet，1984（43）：60-79.

[107] ANDERSON B J，ELLIS J F. Common errors of drug administration in infants：causes and avoidance. Paediatric drugs，1999，1（2）：93-107.

[108] ESEVERRI J. Projection of new antihistamines. Allergol Immunopathol（Madr），2000，28（3）：143-152.

[109] GOLIGHTLY L K，SMOLINSKE S S，BENNETT M L，et al. Pharmaceutical excipients. Adverse effects associated with inactive ingredients in drug products（Part Ⅰ）. Med Toxicol Adverse Drug Exp，1988，3（2）：128-165.

[110] VERSTEGEN R H J，ANDERSON P O，ITO S. Infant drug exposure via breast milk. Br J Clin Pharmacol，2022，88（10）：4311-4327.

[111] LI J N，NIJHAWAN R I，SRIVASTAVA D. Cutaneous surgery in patients who are pregnant or breastfeeding. Dermatol Clin，2019，37（3）：307-317.

[112] SPIGSET O，HÄGG S. Analgesics and breast-feeding：Safety considerations. Paediatr Drugs，2000，2（3）：223-238.

[113] World Health Organization（WHO）. Breastfeeding and maternal medication，recommendations for drugs in the eleventh WHO model list of essential drugs. [2023-11-22]. https://www.who.int/publications/i/item/55732.

[114] HALE T W，ROWE H E. 药物与母乳喂养：第 17 版. 辛华雯，杨勇，译. 北京：世界图书出版公司，2020.

第二章

妊娠期用药咨询案例与分析

第一节　妊娠合并呼吸系统疾病

一、妊娠合并肺炎

咨询案例(一)

1. 主诉　患者 2020 年 8 月 13 日来院就诊,自述在未知受孕的情况下服用了头孢克洛胶囊、左氧氟沙星片及右美沙芬片,不知对胎儿是否有影响。

2. 用药分析

(1)了解患者信息:患者 26 岁,孕 1 产 0,孕 44 日。职业:行政人员。追问病史,患者末次月经为 2020 年 6 月 28 日,月经规律,月经周期约为 30 日,每次持续 5~7 日。因发热、咳嗽 1⁺ 日,于 2020 年 6 月 20 日自行服用头孢克洛胶囊,每次 0.25g,每日 1 次,用至 7 月 7 日。病情未见缓解,后在当地医院挂号就诊,诊断为社区获得性肺炎,调整使用左氧氟沙星片,每次 0.25g,每日 1 次;右美沙芬片,每次 15mg,每日 3 次;均用至 7 月 23 日。既往体健,无长期用药史。超声检查(2020-08-12):孕囊 2.1mm×1.6mm×1.1mm,胚芽 0.4cm,有胎心搏动。孕激素检查(2020-08-12):人绒毛膜促性腺激素(human chorionic gonadotrophin,HCG)43 910IU/L,孕酮 17.5IU/L。无射线接触史、无病毒等感染史、无化学试剂接触史、无房屋装修史。配偶无用药史(6 个月内)。

(2)妊娠合并社区获得性肺炎的常规治疗方案概述:社区获得性肺炎(community-acquired pneumonia,CAP)是指在医院外罹患的肺实质(含肺泡壁,即广义上的肺间质)炎症,包括具有明确潜伏期的病原体感染在入院后于潜伏期内发病的肺炎[1]。妊娠期 CAP 是威胁孕妇及胎儿健康的常见感染性疾病之一,其病原体的组成和耐药特性在不同国家、不同地区之间存在着明显差异，而且随着时间的推移而不断变迁。妊娠中晚期罹患 CAP 容易造成胎儿宫内缺氧、早产、新生儿低体重等；妊娠早期是胚胎发育的关键期，当其受到感染之后容易引起胚胎发育畸形、胚胎停育、流产、胎儿神经系统发育障碍等 [2]。临床上治疗 CAP 的常规方式为抗病毒、抗细菌治疗等，由于妊娠合并CAP 的特殊性，在治疗过程中不仅需要确保临床疗效，而且要保证孕妇及胎儿的安全，因此选用合适的药物治疗非常重要。

对于发生社区获得性肺炎的孕妇，若病情为轻度且需要门诊治疗，建议联用阿莫西林（或阿莫西林克拉维酸钾）与阿奇霉素。若患者对 β- 内酰胺类抗生素有 I 型超敏反应，可使用克林霉素作为替代药物。对需住院且无重度疾病表现的患者采用联合治疗：β- 内酰胺类抗生素（头孢曲松、头孢噻肟、氨苄西林 - 舒巴坦）+ 阿奇霉素。对于有头孢菌素过敏史的患者，若无重度肺炎，可给予克林霉素 + 氨曲南治疗；若有重度肺炎，推荐给予万古霉素[以覆盖耐甲氧西林金黄色葡萄球菌（methicillin resistant *Staphylococcus* aureus，MRSA）和耐药肺炎链球菌]+ 阿奇霉素 + 氨曲南。妊娠期应避免使用的抗生素包括：四环素类和氟喹诺酮类 [3]。

（3）评估妊娠期 / 哺乳期用药情况

1）头孢克洛胶囊：第二代头孢菌素，用于治疗由肺炎双球菌、流感嗜血杆菌、化脓性链球菌（A 组乙型溶血性链球菌）和卡他莫拉菌引起的下呼吸道感染；由大肠杆菌、奇异变形杆菌、克雷伯菌属和凝固酶阴性的葡萄球菌引起的尿道感染等。FDA 原妊娠期药物安全性分级为 B 级，目前认为大多数头孢菌素都可安全用于妊娠期和哺乳期。一项基于对 1980—1996 年妊娠期使用头孢菌素的病例对照研究表明 [4]，未发现所用头孢菌素对胎儿致畸。有研究表明 [5-6]，哺乳期妇女服用头孢克洛之后，可以测到乳汁里面有少量的药物存在，哺乳期应注意。

动物数据 [7]：对小鼠和大鼠进行多次的生殖研究，剂量高达人用量的 12倍，对白鼬的研究剂量为人最大用量的三倍。结果表明没有头孢克洛损害生育力或危及胎仔的任何证据。

2）左氧氟沙星片：属于喹诺酮类药物，FDA 原妊娠期药物安全性分级为C 级。妊娠和哺乳期间通常应避免使用氟喹诺酮类，除非没有更安全的其他药物。

动物数据：妊娠期使用氟喹诺酮类与发育中的胎仔出现软骨和骨毒性有关 [8-12]。①大鼠口服剂量高达 810mg/（kg•d）时，左氧氟沙星没有致畸作用，但会导致其胎仔表现出体重下降和骨化延迟，并表现出死亡率和骨骼变异（颈肋、第 13 肋骨缩短）增加；对胎仔骨骼的进一步调查显示，骨骼变异发生的关键时期是妊娠第 9 日和第 10 日。这一剂量相当于人类最大推荐剂量的 9.4 倍（按体表面积计算时）。②大鼠静脉滴注剂量为 160mg/（kg•d）时，左氧氟沙星也没有致畸作用，这一剂量相当于相对体表面积相同时人类最大推荐剂量的 1.9 倍。③兔口服剂量达 50mg/（kg•d）时，未观察到左氧氟沙星具有致畸作用，这一剂量相当于相对体表面积相同时人类最大推荐剂量的 1.1 倍。④兔静脉滴注剂量为 25mg/（kg•d）时，左氧氟沙星也没有致畸作用，这一剂量相当于相对体表面积相同时人类最大推荐剂量的 0.5 倍。⑤在体外研究了选定的喹诺酮类药物（左氧氟沙星、洛美沙星、替马沙星和格列沙星）对 12 日大的小鼠肢芽生长和分化的影响，发现仅在 6 日后超微结构发生了变化。⑥2014 年的一项关于诺氟沙星可能对 40 只受孕的雌性大鼠的发育致畸性研究发现，诺氟沙星会显著减少存活胎仔的数量，并导致存活胎仔生长迟缓；在这些胎仔中发现了一些内脏和骨骼缺陷，这些影响是剂量依赖性的。这与氟喹诺酮类药物作为 DNA 促旋酶抑制剂和有丝分裂抑制剂有关，DNA 的完全损伤可能导致胎仔丢失，而部分损伤可能导致胎仔畸形。

目前尚未在人类中观察到类似影响，但现有数据很少，而且随访通常不超过出生时 [13-14]。2019 年的一篇荟萃分析纳入了观察性研究，评估了 2 800 多例暴露于氟喹诺酮类的孕妇，发现与未暴露的孕妇相比，先天畸形、自然流产和早产的发生率差异均无统计学意义 [14]。虽然与对照组相比，暴露于氟喹诺酮类的孕妇活产率有小幅下降，但原因可能是，由于误以为新生儿存在风险，导致择期终止妊娠增多。总之，对孕妇还未进行足够的设有良好对照的试验，不能确保孕妇的用药安全，所以孕妇或有可能受孕的妇女禁用。只有当对胎儿的潜在益处大于潜在危险时才能将左氧氟沙星用于孕妇。

3）右美沙芬片：FDA 原妊娠期药物安全性分级为 C 级。主要用于各种原因引起的干咳。①大多数研究并未表明使用右美沙芬会增加出生缺陷的风险。其中，2001 年的一项妊娠期使用右美沙芬的对照研究 [15] 未能表明妊娠期间使用右美沙芬（dextromethorphan，DM）会使主要畸形的发生率高于预期基线发生率 1%～3%。同时，Martínez-Frías M L 等人的研究 [16] 也表明妊娠期间在镇咳药物中通常使用右美沙芬不会增加先天性缺陷的风险。2021 年的一项病例对照研究 [17] 纳入了 1997—2011 年孕前 3 个月至妊娠结束期间使用镇咳药物[使用一种或多种含有 DM、愈创甘油醚（glyceryl guaiacolate，GG）或 DM＋GG 的药物]的病例，关于含有 DM 或 GG 的镇咳药物安全性，研究结果在很大程度上是令人放心的，因为母亲使用这些药物仅与少数出生缺陷正相关。这些关联仅限于少数接触的母亲，可能代表真实的信号或偶然发现，值得进一步研究。②尚未进行确定右美沙芬是否会增加早产（37 周前出生）概率的研究。其中，一项观察了 184 名母亲在妊娠期间服用右美沙芬的研究发现，婴儿出生体重或死产概率与未服用右美沙芬相比没有差异。③另外，流产率亦没有增加。其中，一项研究观察了 128 例在妊娠早期服用右美沙芬的孕妇的妊娠结局，未发现流产率增加。

动物数据：斑马鱼胚胎暴露于右美沙芬引起口腔和下颌畸形，以及鸟类胚胎暴露于 N- 甲基 -D- 天冬氨酸受体拮抗剂（包括右美沙芬）引起神经嵴和神经管缺陷。然而，据报道，在暴露于右美沙芬的大鼠和兔胚胎中进行的实验并没有增加畸形的发生率 [18]。

（4）提出用药方案调整 / 建议等：左氧氟沙星片和右美沙芬片的 FDA 原妊娠期药物安全性分级均为 C 级，C 级一般指动物繁殖性研究证明该药品对胎仔有毒副作用，但尚未对孕妇进行充分严格的对照研究，并且孕妇使用该药品的治疗获益可能胜于其潜在危害；或者，该药品尚未进行动物实验，也没有对孕妇进行充分严格的对照研究。在相关研究中，左氧氟沙星与发育中的胎仔出现软骨和骨毒性有关，而在人类研究中数据较少。右美沙芬片的大多数研究并未表明使用右美沙芬会增加出生缺陷的风险。头孢克洛胶囊相对安全。

根据患者月经周期推算，服用药物在受精前 1 周至受精后 1 周，此时间段是不敏感期，药物对胚胎为"全或无"影响（"全"：药物全部或部分破坏胚胎细胞，胚胎早期死亡导致流产；"无"：药物并未损害胚胎或仅损害少量细胞，胚胎继续发育，不出现异常）。对于风险较大的左氧氟沙星，口服，250mg/ 次，每日 1 次的半衰期为 7 小时；同时考虑到胎儿的骨骼、四肢发育在受精后 24～36 日之间，最后一次用药在受精后第 7 日，药物清除 90% 要 5～6 个半衰期（大致 2 日内），在受精后 9 日即清除完毕，胎儿骨骼未开始发育，对胎儿影响不大。患者为未知妊娠情况下用药，于 7 月 23 日最后一次用药，目前未用药，建议继续妊娠。

3. 针对患者的用药指导和药学宣教

（1）头孢克洛胶囊：告知患者如果对本药过敏，应马上停药。同时立即联系医生，如果有必要，应使用适当的药物（例如血管升压素、抗组胺药或皮质类固醇类药）来治疗。注意确定患者以前是否对头孢克洛或其他头孢菌素、青霉素或其他药物过敏。如果本品用于青霉素过敏患者，要加以注意，因为文献清楚地报道在 β- 内酰胺类抗生素中会产生交叉过敏（包括过敏反应）。另外，告知患者自行服药的用量不合理，对于肺炎的合适剂量为每日 3 次，每次 0.25g。

（2）左氧氟沙星片：告知患者若出现不良反应，应立即停用左氧氟沙星，同时立即联系医生，向其咨询更换另一种抗菌药物来完成整个疗程的替代方案。告知患者以下与左氧氟沙星或其他氟喹诺酮类药物使用相关的严重不良反应：肌腱炎和肌腱断裂、周围神经病变及中枢神经系统影响（例如抽搐、头晕、头昏、颅内压升高）、重症肌无力加重、腹泻、光敏性／光毒性。嘱患者在服用左氧氟沙星时应大量饮水以避免尿液高度浓缩及结晶形成。

（3）右美沙芬片：服药期间不得驾驶机车船，从事高空作业、机械作业及操作精密仪器。有持续性或慢性咳嗽的患者，如因为吸烟引起的咳嗽，在服用本品之前应咨询医师或药师。本品不能与含酒精的饮品同时服用。用药7日，症状未缓解或病情加重，请咨询医师或药师。

咨询案例（二）

1. 主诉 患者2020年6月18日来院就诊，自述在未知受孕情况下服用了一些药物，头孢克洛胶囊、布洛芬缓释胶囊、盐酸氨溴索片，不知对胎儿是否有影响。

2. 用药分析

（1）了解患者信息：患者31岁，孕2产1，孕45日。职业：行政人员。追问病史，患者末次月经为2020年5月3日，月经较规律，月经周期约35日，每次会推迟5～7日。因发热、咳痰1⁺日，于2020年6月6日在当地医院挂号就诊，诊断为社区获得性肺炎，开始服用头孢克洛胶囊，每次0.25g，每日3次；布洛芬缓释胶囊，每次0.3g，每日2次；盐酸氨溴索片，每次30mg，每日3次；均用至6月8日。既往体健，无长期用药史。超声检查：孕囊2.0mm×1.5mm×0.9mm，胚芽0.4cm，有胎心搏动。孕激素检查（2020-06-15）：HCG 12 025.9IU/L，孕酮19.44IU/L。无射线接触史、无病毒等感染史、无化学试剂接触史、无房屋装修史。配偶无用药史（6个月内）。

（2）妊娠合并社区获得性肺炎的常规治疗方案概述：参见本节"咨询案例（一）"。

（3）评估妊娠期／哺乳期用药情况

1）头孢克洛胶囊：参见本节"咨询案例（一）"。

2）布洛芬缓释胶囊：属于非甾体抗炎药，FDA原妊娠期药物安全性分级：妊娠早期为C级、妊娠晚期为D级。FDA建议在受孕20周后避免使用非甾体抗炎药，只有当对胎儿的潜在益处大于潜在危险时才能将布洛芬用于孕妇[19]。大多数研究表明，妊娠期服用布洛芬不会增加流产的概率，也不会增加出生缺陷的风险。其中，2014年的一项历史性队列研究[20]，纳入了在2003年1月至 2009 年 12 月期间受孕并因分娩或自然流产而入院的女性患者，暴露于非甾体抗炎药后自然流产的风险没有增加。服用布洛芬的原因（如医疗状况或病毒感染）可能会影响流产的概率。2018 年德国的一项研究[21]，将 1 117 例在妊娠早期接触布洛芬的妇女与 2 229 例未接触布洛芬的妇女进行了比较，未发现重大出生缺陷的风险显著增加。

不建议在受孕第 20 周后使用布洛芬。有报道称，妊娠后半期使用非甾体抗炎药可能会影响发育中胎儿的肾脏。在受孕第 20 周左右，胎儿的肾脏开始分泌羊水（包裹胎儿的液体）。如果羊水不足（称为羊水过少），可能会发生其他妊娠并发症，如肺部发育不良和关节挛缩（关节可能僵硬或无法移动等骨骼问题）。羊水过少也会增加通过引产或剖宫产提前分娩的概率。在某些情况下，羊水过少可能导致胎儿死亡[22]。妊娠后期使用布洛芬也可能导致动脉导管（从肺动脉到主动脉的血管）过早关闭。该血管的过早关闭会导致发育中胎儿的肺内出现高血压（称为肺动脉高压）。妊娠后期使用布洛芬也可能会延长分娩时间或导致滞产。

3）盐酸氨溴索片：属于黏液溶解剂，是溴己新在体内的活性代谢产物，可以溶解分泌物，促进呼吸道内黏稠分泌物的排出及减少黏液的滞留，还可增强支气管黏膜纤毛运动能力，提高运动频率，从而促进排痰，改善呼吸状况。此外，氨溴索还能促进肺表面活性物质的分泌，对肺具有保护作用。妊娠期使用氨溴索的绝大多数研究是用于预防新生儿呼吸窘迫综合征（neonatal respiratory distress syndrome，NRDS），促进胎肺成熟。2011 年的一项研究[23]，纳入了 33 例孕妇（17 例服用氨溴索 + 16 例未接受任何类型的预防），研究表明产前服用氨溴索降低了 NRDS 的发生率，减少了重症监护的持续时间。2014 年一项基于 14 个小型试验的综述[24]，共涉及 1 047 例有早产风险的孕妇和 1 077 例新生儿，没有明确的证据表明，接受氨溴索的妇女所生的新生儿与给予倍他米松的妇女所生的新生儿相比，NRDS 发病率存在差异［相对危险度（relative risk，RR）：0.79，95% 置信区间（confidence interval，CI）：0.59～1.07］。另外，也未发现围产期死亡率和不良反应发生率存在差异。因此，本次研究无法得出关于预防性使用氨溴索在有早产风险的妇女中的相对有效性或安全性的明确结论。对于母体不良反应，仅报告了恶心或呕吐。2024 年日本的一项多中心前瞻性队列研究（1988—2017），将妊娠早期接触羧甲司坦（$n = 588$）和氨溴索（$n = 341$）的妇女与 1 525 例未接触非致畸药物的妇女进行了比较，未发现重大出生缺陷的风险显著增加[25]。

（4）提出用药方案调整/建议等：头孢克洛的 FDA 原妊娠期药物安全性分级为 B 级。头孢克洛在妊娠期使用的安全性研究证据多，妊娠期可以使用。布洛芬的 FDA 原妊娠期药物安全性分级：妊娠早期为 C 级、妊娠晚期为 D 级。布洛芬对于是否发生流产或出生缺陷的研究不一致，FDA 不建议在受孕第 20 周后使用。如果妊娠期间出现发热，需要使用退烧药物，建议首选对乙酰氨基酚。绝大多数妊娠期使用的氨溴索是用于预防新生儿呼吸窘迫综合征，促进胎肺成熟。

根据患者月经周期推算，服用药物在受精后 3～8 周内，此时间段是胚胎器官分化发育阶段，胚胎开始定向发育，有害药物作用后，即可产生形态上的异常而形成畸形，称为"致畸高度敏感期"。患者为未知妊娠情况下用药，用药 3 日（最后一次用药为 6 月 8 日），目前未用药。患者使用的这些药物，临床安全性证据较多，风险不大。建议继续妊娠，及时补充叶酸，妇产科随诊。

3. 针对患者的用药指导和药学宣教

（1）头孢克洛胶囊：告知患者如果对本药过敏，应马上停药。同时立即联系医生，如果有必要，应使用适当的药物（例如血管升压素、抗组胺药或皮质类固醇类药）来治疗。注意确定患者以前是否对头孢克洛或其他头孢菌素、青霉素或其他药物过敏。如果本品用于青霉素过敏患者，要加以注意，因为文献清楚地报道在 β- 内酰胺类抗生素中会产生交叉过敏（包括过敏反应）。

（2）布洛芬缓释胶囊：本药必须整粒吞服，不得打开或溶解后服用，不得咀嚼或吮吸缓释胶囊，因为这样会破坏其缓释作用。最好在餐中或餐后服用。不能同时服用其他含有解热镇痛药的药品（如某些复方抗感冒药）。服用本品期间不得饮酒或饮用含有酒精的饮料。本药在发挥解热镇痛的作用时，也会减轻和掩盖头痛、发热等感染症状，所以可能使感染不易被发现。本品为对症治疗药，自我用药不宜时间过长或剂量过大，用于解热不得超过 3 日，如症状不缓解，请咨询医师或药师。对本药及其他解热、镇痛抗炎药物过敏者和过敏体质者禁用。第一次使用本品如出现皮疹、黏膜损伤或过敏症状，应停药并咨询医师。如出现胃肠道出血或溃疡、肝肾功能损害、尿液混浊或尿中带血、背部疼痛、视力或听力障碍、血象异常、胸痛、气短、无力、言语含糊等情况，应停药并咨询医师。

（3）盐酸氨溴索片：应避免与中枢性镇咳药（如右美沙芬等）同时使用，以免稀化的痰液堵塞气道。本品为一种黏液调节剂，仅对咳痰症状有一定作用，在使用时应注意咳嗽、咳痰的原因，如使用 7 日后未见好转，应及时就医。少数患者会出现轻微的胃肠道反应如胃部不适、胃痛、腹泻等。偶见皮疹等过敏反应，出现过敏症状应立即停药。

（杨　勇　路文柯）

参 考 文 献

[1] 中华医学会,中华医学会杂志社,中华医学会全科医学分会,等. 成人社区获得性肺炎基层诊疗指南(2018年). 中华全科医师杂志, 2019, 18(2): 117-126.

[2] 高慧,陈永立,韩东玲. 206例妊娠期社区获得性肺炎临床分析. 中国妇幼保健, 2015, 30(21): 3584-3585.

[3] LARSON L E, FILE T M. Approach to the pregnant patient with a respiratory infection. [2023-11-22]. https://www.uptodate.com/contents/approach-to-the-pregnant-patient-with-a-respiratory-infection.

[4] CZEIZEL A E, ROCKENBAUER M, SØRENSEN H T, et al. Use of cephalosporins during pregnancy and in the presence of congenital abnormalities: a population-based, case-control study. Am J Obstet Gynecol, 2001, 184(6): 1289-1296.

[5] BRIGGS G G, FREEMAN R K, TOWER C V, et al. Brigg's drugs in pregnancy and lactation: a reference guide to fetal and neonatal risk. 12th ed. Philadelphia: Lippincott Williams & Wilkins(LWW), 2021.

[6] ARSALAN A, AHMAD I, ALI S A. Cefaclor: clinical, biochemical, analytical and stability aspects. Adv Med Biol, 2017(123): 1-52.

[7] 头孢克洛胶囊药品说明书.

[8] WATANABE T, FUJIKAWA K, HARADA S, et al. Reproductive toxicity of the new quinolone antibacterial agent levofloxacin in rats and rabbits. Arzneimittelforschung, 1992, 43(3A): 374-377.

[9] TAKAYAMA S, WATANABE T, AKIYAMA Y, et al. Reproductive toxicity of ofloxacin. Arzneimittelforschung, 1986, 36(8): 1244-1248.

[10] SHAKIBAEI M, BAUMANN-WILSCHKE I, RÜCKER M, et al. Ultrastructural characterization of murine limb buds after in vitro exposure to grepafloxacin and other fluoroquinolones. Arch Toxicol, 2002, 75(11-12): 725-733.

[11] ABOUBAKR M, ELBADAWY M, SOLIMAN A, et al. Embryotoxic and teratogenic effects of norfloxacin in pregnant female albino rats. Adv Pharmacol Sci, 2014(2014): 924706.

[12] 左氧氟沙星片药品说明书.

[13] BAR-OZ B, MORETTI M E, BOSKOVIC R, et al. The safety of quinolones: a meta-analysis of pregnancy outcomes. Eur J Obstet Gynecol Reprod Biol, 2009, 143(2): 75-78.

[14] ACAR S, KESKIN-ARSLAN E, EROL-COSKUN H, et al. Pregnancy outcomes following quinolone and fluoroquinolone exposure during pregnancy: a systematic review and meta-analysis. Reprod Toxicol, 2019(85): 65-74.

[15] EINARSON A, LYSZKIEWICZ D, KOREN G. The safety of dextromethorphan in pregnancy: results of a controlled study. Chest, 2001, 119(2): 466-469.

[16] MARTÍNEZ-FRÍAS M L, RODRÍGUEZ-PINILLA E. Epidemiologic analysis of prenatal

exposure to cough medicines containing dextromethorphan: no evidence of human teratogenicity. Teratology, 2001, 63（1）: 38-41.

[17] RHOADS A, CONWAY K M, BURNS T, et al. Maternal use of cough medications during early pregnancy and selected birth defects: a US multisite, case-control study. BMJ Open, 2021, 11（12）: 771-777.

[18] Dextromethorphan. [2024-08-26]. https://www.ncbi.nlm.nih.gov/books/NBK582669/.

[19] Ibuprofen. [2024-09-02]. https://www.ncbi.nlm.nih.gov/books/NBK582759/.

[20] DANIEL S, KOREN G, LUNENFELD E, et al. Fetal exposure to nonsteroidal anti-inflammatory drugs and spontaneous abortions. CMAJ, 2014, 186（5）: E177-E182.

[21] DATHE K, FIETZ A K, PRITCHARD L W, et al. No evidence of adverse pregnancy outcome after exposure to ibuprofen in the first trimester: evaluation of the national Embryotox cohort. Reprod Toxicol, 2018（79）: 32-38.

[22] FDA. FDA warns that using a type of pain and fever medication in second half of pregnancy could lead to complications. [2023-11-22]. https://www.fda.gov/news-events/press-announcements/fda-warns-using-type-pain-and-fever-medication-second-half-pregnancy-could-lead-complications.

[23] MARINOV B, JEKOVA N, ANDREEVA A, et al. Antenatal ambroxol administration for prevention of respiratopry distress syndrome in preterm infants: preliminary report. Akush Ginekol（Sofiia）, 2011, 50（4）: 17-22.

[24] GONZALEZ-GARAY A G, REVEIZ L, VELASCO-HIDALGO L, et al. Ambroxol for women at risk of preterm birth for preventing neonatal respiratory distress syndrome. Cochrane Database Syst Rev, 2014, 2014（10）: CD009708.

[25] USUDA M, JWA S C, GOTO M, et al. Risk of major birth defects after first-trimester exposure to carbocisteine and ambroxol: a multicenter prospective cohort study using counseling data for drug safety during pregnancy. Congenit Anom（Kyoto）, 2024, 64（3）: 91-98.

二、妊娠合并流行性感冒

咨询案例（一）

1. 主诉　患者 2022 年 8 月 10 日来院就诊，自述妊娠期因甲型流行性感冒（以下简称为"流感"）服用多种药物，磷酸奥司他韦胶囊、罗红霉素胶囊、盐酸左氧氟沙星片，不知对胎儿是否有影响。

2. 用药分析

（1）了解患者信息：患者 2022 年 7 月 16 日同房（自述仅一次），末次月经为 2022 年 7 月 1 日，月经较规律，月经周期一般约为 30 日，每次持续 6～7 日。2022 年 7 月 23 日至 25 日因咽痛、咳嗽服用盐酸左氧氟沙星片，每次 500mg，每日 1 次；罗红霉素胶囊，每次 150mg，每日 2 次；2022 年 7 月 26 日确诊甲型流感，开始服用磷酸奥司他韦胶囊，每次 75mg，每日 2 次，7 月 30 日停药。2022 年 8 月 10 日超声检查显示宫内见卵黄囊及胚芽，芽长 0.2cm。

（2）妊娠合并流感的常规治疗方案概述：2018 年美国妇产科医师学会（ACOG）针对疑似或确诊流感的孕妇进行了评估并发文指出，疑似或确诊流感的孕妇应接受奥司他韦抗病毒和对乙酰氨基酚解热治疗，扎那米韦和帕拉米韦是经批准的奥司他韦替代选择，妊娠不是这些抗病毒药物的禁忌证[1]。2019 年，发表于《中华围产医学杂志》的《孕产妇流感防治专家共识》指出，与疑似或确诊甲型流感感染者密切接触后的孕产妇，建议预防性应用抗病毒药物；在流感流行季节，孕产妇出现流感样症状，在排除其他病因后，应尽早开始抗流感病毒治疗，奥司他韦是首选药物，使用剂量为每次 75mg，每日 2 次，共 5 日[2]。其他推荐药物包括扎那米韦吸入制剂（主要用于不能口服药物者），以及帕拉米韦静脉滴注。

（3）评估妊娠期用药情况

1）奥司他韦：FDA 原妊娠期药物安全性分级为 C 级。目前研究表明妊娠期暴露于奥司他韦未发现出生缺陷风险和新生儿不良结局的增加。2014 年奥司他韦上市后的一项资料分析显示，使用奥司他韦抗病毒治疗的 2 128 例感染流感病毒的孕妇中，流产和早产的发生率均低于同期未使用奥司他韦的孕妇（包括感染和未感染流感病毒者），未观察到与药物相关的出生缺陷[3]。2017 年欧洲的一项研究，纳入了丹麦、挪威、瑞士和法国妊娠期暴露于神经氨酸酶抑制剂的孕妇共 5 824 例，及未暴露的孕妇 692 232 例为对照，暴露组中大部分妇女（4 310 例，74%）单独暴露于奥司他韦。研究结果显示：与对照组相比，宫内暴露于神经氨酸酶抑制剂的新生儿不良结局，包括低出生体重、低 Apgar 评分、早产、出生体重低于胚胎龄、死产、新生儿死亡率和发病率，均无显著增加。妊娠早期（1 220 例）暴露于神经氨酸酶抑制剂未发现先天畸形风险的增加，单独暴露于奥司他韦的也未增加出生缺陷风险[4]。2018 年丹麦一项基于注册数据的全国性流行病学研究，比较了妊娠期间使用奥司他韦与出生结局之间的关联。研究纳入了 2002—2013 年丹麦所有记录的妊娠数据，包括 946 176 次妊娠，其中 449 例在妊娠早期暴露于奥司他韦，1 449 例在妊娠中期 / 妊娠晚期暴露于奥司他韦。结果显示与未暴露于奥司他韦的妊娠相比，妊娠早期暴露于奥司他韦后主要先天性畸形发生的 aOR 为 0.94（95%CI：0.49～1.83），先天性心脏缺陷发生的 aOR 为 1.75（95%CI：0.51～5.98），奥司他韦暴露与不良妊娠结局无显著关联性[5]。

2）罗红霉素：罗红霉素属于大环内酯类抗生素，暂无 FDA 原妊娠期药物安全性分级，对大鼠、小鼠和家兔注射剂量分别为 100、400 和 135mg/（kg·d）的罗红霉素没有显示发育异常的证据。在大鼠中，剂量超过 180mg/（kg·d），有证据表明胚胎毒性和母体毒性[6]。多项小规模的孕妇临床研究显示未发现妊娠期使用罗红霉素对胎儿存在有害影响[7-8]，但样本量有限；2018 年美国妇产科医师学会（ACOG）针对阵痛和分娩中预防性抗生素的应用提出，罗红霉素经胎盘转移后羊膜腔中药物浓度可达到治疗水平，可用于预防产妇分娩时的 B 族链球菌感染[9]。澳大利亚药物评价委员会（Australian Drug Evaluation Committee，ADEC）划定罗红霉素为 B1 级[10]（少数孕妇和育龄妇女服用该药，未观察到畸形率增加或对人类胎儿有其他直接或间接有害影响。对动物的研究没有显示胎仔损伤发生率增加的证据）。红霉素、克拉霉素、阿奇霉素和罗红霉素可用于青霉素过敏的孕妇。尽管 2021 年，美国 CDC 不再推荐红霉素用于孕妇，因为红霉素频发的胃肠道副作用导致患者的治疗依从性差；此外，系统评价和荟萃分析指出，妊娠期间使用大环内酯类抗菌药物（尤其是红霉素）和儿童期的远期并发不良结局有一定相关性[11]，但是总体而言大环内酯类抗菌药物妊娠期使用相对安全。罗红霉素可以通过胎盘，尽管有较多的研究报道妊娠期使用罗红霉素未观察到对胎儿的有害影响，但样本量少，安全性尚未完全确定，使用罗红霉素需对风险和获益进行评估，权衡利弊决定。妊娠期使用大环内酯类抗菌药物首选阿奇霉素。

3）左氧氟沙星：属于喹诺酮类抗菌药物，FDA 原妊娠期药物安全性分级为 C 级，通常在妊娠期间避免使用[12]。研究发现，左氧氟沙星虽然毒性低，但动物幼崽使用可能引起关节病变，并影响软骨发育，孕妇、哺乳期妇女不宜久用[6]。现有研究统计发现，孕妇使用氟喹诺酮类（诺氟沙星、环丙沙星）抗菌药物治疗尿路感染后，调查其新生儿未发现增加畸形。已发表的研究信息显示妊娠期间服用左氧氟沙星未发现与药物相关的重大出生缺陷风险、流产或不良的母亲或胎儿结局[13-14]。但鉴于以往有关于左氧氟沙星可致幼儿软骨畸形的报道[15]，在使用该类药物后应长期随访。

动物数据：①大鼠口服剂量高达 810mg/（kg·d）时，左氧氟沙星没有致畸作用，但会导致胎鼠体重降低，死亡率增加。这一剂量相当于相对体表面积相同时人类最大推荐剂量的 9.4 倍[13]。②大鼠静脉滴注剂量为 160mg/（kg·d）时，左氧氟沙星也没有致畸作用，这一剂量相当于相对体表面积相同时人类最大推荐剂量的 1.9 倍。③兔口服剂量达 50mg/（kg·d）时，未观察到左氧氟沙星具有致畸作用，这一剂量相当于相对体表面积相同时人类最大推荐剂量的

1.1 倍。④兔静脉滴注剂量为 25mg/（kg·d）时，左氧氟沙星也没有致畸作用，这一剂量相当于相对体表面积相同时人类最大推荐剂量的 0.5 倍。但对孕妇还未进行足够的设有良好对照的试验，不能确保孕妇的用药安全，所以妊娠或有可能妊娠的妇女禁用。只有当对胎儿的潜在益处大于潜在危险时才能将左氧氟沙星用于孕妇。

所以，在确定安全性之前，还需要进行更大规模的研究。在此之前，建议不要将喹诺酮类药物作为妊娠前三个月的一线治疗。另外，由于左氧氟沙星可以到达胎儿体内，该药被列为妊娠中期和晚期治疗炭疽感染的备选药物[16]。且在 2019 年，美国胸科学会（American Thoracic Society，ATS）联合美国疾病控制与预防中心（CDC）、欧洲呼吸学会（European Respiratory Society，ERS）、美国感染病学会（Infectious Diseases Society of America，IDSA）共同发布的耐药结核病的治疗指南，推荐在妊娠期间，如有需要，可使用左氧氟沙星治疗耐多药结核病[17]。

（4）提出用药方案调整 / 建议等：虽然目前观察性研究未发现左氧氟沙星的致畸作用，鉴于报道显示可能对幼儿软骨发育有影响，妊娠期一般不建议使用；左氧氟沙星主要影响胎儿的骨骼 / 四肢发育，而四肢是在受精卵形成后第 24 日才开始启动发育，四肢与骨骼同步发育；如果左氧氟沙星这个时候已经在体内被清除掉，那么对胎儿的影响会比较小，甚至没有。有限的人类资料未发现罗红霉素对胎儿的不利影响。根据超声检查推算，7 月 26 日之前用药（左氧氟沙星和罗红霉素）均在胚胎发育的"全或无"阶段，两种药物的致畸风险较低。而奥司他韦的使用时间超过了胚胎发育的"全或无"时期，动物实验提示奥司他韦及其代谢产物均无致畸作用，已知有限的流行病学数据提示其在妊娠期任意阶段使用致畸风险无明显增加；此外流感常伴随高热，而高热可能增加神经管缺陷的风险。总体评估，药物致畸的风险相对低，无终止妊娠的理由。

3. 针对患者的用药指导和药学宣教

（1）磷酸奥司他韦胶囊：磷酸奥司他韦可以与食物同服或分开服用，进食同时服药可减少对胃部的刺激。流感的治疗在流感症状开始的第一日或第二日（理想状态为 36 小时内）就应开始。最常见的药物不良反应为恶心、呕吐和头痛。奥司他韦所致的神经系统不良反应，如异常行为、妄想、知觉障碍、谵妄或类谵妄，大多数能自动缓解，偶有病例异常导致损伤或伤亡。在磷酸奥司他韦胶囊上市后，已报告了过敏反应和严重皮肤反应的案例，如果发生了或怀疑发生了过敏样反应，停用磷酸奥司他韦胶囊并进行适当的治疗。

（2）罗红霉素胶囊：需空腹（餐前 1 小时或餐后 3～4 小时）与水同服。肝功能不全者慎用，长期使用需定期检测肝功能。常见的不良反应包括头晕、头痛、恶心、呕吐、胃痛、腹泻、皮疹等。不与血管收缩剂麦角生物碱（二氢麦角碱、麦角胺）、秋水仙碱、西沙必利合用；对于先天性长 Q-T 间期综合征、心律失常疾病以及接受可能延长 Q-T 间期的治疗的患者，应谨慎使用罗红霉素。

（3）左氧氟沙星片：不建议妊娠期继续使用左氧氟沙星。与左氧氟沙星或其他氟喹诺酮类药物使用相关的严重不良反应有：肌腱炎和肌腱断裂、周围神经病变及中枢神经系统影响（例如抽搐、头晕、头昏、颅内压升高）、重症肌无力加重、腹泻、光敏性／光毒性。嘱患者在服用左氧氟沙星时应大量饮水以避免尿液高度浓缩及结晶形成。

咨询案例（二）

1. 主诉　患者 2022 年 3 月 30 日来院就诊，自述妊娠期因甲型流感服用多种药物，磷酸奥司他韦胶囊、头孢呋辛酯片、布洛芬缓释胶囊，不知对胎儿是否有影响。

2. 用药分析

（1）了解患者信息：追问病史，末次月经为 2022 年 2 月 16 日，月经规律，月经周期约为 30 日，每次持续 5 日。2022 年 3 月 24 日诊断为流感，当天因发热 38.8℃，服用布洛芬缓释胶囊每次 0.3g，早晚各一次；3 月 24 日至 3 月 26 日服用头孢呋辛酯片（自行服用），每次 250mg，每日 2 次；服用磷酸奥司他韦胶囊，每次 75mg，每日 2 次。2022 年 3 月 30 日血 HCG 8 685IU/L。

（2）妊娠合并流感的常规治疗方案概述：参见本节"咨询案例（一）"。

（3）评估妊娠期用药情况

1）奥司他韦：FDA 原妊娠期药物安全性分级为 C 级。目前研究表明妊娠期暴露于奥司他韦未发现出生缺陷风险和新生儿不良结局的增加。2014 年奥司他韦上市后的一项资料分析显示，使用奥司他韦抗病毒治疗的 2 128 例感染流感病毒的孕妇中，流产和早产的发生率均低于同期孕妇（包括感染和未感染流感病毒者），未观察到与药物相关的出生缺陷[3]。随后的多项研究均认为妊娠期间奥司他韦暴露与不良妊娠结局没有显著关联[4-5]。

2）头孢呋辛酯片：FDA 原妊娠期药物安全性分级为 B 级，人类资料未发现头孢呋辛的致畸作用[18]。通常认为，妊娠期和哺乳期使用头孢呋辛相对安全。注意：流感属于病毒感染，不属于细菌感染，一般不需要抗菌药物治疗；

如果合并细菌感染,可以考虑应用抗菌药物治疗。

3）布洛芬缓释胶囊:FDA 原妊娠期药物安全性分级为 B 级,妊娠晚期或临近分娩时为 D 级。2013 年一项研究纳入 5 325 例使用布洛芬的孕妇,结果未发现布洛芬增加先天性畸形的风险,但妊娠中晚期使用与低出生体重及哮喘显著相关[19]。2020 年一篇荟萃分析认为,妊娠期使用布洛芬与儿童孤独症谱系障碍、注意缺陷多动障碍之间可能存有关联[20]。有体外试验提示布洛芬可能会造成胎儿异常,动物模型实验也发现布洛芬可阻断胚泡植入,但体外试验并不能完全预示人类结果。在妊娠期间使用非甾体抗炎药(NSAID)可能会引起子宫动脉导管狭窄,如在分娩前 1～3 个月使用布洛芬,可能会导致新生儿持续性肺动脉高压[21],且可抑制分娩和延长妊娠时间。此外,NSAID 也与自然流产和心脏缺陷、口腔裂痕和低体重出生有一定相关性(但是,这些缺陷的风险相对较小)。布洛芬的 Micromedex 妊娠评级:不能排除胎儿风险。故妊娠期使用布洛芬须谨慎,尤其是妊娠晚期。

（4）提出用药方案调整 / 建议等:根据 HCG 推算,用药时间已超"全或无"时期,在胚胎发育敏感期。动物实验提示奥司他韦及其代谢产物均无致畸作用,已知有限的流行病学数据提示其在妊娠期任意阶段使用致畸风险无明显增加,所以妊娠期意外暴露不是终止妊娠的指征;头孢呋辛妊娠期使用相对安全;随着布洛芬相关研究的增加,各项研究的结果并不一致,虽然大多认为布洛芬不会导致畸形风险增加,但也有研究发现其与低出生体重及儿童神经发育有一定相关性。鉴于布洛芬用药量小,总体用药风险相对低。妊娠早期高烧超过 39℃本身对胎儿可能也存在一定的风险。权衡利弊,妊娠早期高热少量使用布洛芬,相对安全。

3. 针对患者的用药指导和药学宣教

（1）磷酸奥司他韦胶囊:磷酸奥司他韦可以与食物同服或分开服用,进食同时服药可提高药物的耐受性。流感的治疗在流感症状开始的第一日或第二日(理想状态为 36 小时内)就应开始。最常见的药物不良反应为恶心、呕吐和头痛。奥司他韦所致神经系统不良反应,如异常行为、妄想、知觉障碍、谵妄或类谵妄,大多数能自动缓解,偶有病例异常导致损伤或伤亡。在磷酸奥司他韦胶囊上市后,已报告了过敏反应和严重皮肤反应的案例,如果发生或怀疑过敏样反应,停用磷酸奥司他韦胶囊并进行适当的治疗。

（2）头孢呋辛酯片:餐后服用可获得最佳吸收效果。头孢呋辛酯引起的药物不良反应多数程度较轻,呈一过性。常见的不良反应包括嗜酸性细胞增多、腹泻、恶心呕吐、谷草转氨酶瞬态升高、谷丙转氨酶瞬态升高、乳酸脱氢酶升高。由于可能会引起头晕,驾驶或操作机器时应谨慎使用。

（3）布洛芬缓释胶囊：服用布洛芬时若胃部不适，可与食物或牛奶一同服用；布洛芬不与含布洛芬或其他非甾体抗炎药的药物合用。活动性或有消化性溃疡史，胃肠道出血或穿孔的患者禁用。少数患者可出现恶心、呕吐、腹痛、腹泻、便秘、肠胃气胀、胃烧灼感或轻度消化不良、胃肠道溃疡及出血、转氨酶升高、头痛、头晕、耳鸣、视力模糊、精神紧张、嗜睡、下肢水肿或体重骤增等不良反应。布洛芬可能引起严重过敏反应，尤其是在对阿司匹林过敏的患者中。若出现任何胃出血症状如头晕、血便或黑便、呕血、不见好转的胃痛，应停药并咨询医生。

（郑彩虹　赵梦丹）

参 考 文 献

[1] ACOG. ACOG Committee Opinion No. 753: assessment and treatment of pregnant women with suspected or confirmed influenza. Obstet Gynecol，2018，132（4）：e169-e173.

[2] 中华医学会围产医学分会，《中华围产医学杂志》编辑委员会. 孕产妇流感防治专家共识. 中华围产医学杂志，2019，22（2）：73-78.

[3] 磷酸奥司他韦胶囊说明书.

[4] GRANER S，SVENSSON T，BEAU A B，et al. Neuraminidase inhibitors during pregnancy and risk of adverse neonatal outcomes and congenital malformations：population based European register study. BMJ，2017（356）：j629.

[5] EHRENSTEIN V，KRISTENSEN N R，MONZ B U，et al. Oseltamivir in pregnancy and birth outcomes. BMC Infect Dis，2018，18（1）：519.

[6] 罗红霉素片药品说明书.

[7] BAR-OZ B，WEBER-SCHOENDORFER C，BERLIN M，et al. The outcomes of pregnancy in women exposed to the new macrolides in the first trimester：a prospective，multicentre，observational study. Drug Saf，2012，35（7）：589-598.

[8] CHUN J Y，HAN J Y，AHN H K，et al. Fetal outcome following roxithromycin exposure in early pregnancy. J Matern Fetal Neonatal Med，2006，19（3）：189-192.

[9] Committee on Practice Bulletins-Obstetrics. ACOG practice bulletin No. 199：use of prophylactic antibiotics in labor and delivery. Obstet Gynecol，2018，132（3）：e103-e119.

[10] TGA. Prescribing medicines in pregnancy database. [2021-12-11]. https://www.tga.gov.au/prescribing-medicines-pregnancy-database.

[11] WORKOWSKI K A，BACHMANN L H，CHAN P A，et al. Sexually transmitted diseases treatment guidelines，2021. MMWR Recomm Rep，2021，70（4）：1-187.

[12] BOOKSTAVER P B，BLAND C M，GRIFFIN B，et al. A review of antibiotic use in pregnancy. Pharmacotherapy，2015，35（11）：1052-1062.

[13] 左氧氟沙星片药品说明书.

[14] YEFET E, SCHWARTZ N, CHAZAN B, et al. The safety of quinolones and fluoroquinolones in pregnancy: a meta-analysis. BJOG, 2018, 125 (9): 1069-1076.

[15] WATANABE T, FUJIKAWA K, HARADA S, et al. Reproductive toxicity of the new quinolone antibacterial agent levofloxacin in rats and rabbits. Arzneimittelforschung, 1992, 43 (3A): 374-377.

[16] MEANEY-DELMAN D, RASMUSSEN S, BEIGI R, et al. Prophylaxis and treatment of anthrax in pregnant women. Obstet and gynecol, 2013, 122 (4): 885-900.

[17] NAHID P, MASE S, MIGLIORI G, et al. Treatment of drug-resistant tuberculosis. An official ATS/CDC/ERS/IDSA clinical practice guideline. Am J Respir Crit Care Med, 2019, 200 (10): e93-e142.

[18] BADHWAR V R, GANAPATHY S, PRABHUDESAI P P, et al. A relook of cefuroxime in community infections: an option still beneficial. J Assoc Physicians India, 2016, 64 (7): 95-101.

[19] NEZVALOVA-HENRIKSEN K, SPIGSET O, NORDENG H. Effects of ibuprofen, diclofenac, naproxen, and piroxicam on the course of pregnancy and pregnancy outcome: a prospective cohort study. BJOG, 2013, 120 (8): 948-959.

[20] KWOK J, HALL H A, MURRAY A L, et al. The association between analgesic drug use in pregnancy and neurodevelopmental disorders: protocol for an umbrella review. Syst Rev, 2020, 9 (1): 202.

[21] ZAFEIRI A, MITCHELL R T, HAY D C, et al. Over-the-counter analgesics during pregnancy: a comprehensive review of global prevalence and offspring safety. Hum Reprod Update, 2021, 27 (1): 67-95.

三、妊娠期吸入消毒剂

咨询案例

1. 主诉 患者于 2020 年 7 月 19 日发现家里卫生间的 84 消毒液的瓶盖上方裂开坏了，怀疑消毒液泄漏到空气中，泄漏时间不超过两周。患者目前怀孕 10 周，咨询 84 消毒液泄漏对胎儿有什么影响。

2. 用药分析

（1）了解患者信息：患者孕 10 周，家中 84 消毒液泄漏不到两周，其间怀疑误吸空气中的消毒液。患者有青霉素过敏史，无既往病史。

（2）评估患者妊娠期用药情况：84 消毒液主要成分是次氯酸钠，次氯酸钠不稳定，暴露在空气中容易和空气中的水和二氧化碳反应生成碳酸氢钠和次氯酸，而次氯酸更不稳定，很容易分解产生氯气。一般市售的 84 消毒液有效氯含量为 ≥5%，即 ≥50 000mg/L（各厂家产品略有不同，以产品包装或说明为准）。次氯酸钠具有明显的慢性毒性，长期经呼吸道吸入次氯酸钠可引起上呼吸道和眼部刺激、咳嗽、恶心和呕吐、头晕和呼吸困难。高浓度暴露还可引起呼吸道腐蚀，如上呼吸道肿胀、喘鸣、呼吸窘迫和肺水肿等，哮喘尤为常见[1]。研究表明，次氯酸钠作为消毒剂已经使用了几十年，目前研究发现不会对胎儿造成伤害[2]。在长期接触低浓度氯气的女性健康研究中发现[3]，针对孕妇来说，暴露组与对照组的妊娠结局（自然流产、死胎流产、畸形、早产、低体重儿）没有显著性差异。动物数据提示：在一项 84 消毒液效果及毒性实验观察研究中发现，产品原液（有效氯含量约为 50.36g/L）小鼠急性经口半数致死剂量（median lethal dose，LD_{50}）为 7.94g/kg，95%CI 为 4.89～12.9g/kg，属实际无毒[4]。Abdel-Rahman MS 等人[5]对妊娠前和妊娠期大鼠进行研究，每日饮用 0～100mg/L 次氯酸，在妊娠第 20 日对胎鼠进行软组织和骨骼检查。结果发现在 10mg/L 和 100mg/L 次氯酸组中，胎鼠骨骼变异（如胸骨和肋骨不完全骨化或缺失）略有增加，但差异无统计学意义。在 100mg/L 次氯酸组中出现软组织缺损，统计结果同样没有显著性差异，但大鼠胚胎总缺陷率显著高于对照组，主要是心脏方面问题或肾上腺发育不全等，因此应尽量避免将孕妇或免疫力下降的患者暴露于含氯消毒剂。

（3）提出用药方案调整/建议等：在妊娠期间 3～8 周是胚胎器官发生的主要时间，在此期间接触到药物或试剂容易导致胚胎畸形的发生。但是目前来看，84 消毒液由于瓶口开裂引起泄漏，经空气传播吸入人体只有微量，动物研究也表明次氯酸钠（84 消毒液主要成分）引起的胚胎畸形是在口服较大剂量下才可能发生；长期工作在低浓度氯气环境中的孕妇胚胎畸形的发生率和正常组没有明显差异，这些研究表明次氯酸没有极强的胚胎毒性或致畸性，因此患者不必过于担心，可以继续妊娠，后续进行产科检查。

3. 针对患者的用药指导和药学宣教 84 消毒液主要会影响孕妇的呼吸系统，还会影响皮肤以及黏膜。对胎儿来说，研究表明 84 消毒液没有明显的胚胎毒性或致畸性。孕妇需要尽量少用 84 消毒液，注意做好预防性措施，最好选择天然消毒方法，如强光照射消毒。如果家里用 84 消毒，要马上离开房间，消毒后要开窗通风。84 消毒液还具有较强腐蚀性和氧化性，接触 84 消毒液时，一定要戴手套、口罩进行防护。贮存时应放置在低温阴凉的地方，须远离热源，严防日光暴晒。

（金　经　贾济宁　汤　静）

参 考 文 献

[1] BOBETTE M，MARTA R，VALÉRIE S A，et al. Women using bleach for home cleaning are at increased risk of non-allergic asthma. Resp Med，2016（117）：264-271.

[2] VESTERGAARD C，WOLLENBERG A，BARBAROT S，et al. European task force on atopic dermatitis position paper：treatment of parental atopic dermatitis during preconception，pregnancy and lactation period. J Eur Acad Dermatol Venereol，2019，33（9）：1644-1659.

[3] 李举跃. 长期接触低浓度氯气对女工健康的影响. 河南医药信息，1999，9（7）：50-51.

[4] 李排兵，李秀安，刘南. 某 84 消毒液杀菌效果及毒性实验观察. 预防医学情报杂志，2008，24（5）：395-398.

[5] ABDEL-RAHMAN M S，BERARDI M R，BULL R J. Effect of chlorine and monochloramine in drinking water on the developing rat fetus. J Appl Toxicol，1982，2（3）：156-159.

四、妊娠合并哮喘

咨询案例

1. 主诉　患者 2021 年 11 月 24 日来院就诊，自述因哮喘使用孟鲁司特钠、沙美特罗替卡松吸入粉雾剂维持治疗，直到发现受孕后停药。2021 年 11 月 24 日因哮喘急性发作就医，医嘱涉及的药物有沙丁胺醇、布地奈德、甲泼尼龙、泼尼松、布地奈德福莫特罗、孟鲁司特钠，不知这些药物对胎儿是否有影响，是否需要停药或换药。

既往史　有哮喘病史，否认高血压、糖尿病家族史。否认药物、食物过敏史。否认手术、外伤、输血史。

婚育史　23 岁结婚，配偶体健。

体格检查　体温（T）：36.7℃，脉搏（P）：85 次 /min，呼吸（R）：22 次 /min，血压（BP）：130/70mmHg，心律齐，未闻及杂音，双肺呼吸音稍粗，可闻及呼气相哮鸣音及少许湿啰音。余无异常。

实验室及辅助检查　血常规：无明显异常。肝肾功能：无明显异常。

2. 用药分析

（1）了解患者信息：患者，女性，25 岁，孕 18^{+3} 周，1 年前于某院诊断为"支气管哮喘"，经治疗后缓解。出院后一直在使用孟鲁司特钠、沙美特罗替卡松吸入粉雾剂维持治疗，直到发现受孕后停药。现因"咳嗽，伴胸闷喘息"于 2021 年 11 月 24 日来院就诊，医生诊断为哮喘急性发作，给予雾化吸入硫酸沙丁胺醇雾化吸入溶液 2.5mg + 吸入用布地奈德混悬液 1mg，每日 2 次；静脉注射甲泼尼龙 40mg，每日 1 次，解痉平喘以控制哮喘。3 日后咳嗽、胸闷、喘息、气急等哮喘症状消失，口服醋酸泼尼松 20mg，每日一次，每隔 3 日减 5mg，直至停药。并逐步过渡为布地奈德福莫特罗粉吸入剂（160μg：4.5μg）每日 2 吸；口服孟鲁司特钠片 10mg，每日 1 次维持。

（2）妊娠合并哮喘的常规治疗方案概述：尽可能使用非药物疗法；对孕妇、胎儿安全性尚不确定的药物尽量避免使用；如需要用药，将药物剂量控制在最低水平；首选吸入方式给药，减少口服或注射用药。2008 年版美国妇产科医师学会（ACOG）指南推荐对于所有严重程度的持续妊娠哮喘患者，都应当考虑吸入性糖皮质激素（inhaled corticosteroid, ICS）作为首选控制药物。具体用法为轻度持续哮喘应用低剂量 ICS；中度持续哮喘或低剂量 ICS 控制不佳者应用中剂量 ICS 或低剂量 ICS 加沙美特罗；重度持续哮喘应用高剂量 ICS 和沙美特罗，如有需要加用口服糖皮质激素[1]。

（3）评估妊娠期用药情况

1）糖皮质激素：目前，在所有 ICS 中，布地奈德是仅有的 FDA 原妊娠期药物安全性分级为 B 级的药物，该药应用广泛并且最为安全，吸入布地奈德并不增加婴儿发生先天性异常的危险，也不影响育龄、出生体重、出生身高和死胎率[2]。因此，妊娠期哮喘 ICS 类药物首选布地奈德。在全身性糖皮质激素中，泼尼松是应用最为普遍的口服糖皮质激素，药物通过胎盘进入胎儿血液循环前，87% 可经胎盘内的 11β- 羟基类固醇脱氢酶作用灭活，对胎儿影响甚微。目前研究认为，口服泼尼松≤10mg/d，对孕妇及胎儿的影响均比较小[3]。甲泼尼龙与泼尼松龙有同样的胎盘转移率，具备与 80% 泼尼松龙剂量同等的抗炎作用，所以该药物在妊娠期也可使用[4]。妊娠期的妇女，只有严重、不能控制的哮喘才考虑使用全身性糖皮质激素，且尽量小剂量、短疗程治疗。

2）短效 β_2 受体激动剂：它具有强大的扩张支气管作用，能迅速缓解支气管的痉挛，目前多采用溶液剂雾化吸入或定量吸入剂治疗。该类药物包括特布他林（B 级）、沙丁胺醇（C 级）等。短效 β_2 受体激动剂是治疗支气管哮喘急性发作的一线治疗药物，妊娠期使用相对安全，ACOG 和美国国家哮喘教育和预防项目（National Asthma Education and Prevention Program, NAEPP）均推荐沙丁胺醇为首选吸入性短效 β_2 受体激动剂[5]。但因沙丁胺醇可能诱发震颤、心律失常，这方面疾病的哮喘患者使用时需慎重；同时，长期大量使用可使机体 β 受体数量减少或敏感性降低，导致耐药的产生，药效降低，因此建议必要时短期使用。

3）长效 β_2 受体激动剂：目前妊娠期中重度哮喘患者不建议使用长效 β_2

受体激动剂单药治疗，而是推荐 ICS 联用长效 β_2 受体激动剂。在与糖皮质激素联合的治疗方案中，长效 β_2 受体激动剂比抗胆碱药和白三烯受体拮抗剂的安全性高，且治疗更加有效。目前，ACOG 和美国变态反应、哮喘与临床免疫医师协会（American College of Allergy, Asthma and Immunology, ACAAI）把长效 β_2 受体激动剂作为 ICS 的首选联合用药，临床常用的联合用药方案包括福莫特罗与布地奈德联用、沙美特罗与氟替卡松联用[6-9]。

4）白三烯受体拮抗剂：白三烯受体拮抗剂孟鲁司特和扎鲁司特为 FDA 原妊娠期药物安全性分级为 B 级的药物[10]，可以减轻轻中度持续哮喘患者的症状、改善肺功能、缓解支气管痉挛，它们的应用不增加早产危险。目前对于白三烯受体拮抗剂的人类妊娠研究很有限，ACOG-ACAAI 推荐只有在妊娠哮喘患者对其他药物抵抗，并且在妊娠前已显示其具有无可匹敌的疗效，才考虑应用白三烯受体拮抗剂[11-13]。

（4）提出用药方案调整 / 建议等：患者孕 18^{+3} 周，此时间段是药物致畸的低敏感期，而且患者既往有哮喘病史，此次妊娠可加重哮喘症状，在治疗上要更加积极。建议医生的治疗方案可考虑暂时先用组合雾化吸入治疗，如果能有效控制，则无须加用糖皮质激素全身用药。后续维持治疗，建议单用布地奈德福莫特罗吸入粉雾剂，口服孟鲁司特可暂时不用。

3. 针对患者的用药指导和药学宣教

（1）使用喷射式雾化器（雾化吸入）的基本步骤用药指导为：①用清洁的针筒或吸管，将指定剂量的药物雾化溶液注入雾化器中。用清水冲洗针管或吸管，再用来量度适量的稀释液，稀释液与药品雾化液同置于雾化器中，使总容量为 2ml。②盖好雾化器，并接上咬嘴或面罩。③利用塑料管，将雾化器接驳至压缩气泵，压力循环通气机或者氧气瓶。④接上电源，开通气泵或者通气机，如用氧气瓶，则需打开阀门，调校流速。⑤气雾开始出现时把咬嘴放入患者口中，或将面罩盖上面部。要患者张开口慢慢呼吸，将气雾深深吸入肺中。⑥溶液必须完全雾化，才可停止治疗，关上电源或阀门，清洗雾化设备。⑦患者使用后用水反复漱口，漱液吐出，不要咽下。如用面罩需清洗面部接触药雾的皮肤表面。

（2）贮存剂量型干粉吸入器的使用方法：①旋转并移去瓶盖。检查剂量指示窗，看是否还有足够剂量的药物。②一只手握住吸入剂装置中部，另一只手握住底盖，先向右转到底再向左转到底，听到"咔"一声，即完成一次剂量的充填。③吸入之前，先轻轻地呼出一口气（勿对吸嘴吹气），将吸嘴含于口中，并深深地吸口气，即完成一次吸入动作。深吸气的目的：让药粉可以深入肺部达到良好的治疗效果。吸药后，从嘴唇移走吸入瓶，屏气约 5～10 秒，然后缓缓呼气。④用完后将瓶盖盖紧。注意事项：①10分钟后，用温水漱口以保持口腔清洁；②清理吸嘴：用手握住吸嘴往外压，即可把吸嘴拿下，用干布把吸嘴下方内侧之药粉擦干净，绝对不可以用水清洗。

（3）疗程：哮喘症状控制且肺功能稳定3个月以上，可考虑降级治疗。每3个月减少ICS剂量25%～50%通常是安全可行的；每一次降级治疗都需要密切观察症状控制情况、危险因素等，并按期随访，根据症状控制及急性发作的频率进行评估，一旦症状恶化，需恢复到原来的治疗方案。推荐的药物减量方案通常是首先减少激素用量（口服或吸入），再减少使用次数（由每日2次减至每日1次），然后再减去与激素合用的控制药物，以最低剂量ICS维持治疗。

（4）生活方式指导：①居住在安静、温湿度适宜且空气流通较好的场所，卧室内避免植物的装饰，更要尽量避免接触绒毛类的家居用品；②有合理规律的作息，保证充足的休息和睡眠；③食用清淡且易吸收的食物，保证优质蛋白、维生素、微量元素足量摄入，减少食用生冷和油腻食物，最重要的就是避免食用可能引起过敏的食物，如海鲜类、蛋奶类、刺激性调味料等；④禁止吸烟以及避免接触烟雾及刺激性的气体。

（虞燕霞　邵明鸣）

参 考 文 献

[1] DOMBROWSKI M P，SCHATZ M，ACOG Committee on Practice Bulletins-Obstetrics. ACOG practice bulletin: clinical management guidelines for obstetrician-gynecologists number 90，February 2008：asthma in pregnancy. Obstet Gynecol，2008，111（2 Pt 1）：457-464.

[2] GLUCK J C，GLUCK P A. Asthma controller therapy during pregnancy. Am J Obstet Gynecol，2005，192（2）：369-380.

[3] HARDMAN J G，LIMBIRD L E. 古德曼 吉尔曼治疗学的药理学基础. 金有豫，译. 北京：人民卫生出版社，2004.

[4] 李常虹，刘湘源. 妊娠期及哺乳期使用抗风湿病药物的最新英国推荐指南. 中华风湿病学杂志，2016，20（5）：358-360.

[5] National Heart，Lung，and Blood Institute，National Asthma Education and Prevention Program Asthma and Pregnancy Working Group. NAEPP expert panel report. Managing asthma during pregnancy：recommendations for pharmacologic treatment-2004 update. J Allergy Clin Immunol，2005，115（1）：34-46.

[6] COSSETTE B，BEAUCHESNE M F，FORGET A，et al. Relative perinatal safety of salmeterol vs formoterol and fluticasone vs budesonide use during pregnancy. Ann Allergy Asthma Immunol，2014，112（5）：459-464.

[7] WILTON L V, PEARCE G L, MARTIN R M, et al. The outcomes of pregnancy in women exposed to newly marketed drugs in general practice in England. Br J Obstetr Gynaecol，1998，105（8）：882-889.

[8] ELTONSY S, FORGET A, BLAIS L. Beta2-agonists use during pregnancy and the risk of congenital malformations. Birth Def Res A Clin Mol Teratol，2011，91（11）：937-947.

[9] ELTONSY S, FORGET A, BEAUCHESNE M F, et al. Risk of congenital malformations for asthmatic pregnant women using a long-acting β₂-agonist and inhaled cortico-steroid combination versus higher-dose inhaled corticosteroid monotherapy. J Allergy Clin Immunol，2015，135（1）：123-130.

[10] MIHĂLŢAN F D, ANTONIU S A, ULMEANU R. Asthma and pregnancy：therapeutic challenges. Arch Gynecol Obstet，2014，290（4）：621-627.

[11] GONZALEZ-ESTRADA A, GERACI S A. Allergy medications during pregnancy. Am J Med Sci，2016，352（3）：326-331.

[12] BRACKEN M B, TRICHE E W, BELANGER K, et al. Asthma symptoms，severity，and drug therapy：a prospective study of effects on 2205 pregnancies. Obstet Gynecol，2003，102（4）：739-752.

[13] KORENBLAT P E, Antileukotriens Working Group. The role of antileukotrienes in the treatment of asthma. Ann Allergy Asthma Immunol，2001，86（6 Suppl 1）：31-39.

第二节　妊娠合并心血管系统疾病

一、妊娠合并高血压

咨询案例（一）

1. 案例详情

主诉　患者自述患有高血压 10 年，服用氨氯地平，受孕后调整用药，服用拉贝洛尔片，今日产检因血压控制不佳，医生开硝苯地平控释片，想了解抗高血压药对胎儿是否有影响，复合维生素吃多久。

婚育史　已婚，初婚年龄 29 岁，配偶体健。

既往病史　体健，高血压病史 10 年，孕前口服氨氯地平片 50mg/ 次，每日 1 次，自述血压平稳，受孕后更换为拉贝洛尔。否认糖尿病、心脏病、肝肾疾病，否认传染病史，否认外伤史，否认输血史。

药品不良反应史 磺胺类药物。

用药史 氨氯地平、拉贝洛尔、复合维生素。

家族史 父亲、母亲高血压，否认其他家族遗传病史。

生活习惯 无吸烟、饮酒史，每日早中晚喝奶各 1 袋。工作较忙，生活不规律，偶有焦虑。

2. 用药分析

（1）了解患者信息：女性，38 岁，居住本市，本科学历，本市医保，自由职业者。身高 165cm，体重 75kg，体重指数约为 27.55kg/m²。平素月经规律，6 日 /28 日，月经量中，无痛经，末次月经为 2021 年 7 月 28 日。预产期为 2022 年 5 月 2 日。于停经 30 日查尿 HCG 阳性，妊娠早期无阴道出血，孕 12 周超声提示胚胎发育符合孕龄，核对孕龄无误；孕 16⁺ 周自觉胎动至今。唐氏筛查低风险。孕 26⁺ 周口服葡萄糖耐量试验（oral glucose tolerance test，OGTT）空腹→1 小时→2 小时分别为：4.09mmol/L→7.14mmol/L→4.58mmol/L。因孕前高血压口服氨氯地平 50mg/ 次，每日 1 次，受孕后调整抗高血压药，服用拉贝洛尔 50mg/ 次，每日 3 次，血压维持在 135/90mmHg 左右。因抗高血压药应用不规范，在孕 3⁺ 个月时最高血压达 150/100mmHg，尿蛋白阴性，当地医院嘱继续口服拉贝洛尔 50mg/ 次，每日 3 次，未予以特殊处理。自述近期自觉睡眠欠佳，偶有头疼，自测血压 165/100mmHg 就诊，查尿蛋白阴性，医生嘱继续口服拉贝洛尔 100mg/ 次，每 8 小时 1 次，加用硝苯地平控释片 60mg/ 次，每日 1 次。自备孕期开始一直服用复合维生素，每日 1 片。

（2）妊娠合并高血压的常规治疗方案概述：妊娠合并高血压定义为孕妇既往存在高血压或在妊娠 20 周前发现收缩压≥140mmHg 和 / 或舒张压≥90mmHg，妊娠期无明显加重或表现为急性严重高血压；或妊娠 20 周后首次诊断高血压并持续到产后 12 周以后[1]。

高血压患者在孕前需要评估是否有终末器官损害，是否为继发性高血压和对妊娠合并症（如肥胖、糖尿病）的防控情况，包括减轻体重、合理膳食、改变生活习惯。

当收缩压≥160mmHg 和 / 或舒张压≥110mmHg，对持续性高血压孕妇开始降压治疗。当有合并症或肾功能损害时应该尽早降压治疗（即收缩压≥150mmHg 和 / 或舒张压≥100mmHg 时）。高血压孕妇理想的降压目标尚不清楚。考虑到子宫胎盘血流因素，降压不宜过快或降至过低。对于高血压孕妇建议降压目标为：保持收缩压在 120～160mmHg，舒张压在 80～110mmHg，有其他合并症时（如糖尿病或肾病），血压控制应更低[2]。

2019 年 ACOG 发文推荐，高血压孕妇常用的口服抗高血压药为拉贝洛尔、硝苯地平、甲基多巴、氢氯噻嗪。口服药物可以单独使用或联合使用。对于需要长期药物治疗的孕妇,拉贝洛尔和硝苯地平是合理的选择,优于其他抗高血压药。我国《妊娠期高血压疾病诊治指南(2020)》也推荐常用口服抗高血压药为拉贝洛尔和硝苯地平普通片或硝苯地平缓释片,如口服药物血压控制不理想,可使用静脉给药。氢氯噻嗪是治疗妊娠高血压的二线药物。尽量避免服用血管紧张素转化酶抑制剂(ACEI)和血管紧张素Ⅱ受体阻滞剂(ARB)。因为妊娠早期服用这类药物可能有胎儿结构异常和胎儿生长受限的风险。

高血压孕妇分娩时应继续服用抗高血压药,并密切监测血压。重度高血压合并心脏或肾脏损伤应请专科会诊,评估尿蛋白水平,有助于鉴别高血压合并子痫前期。孕妇产后(尤其是产后 1~2 周)血压往往较产前高。分娩后 1~2 周内随访或家中密切监测血压情况。产后几周内应调整抗高血压药剂量,使收缩压≤150mmHg、舒张压≤100mmHg[2]。

产后由于不考虑胎儿因素,使用抗高血压药种类较妊娠期更多。产后是抑郁症易感性增加的阶段。由于产后抑郁症的风险,应避免使用甲基多巴[3]。高血压孕妇产后可恢复到孕前治疗方案。普萘洛尔和拉贝洛尔在母乳中的浓度较低,是母乳喂养产妇首选的抗高血压药。卡托普利和依那普利在母乳中浓度很低,可以在哺乳期使用。哺乳期禁用 ACEI(卡托普利和依那普利除外)和 ARB 类抗高血压药。

(3)评估妊娠期/哺乳期用药情况

1)拉贝洛尔片:α、β 受体阻滞剂,用于治疗各种类型高血压。降压作用缓和,可安全有效地用于妊娠高血压,不影响胎儿生长发育。FDA 原妊娠期药物安全性分级为 C 级,动物实验未观察到有致畸性。拉贝洛尔可以通过胎盘,没有致畸的公开报道。拉贝洛尔可经乳汁分泌,没有关于乳儿不良反应的报道,美国儿科学会将其归为哺乳期使用安全的药品类别。推荐剂量:口服给药,一次 50~150mg,每日 3~4 次。从小剂量开始调整血压[4]。

2)硝苯地平控释片:二氢吡啶类钙通道阻滞剂,用于治疗高血压,单用或与其他抗高血压药联用。妊娠高血压推荐使用,FDA 原妊娠期药物安全性分级为 C 级。人类资料提示低风险[4]。推荐剂量:口服给药,控释片一次 30mg或 60mg,每日 1 次[5]。

3)复合维生素片:维生素及矿物质药品。含 0.8mg 叶酸的复合维生素,用于妊娠期和哺乳期对维生素、矿物质和微量元素的额外需求。服用含叶酸的多种微量营养素对预防胎儿神经管缺陷有效,叶酸含量不低于 0.4mg。建议孕前 3 个月及孕 3 个月补充叶酸 0.4~0.8mg/d,有条件者整个妊娠期可继续服用含叶酸的复合维生素[6]。推荐剂量：口服给药，一次 0.4～0.8mg，每日 1 次，与餐同服。

（4）提出用药方案调整/建议等：拉贝洛尔和硝苯地平 FDA 原妊娠期药物安全性分级为 C 级，是妊娠高血压推荐使用的抗高血压药。按时规律服药，注意监测血压。若血压异常升高，出现头晕头痛、视物模糊、持续性上腹痛或肝区不适建议及时看医生。

3. 针对患者的用药指导和药学宣教

（1）拉贝洛尔片：偶有头晕、胃肠道不适、疲劳、感觉异常、哮喘加重等不良反应，个别患者有直立性低血压，起床坐起、站立动作宜缓慢。

（2）硝苯地平控释片：请不要咬、嚼、掰断药片，应整片用水送服。注意药品活性成分被吸收后，药品空壳会经肠道排出，大便可见空药片。

（3）复合维生素片：常见不良反应为便秘、胃肠不适。与餐同服可减轻胃肠道刺激。药品含铁，可排黑便，不用担心，停药恢复正常。

（4）定期产检，必要时增加产检次数。生活规律，适度运动，合理安排作息时间，增加午睡不熬夜，放松心情不焦虑。发生头晕头痛、血压异常升高及时看医生。合理控制体重增长，每周在家称重并记录。如果体重增加过快，及时就医。

咨询案例（二）

1. 案例详情

主诉 患者自述孕 12 周产检发现血压升高，医生开拉贝洛尔片和阿司匹林肠溶片，不知药物对胎儿是否有影响。

婚育史 已婚，初婚年龄 28 岁，配偶体健。

既往病史 体健，否认高血压、糖尿病、心脏病、肝肾疾病，否认传染病史，否认外伤史，否认输血史，有手术史，2021 年因"宫腔粘连"行宫腔镜手术，过程顺利。

药品不良反应史 无。

用药史 叶酸。

家族史 父母健在，否认家族遗传病史。

生活习惯 无吸烟、饮酒史。生活不规律，偶有熬夜，不爱运动。

2. 用药分析

（1）了解患者信息：女性，32 岁，居住本市，本科学历，本市医保，房地产公司职员。身高 166cm，孕前体重 88kg，体重指数约为 31.93kg/m²。平素月经

规律，7 日 /28 日，月经量中，无痛经，末次月经为 2021 年 3 月 15 日，预产期为
2021 年 12 月 20 日。于停经 35 日查尿 HCG 阳性，妊娠早期无阴道出血，妊娠
期平顺。孕 12 周产检发现血压升高，血压为 160/100mmHg，诊断为妊娠合并
高血压。医生嘱口服拉贝洛尔片 100mg/ 次，每 12 小时 1 次，阿司匹林肠溶片
75mg/ 次，每日 1 次。备孕期开始一直服用叶酸片 0.4mg/ 次，每日 1 次。

（2）妊娠合并高血压的常规治疗方案概述：参见本节"咨询案例（一）"。

（3）评估妊娠期 / 哺乳期用药情况

1）拉贝洛尔片：α、β 受体阻滞剂，用于治疗各种类型的高血压。降压作
用缓和，可安全有效地用于妊娠高血压，不影响胎儿生长发育。FDA 原妊娠
期药物安全性分级为 C 级，动物实验未观察到有致畸性。拉贝洛尔可以通过
胎盘，没有致畸的公开报道。拉贝洛尔可经乳汁分泌，没有关于乳儿不良反
应的报道，美国儿科学会将其归为哺乳期使用安全的类别。推荐剂量：口服
给药，一次 50～150mg，每日 3～4 次。从小剂量开始调整血压[4]。

2）阿司匹林：用于子痫前期预防。对有子痫前期高危因素的孕妇建议使
用低剂量阿司匹林（50～150mg/d）。高血压的孕妇，在妊娠 12～28 周（最好在
孕 16 周前）开始服用低剂量阿司匹林，并持续至分娩[7-8]。有胃肠道出血风险
因素的孕妇应避免使用。美国儿科学会建议哺乳期妇女慎用本药，可能对母
乳喂养的婴儿产生影响[4]。

3）叶酸：用于预防胎儿神经管缺陷。建议孕前 3 个月及孕 3 个月补充叶
酸 0.4～0.8mg/d，有条件者整个妊娠期可继续服用含叶酸的复合维生素[6]。
推荐剂量：口服给药，一次 0.4～0.8mg，每日 1 次。

（4）提出用药方案调整 / 建议等：拉贝洛尔片 FDA 原妊娠期药物安全性
分级为 C 级，为妊娠高血压推荐使用的抗高血压药。应按时规律服药，注意
监测血压。若血压异常升高，出现头晕头痛、视物模糊、持续性上腹痛或肝区
不适请及时看医生。

阿司匹林肠溶片：FDA 原妊娠期药物安全性分级为 C 级，有研究认为长
期应用小剂量阿司匹林并未发现有胎儿和新生儿毒性作用。高血压孕妇推荐
使用。

3. 针对患者的用药指导和药学宣教

（1）拉贝洛尔片：服用该药物偶有头晕、胃肠道不适、疲劳、感觉异常、哮
喘加重等，个别患者有直立性低血压，起床坐起、站立动作宜缓慢。

（2）阿司匹林肠溶片：服用肠溶片宜空腹，最好在饭前至少 30 分钟服用，
使药物尽快到达小肠部位吸收。不应压碎、掰开或咀嚼肠溶片。不良反应有
恶心、呕吐、上腹部不适或疼痛。长期或大量服用药物注意胃肠道出血或溃

疡。急性胃肠道溃疡禁止使用。

（3）定期产检，必要时增加产检次数。生活规律，适度运动，合理安排作息时间，增加午睡不熬夜，放松心情不焦虑。发生头晕头痛、血压异常升高及时看医生。合理控制体重增长，每周在家称重并记录。如果体重增加过快，及时就医。

患者身高 166cm，孕前体重 88kg，体重指数约为 31.93kg/m²，属于肥胖。肥胖患者妊娠期体重增长不宜过快。妊娠期体重增加范围的建议（单胎）见表 2-2-1。

表 2-2-1 妊娠期体重增加范围的建议(单胎)[9]

孕前体重分类	BMI/(kg·m⁻²)	妊娠期增加范围 /kg
低体重	<18.5	12.5～18.0
正常体重	18.5～24.9	11.5～16.0
超重	25.0～29.9	7.0～11.5
肥胖	≥30.0	5.0～9.0

咨询案例(三)

1. 案例详情

主诉 患者孕 28 周因血压高服用拉贝洛尔片，目前孕 34 周。近期睡眠不好，医生处方开具地西泮片，不知药物对胎儿是否有影响。医生建议每日吃两片钙片，一日补钙总量 1 000mg，是不是超量。

婚育史 已婚，初婚年龄 34 岁，配偶体健。

既往病史 体健，否认高血压、糖尿病、心脏病、肝肾疾病，否认传染病史，否认外伤史，否认输血史。

药品不良反应史 无。

用药史 拉贝洛尔、碳酸钙 D₃ 片、叶酸。

疫苗接种史 无。

家族史 父母健在，否认家族遗传病史。

生活习惯 无吸烟、饮酒史。工作较忙，经常加班。偶尔喝酸奶，对牛奶不耐受。

2. 用药分析

（1）了解患者信息：女性，38 岁，居住本市，研究生学历，本市医保，公司职员。身高 158cm，孕前体重 58kg，体重指数约为 23.23kg/m²。平素月经规律，月经周期约为 25～28 日，每次持续 4～5 日，月经量中，无痛经，末次月经为 2021 年 5 月 22 日，预产期是 2022 年 2 月 26 日。患者于 2021 年 6 月 8 日进行胚胎移植，于停经 20$^+$ 日查尿 HCG 阳性，妊娠早期无阴道出血，孕 6^{+5} 周时超声提示胚胎发育如孕 5^{+6} 周，孕 12^{+4} 周时超声提示胎儿颈后透明层厚度（nuchal translucency，NT）为 1.7mm，符合孕龄，核对孕龄无误。孕 16$^+$ 周自觉胎动至今，孕 21$^+$ 周无创 DNA 低风险，孕 24$^+$ 周 OGTT 空腹→1 小时→2 小时分别为：4.37mmol/L→9.48mmol/L→7.07mmol/L，妊娠早期血压正常范围。孕 28 周开始出现血压间断增高，血压（135～150）/（80～95）mmHg，诊断为妊娠高血压，医生开拉贝洛尔 100mg/ 次，每日 2 次，口服。目前孕 34 周产检，自述胎动好，但是近一周休息不好，睡眠差。医生建议每日晚上服用地西泮 2 片，有助于睡眠。

（2）妊娠高血压的常规治疗方案概述：妊娠合并高血压定义为妊娠 20 周后首次出现高血压，收缩压≥140mmHg 和 / 或舒张压≥90mmHg，尿蛋白检测阴性。妊娠高血压在产后 12 周内恢复正常[1]。

妊娠高血压的治疗目的是预防重度子痫前期和子痫的发生，降低母婴围产期并发症和死亡率，改善围产结局。妊娠期使用抗高血压药治疗的目的是预防心脑血管异常和胎盘早剥等严重母婴并发症。收缩压≥160mmHg 和 / 或舒张压≥110mmHg，应进行降压治疗。收缩压≥140mmHg 和 / 或舒张压≥90mmHg，建议降压治疗。考虑到子宫胎盘血流因素，降压不宜过快或降至过低[1]。常用口服抗高血压药为拉贝洛尔和硝苯地平普通片或硝苯地平缓释片，如口服药物血压控制不理想，可静脉给药。

产后血压升高，BP≥150/100mmHg 应继续给予降压治疗。产后由于不考虑胎儿因素，使用抗高血压药种类较妊娠期更多。产后是抑郁症易感性增加的阶段。由于产后抑郁症的风险，应避免使用甲基多巴[3]。普萘洛尔和拉贝洛尔是母乳喂养产妇首选的抗高血压药。卡托普利和依那普利在母乳中浓度很低，可以在哺乳期使用。哺乳期禁用 ACEI（卡托普利和依那普利除外）和 ARB 类抗高血压药。

妊娠高血压患者应注意休息，以侧卧位为宜，保证充足的睡眠。必要时可睡前口服地西泮 2.5～5.0mg。

研究表明[10]，钙和维生素 D 补充剂预防先兆子痫。高剂量钙补充剂（≥1g/d）可降低先兆子痫和早产的风险，尤其对于低钙饮食的女性[11]。对于低钙摄入人群（<600mg/d），推荐口服钙补充量至少为 1g/d 以预防子痫前期。

（3）评估妊娠期 / 哺乳期用药情况

1）拉贝洛尔片：α、β 受体阻滞剂，用于治疗各种类型的高血压。降压作用缓和，可安全有效地用于妊娠高血压，不影响胎儿生长发育。FDA 原妊娠期药物安全性分级为 C 级，动物实验未观察到有致畸性。拉贝洛尔可以通过胎盘，没有致畸的公开报道。拉贝洛尔可经乳汁分泌，没有关于乳儿不良反应的报道，美国儿科学会将其归为哺乳期使用安全的药物类别。推荐剂量：口服给药，一次 50～150mg，每日 3～4 次。从小剂量开始调整血压[4]。

2）地西泮片：镇静药物可缓解孕产妇精神紧张、焦虑症状，改善睡眠，预防并控制子痫[1]。地西泮为苯二氮䓬类抗焦虑药，具有抗焦虑、镇静、催眠、抗惊厥、抗癫痫及中枢性肌肉松弛作用，是《妊娠期高血压疾病诊治指南》推荐用药。若因病情需要使用，为最大限度地降低风险，应使用可能的最小剂量，时间尽可能短，避免妊娠早期使用及避免多药方案。FDA 原妊娠期药物安全性分级为 D 级，超剂量或者长期使用，可导致药物蓄积，造成新生儿戒断综合征。推荐剂量：口服给药，一次 2.5～5mg，每日 2～3 次或睡前服用；10mg 肌内注射或缓慢静脉注射（>2 分钟）。

3）碳酸钙 D_3 片：用于孕妇的钙补充剂。妊娠期补钙首选牛奶、酸奶和奶酪等奶制品，食物补充不足可使用钙补充剂。妊娠期补钙可有效预防妊娠高血压的发生[12]，补钙充足有益于稳定血压，降低发生严重高血压的风险。指南[6]推荐孕中期开始补充钙剂 0.6～1.5g/d。

4）叶酸片：用于预防胎儿神经管缺陷。指南[6]建议孕前 3 个月及妊娠期补充叶酸 0.4～0.8mg/d，或含叶酸的复合维生素。推荐剂量：口服，一次 0.4～0.8mg，每日 1 次。

（4）提出用药方案调整 / 建议等：拉贝洛尔片 FDA 原妊娠期药物安全性分级为 C 级，是妊娠高血压推荐使用的抗高血压药。按时规律服药，注意监测血压。若血压异常升高，出现头晕头痛、视物模糊、持续性上腹痛或肝区不适请及时看医生。

地西泮片：具有较强的镇静、抗惊厥、肌肉松弛作用。目前已处于妊娠晚期阶段，若病情需要使用，应尽可能选择小剂量，时间尽可能短。必要时在医生指导下用药，不建议长期使用或自行停药。保持平和乐观的心态，不要过于紧张焦虑，注意休息，保证充足的睡眠有益于血压平稳。

3. 针对患者的用药指导和药学宣教

（1）拉贝洛尔片：服用本药偶有头晕、胃肠道不适、疲劳、感觉异常、哮喘加重等，个别患者有直立性低血压，起床坐起站立动作宜缓慢。

（2）地西泮片：不良反应为嗜睡、头晕、乏力等。睡前 15～30 分钟口服。遵医嘱使用，不要长期口服。

（3）碳酸钙 D_3 片：不良反应为便秘、胃部不适。不要空腹服用药物。由于体内血钙在午夜至凌晨的浓度最低，容易在午夜出现小腿抽筋现象，晚上临睡前服用钙剂效果较好。如果每日 2 次，可以选择早上和晚上临睡前。

（4）定期产检，必要时增加产检次数。生活规律，适度运动，合理安排作息时间，增加午睡不熬夜，放松心情不焦虑。发生头晕头痛、血压异常升高及时看医生。合理控制体重增长，每周在家称重并记录。如果体重增加过快，及时就医。

（冯　欣　韩朝宏）

参 考 文 献

[1] 中华医学会妇产科学分会妊娠期高血压疾病学组. 妊娠期高血压疾病诊治指南（2020）. 中华妇产科杂志, 2020, 55（4）: 227-238.

[2] American College of Obstetricians and Gynecologists' Committee on Practice Bulletins—Obstetrics. ACOG practice bulletin No. 203: chronic hypertension in pregnancy. Obstet Gynecol, 2019, 133（1）: e26-e50.

[3] REGITZ-ZAGROSEK V, ROOS-HESSELINK J W, BAUERSACHS J, et al. 2018 ESC guidelines for the management of cardiovascular diseases during pregnancy. Eur Heart J, 2018, 39（34）: 3165-3241.

[4] BRIGGS G G, FREEMAN R K, YAFFE S J. 妊娠期和哺乳期用药. 杨慧霞, 段涛, 译. 北京：人民卫生出版社, 2008.

[5] 《中国高血压防治指南》修订委员会. 中国高血压防治指南（2018 年修订版）. 心脑血管病防治, 2019, 19（1）: 1-44.

[6] 中华医学会妇产科学分会产科学组. 孕前和孕期保健指南（2018）. 中华围产医学杂志, 2018, 21（3）: 145-152.

[7] ACOG. ACOG committee opinion No. 743: Low-dose aspirin use during pregnancy. Obstet Gynecol, 2018, 132（1）: e44-e52.

[8] ACOG. Gestational Hypertension and Preeclampsia: ACOG Practice Bulletin Summary, Number 222. Obstet Gynecol, 2020, 135（6）: 1492-1495.

[9] National Academies of Sciences, Engineering, and Medicine. Weight gain during pregnancy: reexamining the guidelines（2009）. Washington, DC: The National Academies Press, 2009.

[10] KHAING W, VALLIBHAKARA S A, TANTRAKUL V, et al. Calcium and vitamin D supplementation for prevention of preeclampsia: a systematic review and network meta-analysis. Nutrients, 2017, 9（10）: 1141.

[11] HOFMEYR G J, LAWRIE T A, ATALLAH Á N, et al. Calcium supplementation during pregnancy for preventing hypertensive disorders and related problems. Cochrane Database Syst Rev, 2018, 10（10）: CD001059.

[12] 刘圣英, 杨建恩. 孕期补钙预防高危孕妇妊娠期高血压疾病的临床观察. 中国计划生育和妇产科, 2012, 4（3）: 59-61.

二、妊娠合并高脂血症

咨询案例

1. 案例详情

主诉 患者因"停经31^{+1}周，发现血脂显著升高半月余"于2021年2月20日入院。入院诊断：妊娠合并高脂血症，瘢痕子宫，孕3产1，孕31^{+1}周，左枕前位（LOA）待产。入院后降脂治疗期间甘油三酯（triglyceride, TG）、总胆固醇（total cholesterol, TC）下降明显后又异常升高，临床医生咨询临床药师，协助制订后续降脂治疗方案。

既往史 既往史、家族史、过敏史无特殊。

婚育史 2019年因"胎位不正"行剖宫产分娩一女，体重2 850g，体健。

体格检查 身高155cm，体重68kg，体重指数约为28.30kg/m^2。

2. 用药分析

（1）了解患者信息：患者，女，32岁，平素月经规律，月经周期为30日，每次持续7日，末次月经为2020年7月16日，因"停经31^{+1}周，发现血脂显著升高半月余"于2021年2月20日入院。患者妊娠期内按期产检，甲状腺功能、血压、血糖、肝肾功能等均正常，胎儿生长适龄。2021年2月6日外院产检查TG 11.15mmol/L，未治疗，嘱清淡饮食；2月18日外院产检复查血脂：TG 19.49mmol/L，TC 12.02mmol/L，高密度脂蛋白胆固醇（HDL-C）1.15mmol/L，低密度脂蛋白胆固醇（LDL-C）2.02mmol/L。病程中患者无恶心、呕吐，无上腹部疼痛不适，无阴道流血、流水，无胎动异常，胃纳可，大小便正常。

患者入院后，完善血脂、肝肾功能、血尿常规、产科超声检查，予禁食，地塞米松促胎肺成熟，密切监测胎心变化。入院第1日（2月20日）降脂方案：禁食，极化液静脉滴注，即胰岛素12U + 10% KCl 10ml + 10% 葡萄糖注射液500ml（胰岛素∶葡萄糖 = 1∶4）静脉滴注（3小时）每日1次，那屈肝素钙注射液4 100IU皮下注射，每日2次，同时补充复方氨基酸及水溶性维生素。入院第2日（2月21日）查TG 10.85mmol/L，TC 8.32mmol/L。入院第3日（2月22日）复查TG 9.7mmol/L、TC 8.94mmol/L，予低盐低脂饮食，停极化液静脉滴注治疗，继续予那屈肝素钙、复方氨基酸治疗。入院第12日（3月3日）停用复方氨基酸，其间复查TG 12.82mmol/L（2月25日）→16.18mmol/L（3月3日）、TC 8.28mmol/L（2月25日）→7.77mmol/L（3月3日）。入院第18日（3月9日）加用极化液静脉滴注每日1次，继续降脂治疗，其间复查TG 17.77mmol/L（3月

8 日)→16.51mmol/L(3 月 9 日),TC 7.96mmol/L(3 月 8 日)→6.82mmol/L(3 月 9 日)。入院第 24 日(3 月 15 日)再次复查 TG 20.02mmol/L,予禁食,加用复方氨基酸、水溶性维生素,继续前述降脂方案。入院第 26 日(3 月 17 日)复查 TG 15.01mmol/L、TC 9.39mmol/L;患者有饥饿感,嘱低盐低脂饮食,停用复方氨基酸及水溶性维生素。

该患者降脂治疗期间 TG、TC 下降明显后又异常升高,临床医生咨询临床药师,协助制订后续降脂治疗方案。

(2)妊娠合并高脂血症的降脂治疗方案概述:血脂是指血清中的胆固醇、甘油三酯和类脂(如磷脂)等的总称。血脂异常通常指血清中胆固醇和 / 或甘油三酯水平升高,俗称高脂血症[1]。一般成人血脂的异常切点是 TC≥6.2mmol/L、LDL-C≥4.1mmol/L、TG≥2.3mmol/L[1-2],然而目前国内外尚无妊娠期血脂水平参考值范围的临床实践指南。多项研究提示,妊娠期间为满足胎儿生长发育的需要,雌 / 孕激素、糖皮质激素、胰高血糖素等分泌增多,脂类物质吸收及合成增加,血脂在妊娠中晚期会出现生理性升高,妊娠期血浆 TG 与 TC 从孕 13 周开始逐渐上升,31～36 周达高峰,并维持至分娩,产后 24 小时内明显下降,6 周后逐渐恢复至孕前水平[3-5],其中 TG 变化最明显[6]。有报道,与孕前相比,TG 水平在妊娠晚期会增加 2～3 倍(妊娠早、中、晚期平均 TG 水平分别为 0.89mmol/L、1.71mmol/L 和 2.77mmol/L),但一般不会超过 3.39mmol/L[7],TC 则增加 25%～50%[8]。国内一项妊娠晚期血脂水平的调查研究显示,TG 为 1.52～7.21mmol/L、TC 为 4.44～9.36mmol/L[9]。《威廉姆斯产科学(第 24 版)》中推荐正常孕妇的血脂水平 4 项参考范围见表 2-2-2[10]。孟彤等 [11] 在北京健康人群中首次开展妊娠期 TG 与《威廉姆斯产科学(第 24 版)》推荐的参考范围的一致性评价,结果发现各期的血脂 4 项参考范围均在一定程度上适用于中国孕妇。然而,血脂水平受年龄、职业、居住地区、饮食结构、生活习惯、内分泌状态、遗传等诸多因素影响[11],妊娠时过多摄入脂肪及热量会导致孕妇的血脂紊乱,因此我国尚需开展大规模、多中心的妊娠期血脂参考值范围的高质量研究。

表 2-2-2 《威廉姆斯产科学(第 24 版)》推荐的 4 项正常孕妇血脂水平参考范围

单位: mmol/L

时期	TC	TG	HDL-C	LDL-C
妊娠早期	3.65～5.44	0.45～1.80	1.04～2.02	1.55～3.96
妊娠中期	4.56～7.74	0.85～4.32	1.35～2.25	1.99～4.77
妊娠晚期	5.67～9.04	1.48～5.12	1.24～2.25	2.62～5.80

注: TG,甘油三酯; TC,血清总胆固醇; HDL-C,高密度脂蛋白胆固醇; LDL-C,低密度脂蛋白胆固醇。

高脂血症 TG 水平的显著升高与急性胰腺炎（acute pancreatitis，AP）的发生密切相关[12]，高脂血症所致 AP 又被称为高甘油三酯血症性急性胰腺炎（hypertriglyceridemic acute pancreatitis，HTG-AP）。TG 持续升高会增加 HTG-AP 的风险，当 TG > 11.3mmol/L 时，容易发展为重症 HTG-AP[13]。国内有妊娠晚期 TG 为 6.8mmol/L 时诱发 AP 的病例报道[14]。妊娠并发 AP 是少见病，但治疗后易复发[14-16]，母亲和胎儿的死亡率高，分别为 7.5%～9.0% 和 10.0%～17.5%[17]。UpToDate《高甘油三酯血症诱发的急性胰腺炎》专题报道，在所有 AP 病例中由高 TG 引起的占 1%～14%，而在妊娠期 AP 病例中由高 TG 引起的高达 56%。此外 TG 的持续升高会伴随很多潜在产科并发症，如干扰脂代谢、引起血管内皮损伤诱发子痫、影响胎盘亲脂性复合物的运送诱发胎儿宫内生长受限等[18-19]。因此尽快降低 TG、预防 HTG-AP 是妊娠合并高脂血症患者的首要治疗目的。

一般人群的高脂血症、HTG-AP 治疗已有相关共识，妊娠期 HTG-AP 国内外也有相关的病例报道和治疗经验[20-23]。而对于妊娠合并高脂血症患者 TG 升高何时干预、如何快速降脂、避免 HTG-AP 及其他产科并发症的发生、目标 TG 水平值等国内外鲜有报道，更没有正式的临床实践指南，目前临床诊治多参考普通成人血脂异常及 AP 诊治指南和来自病例报告形式的观察研究的建议[6]。

根据《血脂异常基层诊疗指南（实践版·2019）》《血脂异常基层诊疗指南（2019 年）》《中国妇女孕前肥胖合并血脂异常的诊治路径》《中国急性胰腺炎诊治指南（2021）》《高甘油三酯血症性急性胰腺炎诊治急诊专家共识》以及美国内分泌学会《高甘油三酯血症的评估和治疗：内分泌学会临床实践指南》《中国成人血脂异常防治指南（2016 年修订版）》和 UpToDate 上的《高甘油三酯血症》专题，当 TG > 11.3mmol/L 时极易引发 HTG-AP，目前临床控制 TG 的首要目标是将 TG 降至 < 11.3mmol/L，进而尽快降至 < 5.65mmol/L；血脂异常的干预措施包括生活方式改变为抗动脉粥样硬化饮食、控制体重、规律锻炼、戒烟，甚至禁食水≥24 小时，使用降血脂药物及其他辅助降脂手段（小剂量低分子肝素、胰岛素、血脂吸附和 / 或血浆置换），可采用综合治疗手段以快速降脂[1-2,8,13,20,24-25]。调血脂药主要包括他汀类药物、胆固醇吸收抑制剂依折麦布、贝特类药物、高纯度鱼油制剂 ω-3 脂肪酸、烟酸类、胆酸螯合剂、前蛋白转化酶枯草溶菌素 9/kexin9 型（PCSK9）抑制剂等。妊娠合并高脂血症患者应选择对母胎相对安全的降脂方案，包括：①产科医生、内分泌科医生、营养师、护士等组成的多学科团队管理。②低脂低碳水化合物饮食，同时避免必需脂肪酸缺乏，补充 ω-3 脂肪酸和中链甘油三酯（如深海鱼、植物油），根据需要提

供营养支持；控制体重，规律锻炼，戒烟。如果上述治疗无效，或严重高甘油三酯血症（TG > 11.3mmol/L 时）或伴有急性胰腺炎时，则应考虑③～⑥。③择期住院接受监督性禁食、肠外营养等治疗。④孕中、晚期权衡利弊可使用口服调血脂药，如贝特类、烟酸、依折麦布等 FDA 原妊娠期药物安全性分级为 C 级的药物治疗，妊娠期高胆固醇血症可以使用胆酸螯合剂，但不良反应重，降脂效果欠佳，难以长期坚持。⑤接受其他辅助调血脂药治疗，如胰岛素、低分子肝素。⑥血浆置换[1-2,6,8,13,16,20,24-25]。

（3）评估妊娠期调血脂药使用情况

1）他汀类药物：主要降低胆固醇，轻度降低 TG，可使 TG 降低约 7%～30%[26]。基于早期动物实验研究显示高剂量下可导致大鼠胎仔骨骼畸形及发育不良，FDA 原妊娠期药物安全性分级为 X 级；人类的研究[27]显示妊娠期前三个月使用他汀类药物可增加胎儿室间隔缺损的风险；一项对 FDA 监测数据库进行的分析表明[28]，如果在妊娠早期时暴露于亲脂性他汀类药物，先天性中枢神经系统和肢体异常的发生率可能升高。但越来越多的研究发现他汀可能不会增加致畸的风险，一项队列研究[29]发现，在控制了潜在混杂因素的倾向性分析后，他汀类药物与畸形之间的相关性不再存在（校正 RR：1.04，95%CI：0.79～1.37）；一篇包含 16 项临床研究的荟萃分析[30]结果显示，先天性异常与妊娠中使用他汀类药物没有明确的关系，认为他汀类药物可能不会致畸。虽然有许多学者认为不会致畸，但循证医学证据不够充分，仍建议妊娠期应禁止使用。

普伐他汀是水溶性的羟甲基戊二酰辅酶 A 还原酶抑制剂，口服后吸收迅速（1～1.5 小时达药峰浓度），半衰期短（1.77 小时），亲水性在他汀类药物中最强，以上特点均使其不易通过胎盘，较其他他汀类药物对胎儿更安全，为妊娠期首选的他汀类药物[18]。FDA 回顾 1987—2001 年 214 例妊娠期应用普伐他汀的病例，结果发现普伐他汀未增加胎儿畸形的发生[31]，同时，加拿大的相关研究同样提示普伐他汀与先天性发育异常无相关性[32]。普伐他汀通过稳定内膜、保护肾损害、抗炎症反应和免疫调节等多种药物机制起到预防子痫前期的作用，并已应用于临床研究[33]，但研究年限尚短，样本量小，还需进一步研究证实。

2）ω-3 脂肪酸：FDA 原妊娠期药物安全性分级为 C 级，是高甘油三酯型高脂血症治疗方案的基石，服用后起效时间为 2 周，可使 TG 降低 19%～44%[26]。ω-3 脂肪酸含有二十碳五烯酸（eicosapentaenoic acid，EPA）和二十二碳六烯酸（docosahexaenoic acid，DHA），可以下调肝脏脂肪生成，刺激肝脏和骨骼肌中的脂肪酸氧化。ω-3 脂肪酸是膳食中的正常组成部分，主要来源于深海鱼类，该制剂暴露似乎不太可能引起不良妊娠结局，目前已有使用 ω-3 脂肪酸成功预防妊娠期高甘油三酯血症性胰腺炎发生的病例报道[34]。ω-3 脂肪酸副作用小，主要为影响代谢和胃肠道副作用，但降脂作用温和，起效慢，需要较大剂量（3～4g/d）才能有效降脂[35]，一般不单独使用，目前国内尚未有 ω-3 脂肪酸相关药物制剂。

3）贝特类药物：主要降低 TG，在非妊娠患者中，贝特类药物可将 TG 降低 20%～50%[26]，常用的贝特类药物有：非诺贝特和吉非罗齐，FDA 原妊娠期药物安全性分级均为 C 级。

非诺贝特药品说明书提示动物实验结果显示妊娠期使用未见有致畸作用，到目前为止，临床也尚未出现致畸和胚胎毒性，但对妊娠期使用非诺贝特的追踪不足以排除任何危险，故一般孕妇应禁用，孕妇仅在通过饮食控制不能有效降低高 TG 血症（＞11.3mmol/L）而增加母体患 AP 危险的情况下可使用贝特类药物。此外，从药动学特点看，非诺贝特在肝脏被迅速代谢成活性产物非诺贝酸，非诺贝酸分子量为 319，半衰期（20 小时）较长，有可能穿过胎盘屏障，但由于其蛋白结合率达 99%，可能限制其进入胎儿体内。多例非诺贝特在孕妇中使用未见有致畸和胚胎毒性，且获得了较好的疗效[16,36-40]。但动物实验发现在远高于人类使用剂量（7～9 倍）时，尤其妊娠前 3 个月可能造成流产、生长受限、骨骼异常的风险[16]，因此推荐在妊娠中、晚期高 TG 血症（TG＞11.3mmol/L）时权衡利弊下可使用非诺贝特，但需注意非诺贝特主要经肝脏代谢，存在可疑肝毒性，半衰期长，妊娠晚期可能造成胎儿体内药物蓄积。

4）吉非罗齐药品说明书提示在动物中大剂量使用可导致胎仔死亡，人体研究未有报道，孕妇不宜服用。动物实验发现雌鼠在受孕前及妊娠期应用 0.6 倍及 2 倍人类治疗量（根据体表面积计）时发生剂量相关性受孕概率下降、出生体重下降及哺乳期胎仔生长缓慢和增加骨骼变异。在器官发生期给予孕兔 1 倍和 3 倍人类治疗量可降低胎仔的身长，而应用最高剂量（3 倍人类治疗量）时可增加颅顶骨变异。目前尚不清楚吉非罗齐是否在妊娠早期通过胎盘，该药分子量小（约为 250），提示可能通过胎盘屏障，但该药半衰期短（1.5 小时），血浆蛋白结合率高达 98%，可能限制胎儿暴露的药量[41]。孕妇使用吉非罗齐的相关报告中，宫内暴露的婴儿既有正常又有异常的病例。在 1985—1992 年对密歇根医疗补助接受者进行的一项监测研究中，共有 229 101 例孕妇参加，8 例新生儿在妊娠早期暴露于吉非罗齐，7 例新生儿在妊娠中期或晚期暴露于吉非罗齐。一例妊娠早期服用吉非罗齐的母亲所生的新生儿发现大脑结构畸形。本研究中的另一例新生儿患皮埃尔·罗班综合征（小下颌-舌下垂综合征），怀疑与妊娠早期暴露于吉非罗齐有关，此病例已被回顾性报告至 FDA。

皮埃尔·罗班综合征最可能是由常染色体隐性遗传导致[41]。然而在多个妊娠中期或晚期使用吉非罗齐的病例报告中未发现该药相关致畸性[6,41]。对于患有高 TG 血症（TG＞11.3mmol/L）并有胰腺炎发生风险的孕妇，可考虑从妊娠中期开始使用吉非罗齐[6,24,42-43]，但需注意吉非罗齐引起肌肉毒性风险较非诺贝特更高，因此更推荐孕妇使用非诺贝特。

5）依折麦布：是一种胆固醇吸收抑制剂，通过抑制胆固醇吸收调节血脂，虽可使 TG 降低 5%～11%，但主要作用是降低 LDL-C 水平[26]，FDA 原妊娠期药物安全性分级为 C 级。目前尚不清楚依折麦布及其活性代谢物是否能通过人类胎盘，其分子量（约为 409）和较长的半衰期（22 小时）提示有可能穿过胎盘屏障，但其较高的蛋白结合率（98%）可能限制其向胎儿体内转移[41]。依折麦布药品说明书提示，动物实验显示对妊娠、胚胎及胎仔发育、分娩及出生后新生幼崽发育均无直接或间接的不良影响。在对妊娠期鼠类的研究中，剂量达到约 10 倍于人类暴露量时，没有证据表明鼠类生育能力受损或胚胎死亡的影响。但在最高剂量下，注意到骨骼异常的发生率增加（额外的一对胸肋骨，不对称的颈椎中心和缩短的肋骨）。而在兔中，剂量高达约 150 倍时没有引起胚胎致死效应，但观察到额外胸肋的发生率增加[41]。人类中妊娠期使用的数据非常有限，仅一例描述依折麦布在人类妊娠中使用安全的报告[44]。*Drugs in Pregnancy and Lactation：A Reference Guide to Fetal and Neonatal Risk*（11 *ed*）[41]认为，当妊娠期有必要降血脂治疗时，依折麦布似乎是比他汀类药物或非诺贝特更好的治疗选择。

6）烟酸：也称作维生素 B_3，属人体必需维生素，大剂量时（＞3g/d）具有降低 TC、LDL-C 和 TG 及升高 HDL-C 的作用，烟酸可将 TG 降低 20%～25%[25-26]。调脂作用与抑制脂肪组织中激素敏感脂酶活性、减少游离脂肪酸进入肝脏和降低极低密度脂蛋白（very low density lipoprotein，VLDL）分泌有关[25]。治疗脂代谢失调的剂量下烟酸的 FDA 原妊娠期药物安全性分级为 C 级[45]。动物实验研究发现，妊娠大鼠每日口服剂量高达 1 000mg/kg 的烟酸，胚胎或胎仔器官形成过程中没有产生不良影响[46]；对雌性家兔从受孕前至哺乳期持续每日给药烟酸 0.3g，对其子代没有致畸影响[47]。出生缺陷咨询工作站优生智库中提到妊娠期烟酸的推荐摄入量为 18mg/d，对 18 岁女性推荐摄入上限为30mg/d，而年龄更大女性推荐上限为 35mg/d，目前尚无作为药物的大剂量烟酸使用（如：抗血脂）对妊娠期造成影响的人类研究。有研究发现在他汀基础上联合烟酸与单用他汀相比无心血管保护作用[25]，欧美多国已将烟酸类药物淡出调血脂药市场，且大剂量烟酸易引起颜面潮红、肝脏损害、高尿酸血症、高血糖、黑棘皮症和消化道不适等药物不良反应[25]，此外烟酸降脂起效较慢，连续服药长达 6 周后才会对血脂产生积极影响。综上，烟酸降脂剂量对人类胚胎胎儿毒性的可能性尚不清楚，关于在孕妇中使用烟酸的现有数据不足以评估与药物相关的重大出生缺陷、流产或不良母体或胎儿结局的风险，因此除非必需，否则妊娠合并高脂血症不应使用烟酸。

7）胆汁酸结合树脂类（胆酸螯合剂）：为碱性阴离子交换树脂，可阻断肠道内胆汁酸中胆固醇的重吸收，可有效降低 LDL-C 水平，但同时可能增加血浆 TG 水平，并不适用于高 TG 患者[26]。常用的药物有：考来烯胺，FDA 原妊娠期药物安全性分级为 C 级。《中国妇女孕前肥胖合并血脂异常的诊治路径》推荐妊娠期高胆固醇血症可以使用胆酸螯合剂，但不良反应重，降脂效果欠佳，难以长期坚持。

考来烯胺药品说明书提示对孕妇的影响还缺乏人体研究，虽然口服后几乎完全不被吸收，但可能影响孕妇对维生素及其他营养物质的吸收，对胎儿产生不利影响。出生缺陷咨询工作站优生智库中提到，实验动物研究显示考来烯胺没有造成大鼠和兔生育或发育畸形；对妊娠期间接触考来烯胺可能造成的长期影响的大鼠实验报告指出，出现新生大鼠血胆固醇过多、增加胆固醇负荷受损和胎鼠肝药酶水平改变，但这种影响尚不清楚是由使用考来烯胺造成还是由使用考来烯胺引起的营养缺乏造成。*Drugs in Pregnancy and Lactation*：*A Reference Guide to Fetal and Neonatal Risk*（*11th ed*）[41] 中提及考来烯胺已被用于降低高浓度胆固醇和治疗妊娠期胆汁淤积，一篇综述推荐考来烯胺作为妊娠期伴随肝内胆汁淤积的瘙痒症的首选治疗，但已发现使用熊去氧胆酸较考来烯胺治疗妊娠期肝内胆汁淤积更有效。在这些研究中基本没有观察到不良的胎儿影响，然而已知考来烯胺会干扰脂溶性维生素（A、D、E、K）吸收，从而导致母亲和胎儿缺乏这些维生素，缺乏维生素 K 会导致出血，在一个出生后不久死亡的婴儿身上观察到了这种影响[41]。综上所述，对于妊娠合并高脂血症患者，在单纯高胆固醇血症时可权衡利弊使用考来烯胺治疗。

8）其他辅助调血脂药及措施：胰岛素是肌肉和脂肪组织中脂蛋白脂肪酶（lipoproteinlipase，LPL）的一种快速而有力的激活剂，LPL 可催化 TG 转化为游离脂肪酸及甘油，从而降低血 TG 水平，而妊娠期 LPL 活性明显降低，胰岛素可通过增加其合成而起到降低 TG 的作用，此外还可通过改善糖代谢紊乱并减少糖代谢紊乱产生的自由基而改善整体预后[20]。低分子肝素不仅能够促进 LPL 由内皮细胞释放及入血，而且能够促进肝脏的 TG 水解酶释放，从而加速 TG 的水解[20]，一般不单用于降脂治疗。胰岛素联合低分子肝素治疗 HTG-AP 安全且有效，与对 HTG-AP 患者进行病因治疗具有协同作用，可有效减轻炎性反应,降脂效果确切[20]。妊娠期用药安全性方面,低分子肝素和胰岛素均不通过胎盘,对胎儿是安全的,其妊娠期安全性已有广泛的循证医学证据。目前已有报道静脉使用胰岛素和低分子肝素可安全有效地用于妊娠期高 TG 血症患者[6,16]。因此,妊娠期高 TG 血症(尤其当 TG > 11.3mmol/L 时)的降脂治疗在其他治疗方案无效时,可考虑选用胰岛素和低分子肝素联合治疗。

9)血浆置换能有效降低血清 TG 水平,可将 TG 降低 66%～70%[48],在经禁食、调血脂药治疗的 HTG-AP 患者入院 24～48 小时后血清 TG 仍 > 11.3mmol/L 或降幅未达到 50% 时,建议可实施血浆置换治疗[20]。有研究将血浆置换用于妊娠期重症 HTG-AP 或复发性胰腺炎患者的治疗,降脂效果及安全性好[49-51],妊娠期高脂血症患者使用血浆置换治疗也能取得良好效果[6,46,48,52-53]。血浆置换治疗为有创治疗措施,成本高,存在导管相关感染和血栓形成风险[48,53],且治疗效果短暂,当 TG < 11.3mmol/L 时,治疗效果不佳[46,54];《高甘油三酯血症性急性胰腺炎诊治急诊专家共识》认为胰岛素联合低分子肝素降低 TG 水平效果不劣于血浆置换,但相比后者更易于在临床开展、更具经济性,可作为基层医院治疗 HTG-AP 患者的优选降脂方案,因此血浆置换在妊娠期高脂血症治疗中的广泛应用受到限制[20]。建议血浆置换的使用应仅限于使用其他疗法无效时的临时治疗措施或作为即将分娩时的治疗措施[54]。

(4)提出用药方案调整/建议等:本例患者入院时 TG、TC 均显著升高,诊断妊娠合并高脂血症,TG > 11.3mmol/L,易诱发重症 HTG-AP,因此首要降脂目标为控制 TG 至 < 11.3mmol/L。患者入院后进行饮食控制、胰岛素联合低分子肝素的降脂治疗方案,即胰岛素 12U + 10% KCl 10ml + 10% 葡萄糖注射液 500ml(胰岛素:葡萄糖 = 1:4)静脉滴注,每日 1 次(入院第 1～3 日,第 18～26 日),那屈肝素钙注射液 4 100IU 皮下注射,每日 2 次(入院第 1～26 日),患者 TG 水平在治疗 3 日后下降至 < 11.3mmol/L,停用胰岛素、单用低分子肝素数日后 TG 再次升高至 > 11.3mmol/L,并呈持续升高趋势,再次胰岛素联合低分子肝素降脂治疗后 TG、TC 无明显下降,仍持续 > 11.3mmol/L。

据前所述,静脉胰岛素可用于妊娠期高 TG 症(TG > 11.3mmol/L)患者的快速降 TG 治疗,参考 2021 年最新发布的《高甘油三酯血症性急性胰腺炎诊治急诊专家共识》,无血糖异常仅以控制血清 TG 水平为目的的胰岛素应用方案为①静脉泵入胰岛素 0.1～0.3U/(kg·h);②每 12～24 小时需检测 1 次血清 TG 水平,血清 TG≤5.65mmol/L 时停用胰岛素;③需严格监测血糖,随机血糖维持范围为 6.1～8.3mmol/L[20]。低分子肝素通过释放内皮细胞中的 LPL 进入外周血而降低血中 TG 水平,但长时间大量使用低分子肝素会耗尽血管内皮细胞表面的 LPL,故其作用短暂,并可能导致血液中 TG 水平再次升高,因此建议联合使用其他调血脂药,而非单独使用以降低 TG 水平[20]。低分子肝素与其他调血脂药联合应用的经验性给药方案为入院时给予低分子肝素 100U/kg(单次剂量不超过 5 000U)皮下注射,间隔时间≥12 小时,持续治疗 10～14 日。本例患者自入院第 3 日起单独使用低分子肝素长达 15 日,此外根据患者体重 68kg 计算应使用胰岛素 162～490U/d,初始降脂治疗方案中胰岛素 12U/d 的给药剂量远远低于推荐的降低 TG 有效剂量,以上可能是本例患者在控制饮食及胰岛素、低分子肝素治疗后血脂控制仍不佳的原因。

据此,对于本例妊娠合并高脂血症的妊娠晚期患者的后续降脂治疗方案,临床药师建议:①暂停那屈肝素钙降脂治疗。②调整静脉滴注胰岛素方案为静脉泵入胰岛素 0.1～0.3U/(kg•h)以快速降低 TG 水平,降低诱发 HTG-AP 风险,胰岛素泵入过程中密切监测血糖;由于妊娠合并高脂血症患者目标 TG 水平值尚无指南或文献推荐,建议胰岛素至少用至血清 TG 水平降至<11.3mmol/L 时。③在患者充分知情同意的基础上加用口服调血脂药,结合本院药品可及性,推荐使用非诺贝特以降低 TG 水平。本例患者 TC 异常,建议同时加用胆固醇吸收抑制剂依折麦布联合降脂治疗。

临床医师同意临床药师意见,充分告知患者及家属病情和治疗风险后,调整后续降脂治疗方案为静脉泵入胰岛素 0.1U/(kg•h)联合非诺贝特 200mg/次、每日 1 次、口服,依折麦布 10mg/次、每日 1 次、口服治疗,后复查血脂 TG 11.34mmol/L(3 月 18 日)→9.33mmol/L(3 月 19 日)→8.8mmol/L(3 月 22 日),TC 8.53mmol/L(3 月 18 日)→7.21mmol/L(3 月 19 日)→6.55mmol/L(3 月 22 日),停用胰岛素并予出院,院外继续饮食控制并口服非诺贝特联合依折麦布降脂治疗。出院后至生产前复查 TG 10.33mmol/L(3 月 30 日)→11.2mmol/L(4 月 6 日)、TC 6.5mmol/L(3 月 30 日)→6.22mmol/L(4 月 6 日),TG、TC 高值控制较好。4 月 7 日(孕 37[+5] 周)停用降脂治疗,剖宫产下顺利分娩一女婴,2 550g,1 分钟、5 分钟 Apgar 评分均 10 分,未观察到新生儿异常情况。4 月 9 日(术后第 2 日)复查 TG 4.97mmol/L、TC 5.95mmol/L。产后恢复良好,4 月 11 日出院,出院诊断:妊娠合并高脂血症、瘢痕子宫、G3P2、孕 37[+5] 周、LOA、剖宫产、盆腔粘连。

3. 针对患者的用药指导和药学宣教

(1)胰岛素注射液:胰岛素不通过胎盘,孕妇可以使用。用药过程中注意有无低血糖,轻度低血糖可出现饥饿感、头昏眼花、心慌手颤、面色苍白、出冷汗、虚弱无力等症状,严重低血糖会引起大脑功能障碍,导致意识恍惚、言行怪异、昏昏欲睡、抽搐惊厥甚至昏迷、死亡,如出现应及时报告医务人员,吃含糖食物如含糖饮料、糕点或糖果等；建议治疗用药期间身边常备饼干、糖果等应对低血糖的食物。

（2）非诺贝特胶囊：FDA 原妊娠期药物安全性分级为 C 级，C 级一般指动物繁殖性研究证明该药品对胎仔有毒副作用，但尚未对孕妇进行充分严格的对照研究，并且孕妇使用该药品的治疗获益可能胜于其潜在危害；或者，该药品尚未进行动物实验，也没有对孕妇进行充分严格的对照研究。非诺贝特用药后可能出现消化不良、腹部不适、腹泻、便秘、皮疹、乏力、头痛、失眠等副作用，还可能引起与肌肉有关的副作用，如横纹肌溶解、肌炎。如果出现肌肉疼痛、触痛、乏力等症状，需及时停药就诊。本品推荐剂量为每日 1 次，每次一粒（200mg）口服，为减少胃部不适，可与食物同服。

（3）依折麦布片：FDA 原妊娠期药物安全性分级为 C 级，C 级一般指动物繁殖性研究证明该药品对胎仔有毒副作用，但尚未对孕妇进行充分严格的对照研究，并且孕妇使用该药品的治疗获益可能胜于其潜在危害；或者，该药品尚未进行动物实验，也没有对孕妇进行充分严格的对照研究。依折麦布用药后常见的副作用有腹痛、腹泻、肠胃胀气、疲倦等，还可能出现其他的副作用，如用药后感觉不适请及时就诊。本品推荐剂量为每日 1 次，每次一粒（10mg）口服，食物不影响依折麦布的药效，可在一日中任何时间服用。

（虞燕霞　李静静）

参 考 文 献

[1] 中华医学会，中华医学会杂志社，中华医学会全科医学分会，等. 血脂异常基层诊疗指南（实践版·2019）. 中华全科医师杂志，2019，18（5）：417-421.

[2] 中华医学会，中华医学会杂志社，中华医学会全科医学分会，等. 血脂异常基层诊疗指南（2019 年）. 中华全科医师杂志，2019，18（5）：406-416.

[3] BRIZZI P, TONOLO G, ESPOSITO F, et al. Lipoprotein metabolism during normal pregnancy. Am J ObstetGynecol, 1999, 181（2）：430-434.

[4] USTÜN Y, ENGIN-USTÜN Y, DÖKMECI F, et al. Serum concentrations of lipids and apolipoproteins in normal and hyperemetic pregnancies. J Matern Fetal Neonatal Med, 2004, 15（5）：287-290.

[5] 宋云端，吕涛，常东，等. 3 040 例妊娠期孕妇血脂检验结果的回顾性分析. 国际检验医学杂志，2017，38（7）：997-999.

[6] WONG B, OOI T C, KEELY E. Severe gestational hypertriglyceridemia: a practical approach for clinicians. Obstet Med, 2015, 8（4）：158-167.

[7] GOLDBERG A S, HEGELE R A. Severe hypertriglyceridemia in pregnancy. J Clin Endocrinol Metab, 2012, 97（8）：2589-2596.

[8] 中国妇女孕前肥胖诊治路径专家委员会.中国妇女孕前肥胖合并血脂异常的诊治路径.中国妇幼健康研究,2019,30(6):657-663.

[9] 徐冬,梁玎,陈璐,等.孕期及产后血脂水平变化及其影响因素的研究.中华妇产科杂志,2018,53(4):227-233.

[10] CUNNINGHAM F C,LEVENO K J,BLOOM S L,et al. Williams obstetrics. 24th ed. New York:McGraw-Hill Education,2014.

[11] 孟彤,刘亚非,孟文颖.《威廉姆斯产科学》(24版)推荐的4项孕期血脂参考值范围适用性探讨.北京医学,2017,39(10):999-1002.

[12] NOEL R A,BRAUN D K,PATTERSON R E,et al. Increased risk of acute pancreatitis and biliary disease observed in patients with type 2 diabetes:a retrospective cohort study. Diabetes Care,2009,32(5):834-838.

[13] 中华医学会外科学分会胰腺外科学组.中国急性胰腺炎诊治指南(2021).中华外科杂志,2021,59(7):578-587.

[14] 王向阳,杨丽,吴明浩.妊娠合并高脂血症性胰腺炎12例诊治分析.中国医师杂志,2019,21(1):51-54.

[15] 冯淑娴,盖梅香,刘文珍.妊娠晚期合并高脂血症性重症急性胰腺炎14例临床分析.临床误诊误治,2015(2):10-13.

[16] 陈万杰,李静静,吴晓,等.一例妊娠合并高脂血症性急性胰腺炎复发患者的用药分析.药学服务与研究,2020,20(6):458-461.

[17] AMIN T,POON L C,TEOH T G,et al. Management of hypertriglyceridaemia-induced acute pancreatitis in pregnancy. J Matern Fetal Neonatal Med,2015,28(8):954-958.

[18] 杨怡珂,丁新.妊娠期血脂的相关研究进展.医学综述,2017,23(15):3002-3007.

[19] 李凤秋,杨孜,张爱青,等.妊娠中期初血游离脂肪酸、血脂水平和子宫动脉切迹与子痫前期的关系.中华围产医学杂志,2014,17(3):180-185.

[20] 《高甘油三酯血症性急性胰腺炎诊治急诊专家共识》专家组.高甘油三酯血症性急性胰腺炎诊治急诊专家共识.中国全科医学,2021,24(30):3781-3793.

[21] 李振,吴林林.晚期妊娠合并高甘油三酯血症急性胰腺炎诊治分析.中华急诊医学杂志,2015,24(11):1283-1284.

[22] 龙宇晗,罗霞,姜洁.妊娠期异常高脂血症2例报告并文献复习.山东大学学报(医学版),2021,59(3):103-119.

[23] 张端,毛苗苗,王中锋,等.妊娠期高脂血症性重症胰腺炎2例报告并文献复习.临床肝胆病杂志,2018,34(8):1767-1770.

[24] BERGLUND L,BRUNZELL J D,GOLDBERG A C,et al. Evaluation and treatment of hypertriglyceridemia:an Endocrine Society clinical practice guideline. J Clin Endocrinol Metab,2012,97(9):2969-2989.

[25] 中国成人血脂异常防治指南修订联合委员会.中国成人血脂异常防治指南(2016年修订版).中华全科医师杂志,2017,16(1):15-35.

[26] 中华医学会内分泌学分会脂代谢学组. 中国 2 型糖尿病合并血脂异常防治专家共识（2017 年修订版）. 中华内分泌代谢杂志, 2017, 33（11）: 925-936.

[27] LEE M S, HEKIMIAN A, DOCTORIAN T, et al. Statin exposure during first trimester of pregnancy is associated with fetal ventricular septal defect. Int J Cardiol, 2018（269）: 111-113.

[28] EDISON R J, MUENKE M. Central nervous system and limb anomalies in case reports of first-trimester statin exposure. N Engl J Med, 2004, 350（15）: 1579-1582.

[29] BATEMAN B T, HERNANDEZ-DIAZ S, FISCHER M A, et al. Statins and congenital malformations: cohort study. BMJ, 2015（350）: h1035.

[30] KARALIS D G, HILL A N, CLIFTON S, et al. The risks of statin use in pregnancy: a systematic review. J Clin Lipidol, 2016, 10（5）: 1081-1090.

[31] EDISON R J, MUENKE M. Mechanistic and epidemiologic considerations in the evaluation of adverse birth outcomes following gestational exposure to statins. Am J Med Genet A, 2004, 131（3）: 287-298.

[32] OFORI B, REY E, BÉRARD A. Risk of congenital anomalies in pregnant users of statin drugs. Br J Clin Pharmacol, 2007, 64（4）: 496-509.

[33] COSTANTINE M M, CLEARY K, HEBERT M F, et al. Safety and pharmacokinetics of pravastatin used for the prevention of preeclampsia in high-risk pregnant women: a pilot randomized controlled trial. Am J Obstet Gynecol, 2016, 214（6）: e1-e17.

[34] ONG M, JERREAT L, HAMEED A. Familial hypertriglyceridaemia and type 2 diabetes in pregnancy: prevention of acute pancreatitis with diet control and omega-3 fatty acids. BMJ Case Rep, 2019, 12（5）: e227321.

[35] 杨晓佳, 赵凯亮, 王卫星. 高甘油三酯血症性急性胰腺炎的诊治进展. 中国普外基础与临床杂志, 2019, 26（12）: 1485-1489.

[36] HUANG C, LIU J, LU Y, et al. Clinical features and treatment of hypertriglyceridemia-induced acute pancreatitis during pregnancy: a retrospective study. J Clin Apher, 2016, 31（6）: 571-578.

[37] 宋硕宁, 宋英娜, 李乃适. 重度高甘油三酯血症合并妊娠的临床处理与进展. 重庆医科大学学报, 2018, 43（12）: 1639-1642.

[38] SUNMAN H, CANPOLAT U, SAHINER L, et al. Use of fenofibrate during the first trimester of unplanned pregnancy in a patient with hypertriglyceridemia. Ann Pharmacother, 2012, 46（2）: e5.

[39] HANNA E V, SIMONELLI S, CHAMNEY S, et al. Paradoxical fall in proteinuria during pregnancy in an LCAT-deficient patient-a case report. J Clin Lipidol, 2018, 12（5）: 1151-1156.

[40] WHITTEN A E, LORENZ R P, SMITH J M. Hyperlipidemia-associated pancreatitis in pregnancy managed with fenofibrate. Obstet Gynecol, 2011, 117（2 Pt 2）: 517-519.

[41] GERALD G B, ROGER K F, CRAIG V T, et al. Drugs in pregnancy and lactation: a reference guide to fetal and neonatal risk. 11th ed. Philadelphia: Lippincott Williams & Wilkins, 2017.

[42] AVIS H J, HUTTEN B A, TWICKLER M T, et al. Pregnancy in women suffering from familial hypercholesterolemia: a harmful period for both mother and newborn?CurrOp in Lipidol, 2009, 20(6): 484-490.

[43] JACOBSON T A, MAKI K C, ORRINGER C E, et al. NLA Expert Panel. National Lipid Association recommendations for patient-centered management of dyslipidemia: Part 2. J Clin Lipidol, 2015, 9(6 suppl): S1-S122.

[44] AL-DUGHAISHI T, AL-WAILI K, BANERJEE Y, et al. Successful direct adsorption of lipoproteins(DALI) apheresis during pregnancy in an Omani woman with homozygous familial hypercholesterolemia. Open Cardiovasc Med J, 2015(9): 114-117.

[45] GERALD G B, ROGER K F, SUMNER J Y. Drugs in pregnancy and lactation: a reference guide to fetal and neonatal risk. 7th ed. Philadelphia: Lippincott Williams & Wilkins, 2005.

[46] ECHA. 1992(study report date). Nicotinic acid. Developmental toxicity/teratogenicity. [2023-11-22]. https://echa.europa.eu/registration-dossier/-/registered-dossier/10726/7/9/3.

[47] 烟酸缓释片药品说明书.

[48] BASAR R, UZUM A K, CANBAZ B, et al. Therapeutic apheresis for severe hypertrigly-ceriemia in pregnancy. Arch Gynecol Obstet, 2013, 287(5): 839-843.

[49] GOTO S, OOKAWARA S, TABEI K. Effectiveness of plasma exchange for acute pancreatitis induced by hypertriglyceridemia during pregnancy. Ther Apher Dial, 2016, 20(1): 98-99.

[50] SAFI F, TOUMEH A, ABUISSAQADAN M A, et al. Management of familial hypertri-glyceridemia-induced pancreatitis during pregnancy with therapeutic plasma exchange: a case report and review of literature. Am J Ther, 2014, 21(5): e134-e136.

[51] MICHALOVA R, MANKOVA A, VNUCAK M, et al. Therapeutic plasma exchange in secondary prevention of acute pancreatitis in pregnant patient with familial hyperchylomi-cronemia. Biomed Pap Med Fac Univ Palacky Olomouc Czech Repub, 2019, 163(1): 90-94.

[52] SIMMONS S C, DORN D P, WALTON C M, et al. Hypertriglyceridemia in pregnancy. Transfusion, 2017, 57(12): 2824-2825.

[53] GUPTA N, AHMED S, SHAFFER L, et al. Severe hypertriglyceridemia induced pancreatitis in pregnancy. Case Rep ObstetGynecol, 2014, 2014(1): 1-5.

[54] SCHUFF-WERNER P, FENGER S, KOHLSCHEIN P. Role of lipid apheresis in changing times. Clin Res Cardiol Suppl, 2012, 7(Suppl 1): 7-14.

一、妊娠合并幽门螺杆菌感染

咨询案例

1. 主诉 患者 2022 年 1 月 14 日来院就诊，自述妊娠期服用多种胃药，雷贝拉唑钠肠溶胶囊、复方铝酸铋颗粒、克拉霉素片、左氧氟沙星片，不知对胎儿是否有影响。

2. 用药分析

（1）了解患者信息：追问病史，患者 2021 年 12 月 1 日同房，末次月经为 2021 年 11 月 11 日，月经规律，月经周期约为 30 日，每次持续 4～5 日，2022 年 1 月 4 日医院检查发现有幽门螺杆菌感染，开始服用雷贝拉唑钠肠溶胶囊，每次 20mg，每日 2 次；复方铝酸铋颗粒，每次 2.6g，每日 2 次；克拉霉素片，0.5g，每日 2 次；左氧氟沙星片，每次 0.25g，每日 2 次，服药至今。

（2）妊娠合并幽门螺杆菌感染的一线治疗方案概述：当孕妇被诊断出消化性溃疡时，主要治疗手段通常是抑酸[1]。如果存在幽门螺杆菌感染，则相应治疗一般推迟到分娩后再进行[2-3]。然而，除了铋剂、氟喹诺酮类和四环素类外，用于根除幽门螺杆菌的其他药物在妊娠期使用均是低危的，特别是在孕 14 周后。这些药物包括克拉霉素、阿莫西林和甲硝唑[4-5]。此外，部分证据表明幽门螺杆菌在妊娠期可导致严重的恶心和呕吐，包括妊娠剧吐[6-7]。因此，如果需要，妊娠期也应考虑针对幽门螺杆菌进行治疗。

（3）评估妊娠期 / 哺乳期用药情况

1）雷贝拉唑钠肠溶胶囊：用于治疗胃溃疡、反流性食管炎等疾病，FDA 原妊娠期药物安全性分级为 B 级，根据现有数据，质子泵抑制剂（proton pump inhibitor，PPI）可在有临床指征时使用（最好在妊娠期使用具有更多数据的药物）[8-11]。

2）复方铝酸铋颗粒：铋剂不会抑制或中和胃酸。铋盐最重要的作用是抑制幽门螺杆菌，目前认为大多数抗酸剂都可安全用于妊娠期和哺乳期[12]。但妊娠期应避免使用含碳酸氢钠和三硅酸镁的抗酸剂[13]。

3）克拉霉素片：FDA 原妊娠期药物安全性分级为 C 级，克拉霉素穿过胎盘,建议孕妇不要使用克拉霉素,除非没有替代疗法[14]。

4)左氧氟沙星片:属于喹诺酮类抗菌药物,FDA 原妊娠期药物安全性分级为 C 级,通常在妊娠期避免使用[15]。有研究发现,该类药物虽然毒性低,但对年幼动物可引起关节病变,并影响软骨发育,对神经精神方面亦可产生一定影响,孕妇、哺乳期妇女不宜久用[16]。Berkovitch M 等人[17]对 38 例孕妇用氟喹诺酮类(诺氟沙星、环丙沙星)抗生素治疗其尿路感染分娩后调查新生儿未发现有畸形发生。但鉴于以往有关于左氧氟沙星可致幼儿软骨畸形的报道[18],在使用该类药物后应长期随访。

动物数据:提示①大鼠口服剂量高达 810mg/(kg·d)时,左氧氟沙星没有致畸作用,但会导致胎鼠体重降低,死亡率增加。这一剂量相当于相对体表面积相同时人类最大推荐剂量的 9.4 倍[19]。②大鼠静脉滴注剂量为 160mg/(kg·d)时,左氧氟沙星也没有致畸作用,这一剂量相当于相对体表面积相同时人类最大推荐剂量的 1.9 倍。③兔口服剂量达 50mg/(kg·d)时,未观察到左氧氟沙星具有致畸作用,这一剂量相当于相对体表面积相同时人类最大推荐剂量的 1.1 倍。④兔静脉滴注剂量为 25mg/(kg·d)时,左氧氟沙星也没有致畸作用,这一剂量相当于相对体表面积相同时人类最大推荐剂量的 0.5 倍。但对孕妇还未进行足够的设有良好对照的试验,不能确保孕妇的用药安全,所以妊娠或有可能妊娠的妇女禁用。只有当对胎儿的潜在益处大于潜在危险时才能将左氧氟沙星用于孕妇。

(4)提出用药方案调整/建议等:克拉霉素片和左氧氟沙星片 FDA 原妊娠期药物安全性分级均为 C 级,C 级一般指动物繁殖性研究证明该药品对胎仔有毒副作用,但尚未对孕妇进行充分严格的对照研究,并且孕妇使用该药品的治疗获益可能胜于其潜在危害;或者,该药品尚未进行动物实验,也没有对孕妇进行充分严格的对照研究。雷贝拉唑钠肠溶胶囊相对安全,复方铝酸铋颗粒妊娠相关数据较缺乏。根据患者月经周期推算,服用药物在受精 15 日至妊娠 3 个月期间,此时间段是药物致畸的高度敏感期,继续妊娠致畸风险较常规妊娠更高。

3. 针对患者的用药指导和药学宣教

(1)雷贝拉唑钠肠溶胶囊:副作用可能包括腹痛,腹泻,恶心,呕吐,胃肠胀气,便秘,咽炎和头痛,若出现腹泻症状未改善时应报告,且在医疗咨询前避免自行使用止泻药。本品不能咀嚼或压碎服用,应整粒吞服。本品应在早晨、餐前服用,尽管用药时间及摄食对雷贝拉唑钠药效无影响,但此种给药方式更有利于治疗的进行。可每日口服 1 次 20mg。

(2)左氧氟沙星片:告知患者若出现不良反应,应立即停用左氧氟沙星,同时立即联系医生，向其咨询更换另一种抗菌药物来完成整个疗程的替代方案。告知患者以下与左氧氟沙星或其他氟喹诺酮类药物使用相关的严重不良反应：肌腱炎和肌腱断裂、周围神经病变及中枢神经系统影响、中枢神经系统影响（例如抽搐、头晕、头昏、颅内压升高）、重症肌无力加重、腹泻、光敏性 /光毒性。嘱患者在服用左氧氟沙星时应大量饮水以避免尿液高度浓缩及结晶形成。

（3）克拉霉素片：可随餐服用或不随餐服用，可与牛奶一起服用；告知患者腹泻是由克拉霉素引起的常见问题，通常在停用抗菌药物后就会痊愈。有时在开始使用抗菌药物治疗后，即使在服用最后一剂抗菌药物后 2 个月或更长时间，患者仍会出现水样便和血便（伴有或不伴有胃痉挛和发热）。告知患者如果出现这种情况，应尽快联系医生。

（4）复方铝酸铋颗粒：服用本品时，一般不需要禁忌任何食品，但如有严重胃病者，应禁忌饮酒，少食煎炸油腻食品；用药不可间断，服药后十天左右，自觉症状可见减轻或消失，但这只能说明病情的好转，并不表示已经痊愈，仍应按上述用法与用量继续用药，直到完成一个疗程。病愈后，为避免复发，可将剂量减至每日 1～2 袋，在主餐后服用。

（金　经　汤　静）

参 考 文 献

[1] MAHADEVAN U，KANE S. American gastroenterological association institute technical review on the use of gastrointestinal medications in pregnancy. Gastroenterology，2006，131（1）：283-311.

[2] GROOTEN I J，DEN HOLLANDER W J，ROSEBOOM T J，et al. Helicobacter pylori infection：a predictor of vomiting severity in pregnancy and adverse birth outcome. Am J Obstet Gynecol，2017，216（5）：e1-e512.

[3] CARDAROPOLI S，ROLFO A，TODROS T. Helicobacter pylori and pregnancy-related disorders. World J Gastroenterol，2014，20（3）：654-664.

[4] MUANDA F T，SHEEHY O，BERARD A. Use of antibiotics during pregnancy and risk of spontaneous abortion. CMAJ，2017（189）：E625-633.

[5] NGUYEN C T，DAVIS K A，NISLY S A，et al. Treatment of helicobacter pylori in special patient populations. Pharmacotherapy，2019，39（10）：1012-1022.

[6] GOLBERG D，SZILAGYI A，GRAVES L. Hyperemesis gravidarum and helicobacter pylori infection：a systematic review. Obstet Gynecol，2007，110（3）：695-703.

[7] MANSOUR G M，NASHAAT E H. Role of Helicobacter pylori in the pathogenesis of hyperemesis gravidarum. Arch Gynecol Obstet，2011，284（4）：843-847.

[8] BODY C，CHRISTIE J A. Gastrointestinal diseases in pregnancy：nausea，vomiting，hyperemesis gravidarum，gastroesophageal reflux disease，constipation，and diarrhea. Gastroenterol Clin North Am，2016，45（2）：267-283.

[9] VAN DER WOUDE C J，METSELAAR H J，DANESE S. Management of gastrointestinal and liver diseases during pregnancy. Gut，2014，63（6）：1014-1023.

[10] MATOK I，LEVY A，WIZNITZER A，et al. The safety of fetal exposure to proton-pump inhibitors during pregnancy. Dig Dis Sci，2012，57（3）：699-705.

[11] PASTERNAK B，HVIID A. Use of proton-pump inhibitors in early pregnancy and the risk of birth defects. N Engl J Med，2010，363（22）：2114-2123.

[12] HODGKINSON R，GLASSENBERG R，JOYCE 3RD T H，et al. Comparison of cimetidine（tagamet）with antacid for safety and effectiveness in reducing gastric acidity before elective cesarean section. Anesthesiology，1983，59（2）：86-90.

[13] WITTER F R，KING T M，BLAKE D A. The effects of chronic gastrointestinal medication on the fetus and neonate. Obstet Gynecol，1981，58（5 Suppl）：79S-84S.

[14] ANDERSON J T，PETERSEN M，JIMENEZ-SOLEM E，et al. Clarithromycin in early pregnancy and the risk of miscarriage and malformation：a register based nationwide cohort study. PLoS One，2013，8（1）：e53327.

[15] BOOKSTAVER P B，BLAND C M，GRIFFIN B，et al. A review of antibiotic use in pregnancy. Pharmacotherapy，2015，35（11）：1052-1062.

[16] 傅其红. 氟喹诺酮类药物的研究及其临床应用进展. 中国现代应用药学，2001，18（4）：260-262.

[17] BERKOVITCH M，PASTUSZAK A. Safety of the new quinolones in pregnancy. Obstet Gynecol，1994，84（4）：535-538.

[18] WATANABE T，FUJIKAWA K，HARADA S，et al. Reproductive toxicity of the new quinolone antibacterial agent levofloxacin in rats and rabbits. Arzneimittelforschung，1992，43（3A）：374-377.

[19] UpToDate：药物专论 左氧氟沙星. [2024-07-18]. https://www.uptodate.cn/contents/zh-Hans/94010?kp_tab=drug_dxy&display_rank=1&search=%E5%B7%A6%E6%B0%A7%E6%B0%9F%E6%B2%99%E6%98%9F&selectedTitle=1～150&source=panel_search_result.

二、妊娠合并胃食管反流

咨询案例

1. 主诉　患者 2022 年 6 月 20 日来院就诊，诉妊娠期因胃食管反流使用过雷贝拉唑钠肠溶胶囊、多烯磷脂酰胆碱胶囊、琥珀酸亚铁缓释片，不知对胎儿是否有影响。

2. 用药分析

（1）了解患者信息：追问病史，患者 2022 年 1 月 20 日同房，末次月经为 2021 年 12 月 30 日，月经规律，月经周期约为 30 日，每次持续 7 日，2022 年 3 月 1 日因胃食管反流来院治疗，治疗期间发现肝功能异常及缺铁性贫血，先后使用雷贝拉唑钠肠溶胶囊，每次 30mg，每日 1 次，口服，用药 10 日；多烯磷脂酰胆碱胶囊，每次 456mg，每日 3 次，口服，用药 17 日；琥珀酸亚铁缓释片，每次 100mg，每日 2 次，口服，用药至今。

（2）妊娠合并胃食管反流常规治疗方案概述：根据 UpToDate 上的《成人胃食管反流病的内科治疗》的"妊娠期和哺乳期"项下，妊娠期胃食管反流的初始治疗包括改变生活方式和饮食，比如抬高床头、避免饮食诱因 [1]。如果仍有症状，应以抗酸剂开始药物治疗，之后再考虑硫糖铝 [2]。如果患者仍无缓解，则与非妊娠患者一样，采用 H_2 受体拮抗药（H_2RA）来控制症状 [3]，如疗效不佳，可使用 PPI。PPI 用于妊娠期的经验比 H_2RA 更少，但就现有经验来看，PPI 用于妊娠期很可能是安全的 [4]。

（3）评估妊娠期 / 哺乳期用药情况

1）雷贝拉唑钠肠溶胶囊：用于治疗胃溃疡、反流性食管炎等疾病，根据现有数据及经验，PPI 可在有临床指征时使用，且 PPI 用于妊娠期很可能是安全的，我们建议使用奥美拉唑、兰索拉唑或泮托拉唑，而非其他 PPI，因为这几种药物在妊娠期的应用更为广泛 [4-5]。一项纳入 7 项观察性研究的荟萃分析发现，1 530 例妊娠期使用了 PPI 的女性与 133 410 例妊娠期未使用 PPI 的女性相比，重大先天性出生缺陷、自然流产和早产风险的发生率并无显著性统计学差异 [4]。后来一项评估妊娠早期使用 PPI 的观察性研究也发现，3 651 例在妊娠早期暴露于 PPI 的婴儿与 837 317 例未暴露的婴儿相比，重大出生缺陷的风险并未增加 [5]。

2）多烯磷脂酰胆碱胶囊：多烯磷脂酰胆碱是保护肝细胞膜及抗炎保肝的药物，肝病临床应用的专家共识《多烯磷脂酰胆碱在肝病临床应用的专家共识》[6] 指出在常规药物治疗妊娠期肝内胆汁淤积基础上可加用多烯磷脂酰胆碱，以进一步改善患者生化指标，且其可用于治疗妊娠合并肝药酶异常。

3）琥珀酸亚铁缓释片：为铁元素的补充剂。铁是机体不可缺少的元素，是构成血红蛋白、肌红蛋白及多种组织酶的重要成分。机体缺铁，可引起缺铁性贫血或其他各种缺铁性疾病，妊娠期生理性贫血和缺铁是此阶段贫血最常见的原因，绝大多数的妊娠期血红蛋白水平低下都是它们所致。饭后口服，每次 1 片，每日 2 次，即每日 0.2～0.4g。血红蛋白正常后仍需继续服用 1～2

个月,与维生素 C 同服可增加本品吸收,可能出现食欲减退、恶心、呕吐、腹泻等。可适当减少服用量或停药。

（4）提出用药方案调整/建议等:治疗妊娠期胃溃疡、反流性食管炎等疾病,就现有经验来看,我们更推荐使用奥美拉唑、兰索拉唑或泮托拉唑,建议替换掉雷贝拉唑钠肠溶胶囊。

3. 针对患者的用药指导和药学宣教

（1）雷贝拉唑钠肠溶胶囊:就现有经验来看,我们更推荐使用奥美拉唑、兰索拉唑或泮托拉唑,建议替换掉雷贝拉唑钠肠溶胶囊。以奥美拉唑胶囊为例,一次 20mg,一日 1～2 次。每日晨起或早晚各一次吞服。疗程遵医嘱。

（2）多烯磷脂胆碱胶囊:每日 3 次,每次 2 粒（规格:456mg）。该药为保肝药物,需随餐服用,用足够量的温开水整粒吞服,不能咀嚼。在大剂量服用时偶尔会出现胃肠道紊乱,例如胃部不适的主诉、软便和腹泻。在极罕见的情况下,可能会出现过敏反应,如皮疹、荨麻疹、瘙痒等（发生率未知）。如果在服药过程中出现了任何说明书中没有提到的不良反应,请咨询医师或药师。

（3）琥珀酸亚铁缓释片:与维生素 C 共同服用可适当减少服用量或停药。口服铁剂避免与其他药物同时服用。口服铁剂的患者约有 1/3 出现剂量相关的不良反应。补充元素铁≥200mg/d 时容易出现恶心和上腹部不适等胃肠道症状,较低铁含量制剂可减轻胃肠道症状,若不能耐受,请及时告知医生或药师。

（陈 婷 毕 娟）

参 考 文 献

[1] JACOBSON B C, SOMERS S C, FUCHS C S, et al. Body-mass index and symptoms of gastroesophageal reflux in women. N Engl J Med, 2006, 354（22）: 2340-2348.

[2] Thélin CS, Richter JE. Review article: the management of heartburn during pregnancy and lactation. Aliment Pharmacol Ther. 2020 Feb; 51（4）: 421-434.

[3] LARSON J D, PATATANIAN E, MINER P B JR, et al. Double-blind, placebo-controlled study of ranitidine for gastroesophageal reflux symptoms during pregnancy. Obstet Gynecol, 1997, 90（1）: 83.

[4] PASTERNAK B, HVIID A. Use of proton-pump inhibitors in early pregnancy and the risk of birth defects. N Engl J Med, 2010, 363（22）: 2114-2123.

[5] GILL S K, O'BRIEN L, EINARSON T R, et al. The safety of proton pump inhibitors（PPIs）in pregnancy: a meta-analysis. Am J Gastroenterol, 2009, 104（6）: 1541-1545.

[6] 多烯磷脂酰胆碱肝病临床应用专家委员会. 多烯磷脂酰胆碱在肝病临床应用的专家共识. 临床消化病杂志, 2017, 29（6）: 331-338.

三、妊娠合并乙型病毒性肝炎肝硬化

咨询案例

1. 主诉　诊断乙型病毒性肝炎(简称为乙型肝炎,或者乙肝)肝硬化,自2017年起口服恩替卡韦0.5g至今,发现意外妊娠。2022年3月12日咨询:目前用药是否会对孩子产生影响,如果要继续妊娠应如何调整用药。

2. 用药分析

(1)了解患者信息:追问病史,患者2022年2月14日同房,末次月经为2022年2月6日,月经规律,月经周期约为30日,每次持续4~5日。其间一直服用恩替卡韦分散片,每次0.5g,每日1次,用药至今。

(2)妊娠期/哺乳期乙肝(简称为乙型肝炎,或者乙肝)治疗方案概述:妊娠期是否开始治疗取决于有无肝硬化、乙型肝炎e抗原(hepatitis B e antigen,HBeAg)、乙型肝炎e抗体(hepatitis B e antibody,HBeAb),以及乙肝病毒DNA(HBV-DNA)和转氨酶水平,无晚期肝病的慢性HBV感染女性通常可良好地耐受妊娠,女性如果在进行抗病毒治疗时妊娠,应立即告知其临床医生,并应讨论继续治疗的利弊。继续治疗可能对胎儿造成风险,而停止治疗可能使母体面临肝炎发作的风险。如果患者已达到治疗终点且无肝硬化,则可考虑停止治疗。

孕妇抗病毒治疗的指征通常与非妊娠患者相同。如果患者谷丙转氨酶(glutamic-pyruvic transaminase,GPT)持续升高 > 健康人群高限(ULN)的2倍,并且HBV-DNA升高(HBeAg阳性患者的HBV-DNA > 20 000IU/ml或HBeAg阴性患者的HBV-DNA≥2 000IU/ml),推荐采用抗病毒治疗[1]。但对于无肝硬化的孕妇,一些情况可能不同。例如:如果证据表明患者疾病活动轻微,例如转氨酶略高于治疗阈值,则可选择推迟治疗至分娩后。不同的是,如果病毒载量 > 2×10^5IU/ml,即使转氨酶水平正常,也应该在妊娠晚期开始治疗。这种情况下治疗旨在防止垂直传播。

使用恩替卡韦、阿德福韦酯、干扰素或丙酚替诺福韦(tenofovir alafenamide,TAF)治疗者可换为富马酸替诺福韦二吡呋酯(tenofovir disoproxil fumarate,TDF)等其他药物继续治疗,TDF安全性数据更丰富,似乎可安全用于妊娠期[2-3]。这些女性在换药期间应接受密切监测,以确保病毒抑制。妊娠患者应避免使用干扰素,否则可能造成妊娠丢失,某些特定核苷(酸)类药物相对安全，例如 TDF，但美国 FDA 尚未批准任何 HBV 治疗药物用于妊娠期，因为尚无大型研究探讨妊娠期 HBV 单一感染者使用抗病毒治疗的安全性。多数安全性数据来自抗病毒联合治疗的人类免疫缺陷病毒（human immunodeficiency virus，HIV）感染者，根据《慢性乙型肝炎防治指南（2022 年版）》[4]，抗病毒治疗期间意外妊娠的患者若使用替诺福韦治疗，建议继续治疗；若使用恩替卡韦，可不终止妊娠，建议换用替诺福韦治疗。

替诺福韦推荐用法为口服，每次 300mg，每日 1 次，可伴或不伴食物同服。在开始替诺福韦治疗之前和使用替诺福韦治疗期间，应定期评估所有患者的血清肌酐、估计的肌酐清除率、尿糖和尿蛋白。在慢性肾病患者中，还要评估血清磷。

对于分娩后继续接受抗病毒治疗的慢性 HBV 感染女性，母乳喂养期间使用抗 HBV 治疗的安全性数据尚不明确。因此，对于需要产后抗病毒治疗的女性，应讨论母乳喂养的益处和母乳喂养替代方法的可行性。应根据患者偏好决定是否母乳喂养。不过，在 TDF 治疗的女性乳汁中，仅检出低水平的替诺福韦，难以对婴儿产生任何生物学影响。例如，一项研究发现在 TDF 治疗者的乳汁中，药物中位剂量仅仅是建议乳儿口服剂量的 0.03%，模拟的新生儿血浆药物浓度极低。此外，病例报告通过慢性 HBV 感染母亲所生的婴儿发现，母亲在 TDF 治疗时进行母乳喂养对婴儿没有短期不良影响 [5-8]。

（3）评估妊娠期/哺乳期用药情况

恩替卡韦分散片：1989 年抗逆转录病毒妊娠登记中心（the Antiretroviral Pregnancy Registry）建立，2003 年起该中心开始收集抗 HBV 药物暴露数据。据报道，只有 82 例婴儿在妊娠早期暴露于恩替卡韦，有 2 例婴儿在妊娠中/晚期暴露于该药，报告妊娠早期暴露组的 2 例婴儿有出生缺陷，且在动物实验中见胎仔畸形，在器官形成期间（大鼠为妊娠第 6～15 日，兔为妊娠第 6～18 日）给予大鼠[剂量分别为 2mg/（kg•d）、20mg/（kg•d）和 200mg/（kg•d）]和兔[剂量分别为 1mg/（kg•d）、4mg/（kg•d）和 16mg/（kg•d）]恩替卡韦。在大鼠中，在全身暴露量为最大人体推荐剂量的 3 100 倍时观察到胚胎胎仔毒性，包括植入后丢失、再吸收、尾巴和椎骨畸形、骨骼变异，包括骨化减少（椎骨、胸骨和指骨）和生长额外的腰椎、肋骨；在该剂量水平也观察到母体毒性。在兔中，在全身暴露量为最大人体推荐剂量的 883 倍时出现胚胎胎仔毒性，包括植入后丢失、吸收和骨骼变化，包括骨化减少（舌骨）和第 13 肋骨的发生率增加，故一般不考虑其在妊娠期使用 [5-8]。

（4）提出用药方案调整/建议等：孕妇抗病毒治疗主要应考虑其对胎儿的影响。必须使用对胎儿影响小的药物，并尽量减少胎儿对药物的暴露期。根据《慢性乙型肝炎防治指南（2022 年版）》，若正在服用恩替卡韦者，可不终止妊娠，建议更换为替诺福韦继续治疗。目前，替诺福韦是治疗 HBV 感染孕妇最佳的选择，替诺福韦推荐用法为口服，每次 300mg，每日 1 次，可伴或不伴食物同服。在开始替诺福韦治疗之前和使用替诺福韦治疗期间，应定期评估所有患者的血清肌酐、估计的肌酐清除率、尿糖和尿蛋白，如果患者存在骨质疏松、肾损伤或肾损伤的危险因素，可选用富马酸丙酚替诺福韦治疗。

　　无论是对母亲还是婴儿，因为替诺福韦是拥有最低耐药率基因型的最有效的核苷类似物，拥有足够安全证据可在妊娠期间使用，多数安全性数据来自抗病毒联合治疗的 HIV 感染者。慢性 HBV 感染引起的肝硬化可增加母体和围产儿死亡率，也可能导致妊娠高血压、胎盘早剥、早产和胎儿生长受限等情况，建议进一步结合临床对疾病评估及家庭意愿作出决策。

　　3. 针对患者的用药指导和药学宣教　恩替卡韦分散片：恩替卡韦片剂最常见的不良事件有头痛、疲劳、眩晕、恶心。患者用药多年，现在处于妊娠期，可能与妊娠早期反应混淆，应按时产检，关注妊娠相关的指标变化，且若患者决定继续妊娠，可能会更换抗病毒药物为替诺福韦酯。已发表的针对 HBV 感染受试者的研究无在妊娠晚期使用替诺福韦酯增加不良妊娠相关结局风险的报告。对慢性乙肝的治疗，剂量为每次 300mg，每日一次，口服，空腹或与食物同时服用。建议定期来药学咨询门诊随访，有不适及时就医。

（陈　婷　毕　娟）

参 考 文 献

[1] TERRAULT N A，LOK A S F，MCMAHON B J，et al. Update on prevention，diagnosis，and treatment of chronic hepatitis B: AASLD 2018 hepatitis B guidance. Hepatology，2018，67（4）：1560-1599.

[2] American Academy of Pediatrics. Red Book: 2015 report of the committee on infectious diseases. 30th ed. Elk Grove Village, IL: American Academy of Pediatrics，2015.

[3] CUNDY K C，SUEOKA C，LYNCH G R，et al. Pharmacokinetics and bioavailability of the anti-human immunodeficiency virus nucleotide analog 9-[（R）-2-（phosphonomethoxy）propyl]adenine（PMPA）in dogs. Antimicrob Agents Chemother，1998，42（3）：687-690.

[4] 中华医学会感染病学分会，中华医学会肝病学分会. 慢性乙型肝炎防治指南（2022 年版）. 中华传染病杂志，2023，41（1）：3-28.

[5] VAN ROMPAY K K，HAMILTON M，KEARNEY B，et al. Pharmacokinetics of tenofovir in breast milk of lactating rhesus macaques. Antimicrob Agents Chemother，2005，49（5）：2093-2094.

[6] BENABOUD S，PRUVOST A，COFFIE P A，et al. Concentrations of tenofovir and

emtricitabine in breast milk of HIV-1-infected women in Abidjan, Cote d'Ivoire, in the ANRS 12109 TEmAA Study, Step 2. Antimicrob Agents Chemother, 2011, 55(3): 1315-1317.

[7] EHRHARDT S, XIE C, GUO N, et al. Breastfeeding while taking lamivudine or tenofovir disoproxil fumarate: a review of the evidence. Clin Infect Dis, 2015, 60(2): 275-278.

[8] WAITT C, OLAGUNJU A, NAKALEMA S, et al. Plasma and breast milk pharmacokinetics of emtricitabine, tenofovir and lamivudine using dried blood and breast milk spots in nursing African mother-infant pairs. J Antimicrob Chemother, 2018, 73(4): 1013-1019.

四、妊娠期便秘

咨询案例（一）

1. 主诉 患者 2022 年 2 月 14 日来院就诊，自述妊娠 7 个月，便秘严重。此次前来咨询口服乳果糖是否可以改善便秘症状，是否还有其他可以替代的办法。

2. 用药分析

（1）了解患者信息：追问病史，患者末次月经为 2021 年 8 月 2 日，月经规律，月经周期约为 28 日，每次持续 4～5 日，孕 20 周左右开始服用钙剂，妊娠期排便费力，便硬，最近两日便秘症状加重。医生开具乳果糖口服。

（2）妊娠合并便秘的一线治疗方案概述：治疗的目的是缓解症状，恢复正常肠道动力和排便功能。治疗原则是个体化综合治疗，包括推荐合理的膳食结构，建立正确的排便习惯，调整患者的精神心理状态；需长期应用通便药维持治疗者，应避免滥用泻药。如孕妇应用通便药应考虑认识的安全性。

一般治疗：①增加纤维素和水分的摄入，推荐每日摄入膳食纤维 25～35g，每日至少饮水 1.5～2.0L[1]；②适度运动；③建立良好的排便习惯；排便时集中注意力，减少外界因素的干扰。

药物治疗：当短期出现便秘症状通过调整生活方式无效时，可酌情给予通便药治疗以减少便秘发生，避免诱发早产、肠梗阻、痔以及其他肛肠疾病等。首先进行便秘症状评估，治疗性一线用药：首选双糖类渗透性泻药（如乳果糖），乳果糖是目前我国应用于治疗孕产期便秘常用的通便药，被 FDA 批准用于治疗孕产妇便秘，是世界胃肠病学组织（World Gastroenterology Organisation, WGO）认可的益生元[2]。乳果糖治疗妊娠期便秘，平均粪便性状显著改善，治疗有效率、满意率高，无治疗后严重不良反应[3]。其次，聚乙二醇（polyethylene glycol, PEG），FDA 原妊娠期药物安全性分级为 C 级，用于妊娠期的安全性有待进一步的研究[4]。二线用药：多库酯钠作用温和，起效慢，可短期应用于孕产妇[5]。

妊娠轻度便秘患者可用容积性泻药（如小麦纤维素颗粒、欧车前亲水胶干混悬剂）做预防性用药，本品起效较慢，服药时需补充足够液体[6]。

小麦纤维素颗粒：本品用于便秘；作为肠易激综合征、憩室病、肛裂和痔等伴发的便秘的辅助治疗；也可用于手术后软化大便。治疗剂量的容积性泻药常伴发腹胀、纳差等不适。

欧车前亲水胶干混悬剂：用于偶然出现的便秘（不规则性），胃肠功能紊乱，服用欧车前需注意可能引起支气管哮喘以及威胁生命的过敏反应等严重不良反应[7]。

多库酯钠片：用于慢性功能性便秘。本品作用温和，起效缓慢，口服 3 日才能见效。本品连续用药不能超过一周。

润滑类泻药开塞露、蓖麻油禁用于孕妇[8]。

（3）评估妊娠期 / 哺乳期用药情况

乳果糖口服溶液：用于慢性或习惯性便秘，调节结肠的生理节律等，FDA 原妊娠期药物安全性分级为 B 级，妊娠期的有限数据表明无畸形，也无胎儿 / 新生儿毒性。动物研究结果表明，对妊娠、胚胎 / 胎仔发育、分娩或产后发育无直接或间接的不良影响。乳果糖不被吸收入血，不影响营养吸收，不影响胎儿发育，不影响哺乳，不会引起血糖波动[9-10]。因乳果糖通过刺激短链脂肪酸（short-chain fatty acid，SCFA），减少胰高血糖素样肽 1（glucagon-like peptide，GLP1）和酪酪肽（peptide tyrosine-tyrosine，PYY）产生的生长素释放肽，抑制饥饿感和食欲[11]。

已知 PYY 通过激活下丘脑神经肽 Y2 受体（NPYR2）抑制上消化道的运动，并恢复胰岛中受损的胰岛素和胰高血糖素分泌，这表明 SCFA 可在远离其产生部位的位置影响运动。原始 GLP1 分布在小肠和大肠中，GLP1 的增加导致空腹和餐后高血糖中 β 细胞功能的改善[12]。

（4）提出用药方案调整 / 建议等：妊娠期母亲活动减少和补充维生素（如铁和钙）可能会进一步导致便秘。在妊娠后期，子宫的扩大可能会减缓粪便的运动。合理补钙不会增加妊娠期便秘。大多数人每日补充 600mg 左右剂量的钙剂，并不会引起便秘。相反，钙对人体内腺激素的分泌有调节作用，参与维持消化、循环等系统器官的正常生理功能。注意勿过量，过量补钙之所以会引起便秘，是因为钙在进入肠道后，遇上碱性环境，容易形成难以吸收的钙盐，抑制肠蠕动，造成顽固性便秘。

乳果糖是目前我国应用于治疗孕产期便秘常用的通便药，被美国 FDA 批准用于治疗孕产妇便秘，是世界胃肠病学组织认可的益生元，其常用起始剂量为30ml/d，维持剂量为15~30ml/d，疗程为2~4周。

3. 针对患者的用药指导和药学宣教

（1）乳果糖是由半乳糖和果糖组成的"双歧因子"，通过乳糖异构化产生。它是一种益生元，能刺激胃肠道内产生乳酸杆菌和双歧杆菌等；常用起始剂量为30ml/d，维持剂量为15~30ml/d，疗程为2~4周。注意过量服用本品可能出现腹泻腹痛。此时停药即可。

（2）乳果糖口服溶液常见副作用包含腹胀、腹痛、恶心、呕吐虚弱、无食欲等，但一般都不严重，若症状恶化且无法忍受请及时就医。

（3）乳果糖口服溶液开封请置于室温阴凉处，可保存1个月，若溶液呈现极深色、变质感或混浊时请勿使用。

咨询案例（二）

1. 主诉　患者2022年7月11日来院就诊，目前孕19周，有痔史，在妊娠早期（大约孕4周）不知道受孕时曾经使用过马应龙麝香痔疮膏，说明书提示孕妇禁用，不知道对胎儿有什么影响，妊娠期痔患者有什么药可以选用。

2. 用药分析

（1）了解患者信息：追问病史，患者末次月经为2022年2月28日，月经规律，月经周期约为28日，每次持续5~7日，孕13周唐氏筛查无异常，2021年1月检查发现有痔，有时排便费力，块状便。既往体健。截至目前整个妊娠期无腹痛、阴道流血等情况。

（2）妊娠合并痔常规治疗方案概述：因妊娠时盆腔内压升高，痔是妊娠期的常见疾病。根据《中国痔病诊疗指南（2020）》妊娠期间痔治疗目的主要是缓解症状[13]。对于患有痔的妊娠期或产后早期的妇女，应注意：①优先进行保守治疗，如调整饮食；调整饮食结构，包括摄入足量的液体和膳食纤维，以及形成良好的排便习惯，对预防痔和痔的非手术治疗有重要意义。一项横断面研究的结果显示，摄入充足的谷物纤维与降低患痔风险有关[14]。②短期使用柑橘黄酮片（MPFF）或栓剂。③对于患有痔的妊娠期或产后早期的妇女，当保守治疗无效时，可考虑行痔切除术。一项队列研究评估了25例处于妊娠期的痔患者接受闭合性痔切除术的疗效，结果显示，有1例患者在术后需要即刻止血，其余患者的顽固性疼痛在术后第二日得到缓解，未发现其他母婴并发症，在6个月至6年的随访中有6例（24%）患者需要进一步的治疗[15]。

药物治疗：①口服纤维类轻泻剂对痔患者具有良好的治疗作用，可缓解痔症状，减少出血，使用口服纤维类轻泻剂后，患者症状改善和持续的风险降低了 53%。②口服静脉活性药物，静脉活性药物是一类由植物提取物或合成化合物组成的异质类药物，可用于治疗急性和慢性痔，其确切的作用机制尚不清楚，但已证明可改善静脉张力，稳定毛细血管通透性和增加淋巴引流[16]。纯化微粒化黄酮成分（micronized purified flavonoid fraction，MPFF）制剂柑橘黄酮片，提取自天然柑橘，是地奥司明（90%）和其他活性黄酮类化合物（10%）的微粒化混合物，作为最具代表性的一种静脉活性药物，柑橘黄酮片对痔症状和体征的显著改善作用已在大量的临床研究中得到证实。大鼠经口给予柑橘黄酮 25mg/（kg•d）、125mg/（kg•d）和 625mg/（kg•d），未见对生育力的明显影响。大鼠和兔经口给予 25mg/（kg•d）、125mg/（kg•d）和 625mg/（kg•d），125mg/（kg•d）剂量组可见一例严重畸形，胚胎/胎仔毒性。大鼠经口给予柑橘黄酮 25mg/（kg•d）、125mg/（kg•d）和 625mg/（kg•d），有少数偶发肾盂扩张[17]。一项开放的非比较研究共纳入 50 例处于妊娠晚期的痔患者，结果发现，与治疗开始前相比，在接受柑橘黄酮片治疗后的第 4 日，66% 的患者痔的急性症状得到改善，在治疗的第 7 日，出血、疼痛、直肠不适显著减轻，直肠分泌物显著减少，直肠炎症患者比例降低了 46%，但在产后 30 日的维持治疗期间，有 5 例患者出现恶心和腹泻[18]。因此认为，对处于妊娠期的痔患者，短期内使用柑橘黄酮片是一种安全、可接受且有效的治疗方式。③孕妇有痔并发便秘时可以使用复方角菜酸酯栓，禁用含麝香中药栓剂及乳膏[6]。因麝香对子宫有明显兴奋作用，能增强子宫收缩[19]，也有药理实验表明其有"抗着床"和"抗早孕"功效[20]。多库酯钠作用温和，起效慢，可短期应用于孕产妇。润滑类泻药开塞露、蓖麻油禁用于孕妇[21]。

（3）评估妊娠期/哺乳期用药情况

1）小麦纤维颗粒：作为肠易激综合征、憩室病、肛裂和痔等伴发便秘的辅助治疗用药，治疗剂量的容积性泻药常伴发腹胀、纳差等不适。

2）柑橘黄酮片：柑橘黄酮片动物研究未发现生殖毒性。人体研究认为，对处于妊娠期的痔患者，短期内使用柑橘黄酮片是一种安全、可接受且有效的治疗方式。

3）复方角菜酸酯栓：用于痔及其他肛门疾患引起的疼痛、肿胀、出血和瘙痒的对症治疗[22]。

（4）提出用药方案调整/建议等：马应龙麝香痔疮膏内含人工麝香，妊娠期禁用含麝香中药栓剂及乳膏。根据患者月经周期推算，外用药物在孕 4 周内，大多数药物对胚胎的影响遵循"全或无"的规律，即要么有影响会出现自然流产，要么没有受到药物影响，会正常生长下去，一般不增加畸形风险。患者目前已经孕 19 周,没有出现流产倾向,可以继续妊娠,后期关注妊娠期痔情况,注意调整生活方式,合理的膳食、适度运动等。若妊娠期痔加重,可口服小麦纤维颗粒、短期内使用柑橘黄酮片、外用复方角菜酸酯栓等。

3. 针对患者的用药指导和药学宣教

（1）小麦纤维素颗粒：起效慢,可作为肠道动力正常、无合并症的轻度便秘的孕产期女性的预防性用药。

（2）柑橘黄酮片：当用于治疗急性痔发作时,前 4 日 6 片 / 日,以后 3 日 4 片 / 日。服用方法：将每日剂量平均分为两次,于午餐和晚餐时服用。本品为短期治疗药物。常见不良反应：腹泻、消化不良、恶心、呕吐。

（3）复方角菜酸酯栓：系海藻提取物,是独具双重作用的肛肠黏膜保护剂和润滑剂,其主要成分角菜酸酯可黏附在黏膜表面,包裹坚硬粪便,对肠道起保护和润滑作用,二氧化钛和氧化锌有止痒和减轻肛门、直肠黏膜充血的作用,且其成分天然安全性较高。对妊娠期痔患者推荐可以安全使用。

（杨兰兰　毕　娟）

参 考 文 献

[1] LINDBERG G, HAMID S S, MALFERTHEINER P, et al. World Gastroenterology organisation global guideline: constipation-a global perspective. J Clin Gastroenterol, 2011, 45（6）: 483-487.

[2] RAMKUMAR D, RAO S S C. Efficacy and safety of traditional medical therapies for chronic constipation: systematic review. Am J Gastroenterol, 2005, 100（4）: 936-971.

[3] 乳果糖临床协作组. 乳果糖治疗妊娠期妇女便秘的随机、双盲、安慰剂对照多中心临床研究. 中华消化杂志, 2006, 26（10）: 690-693.

[4] American College of Gastroenterology Chronic Constipation Task Force. An evidence-based approach to the management of chronic constipation in North America. Am J Gastroenterol, 2005, 100（Suppl 1）: S1-S4.

[5] 刘宝华. 便秘外科手术治疗. 临床消化病杂志, 2013, 25（4）: 218-221.

[6] 妇产科通便药合理应用专家委员会. 通便药在妇产科合理应用专家共识. 中华医学杂志, 2014, 94（46）: 3619-3622.

[7] OVERDUIN J, TYLEE T S, FRAYO R S, et al. Hyperosmolarity in the small intestine contributes to postprandial ghrelin suppression. Am J Physiol Gastrointest Liver Physiol, 2014, 306（12）: G1108-1116.

[8] HASLER W L. The irritable bowel syndrome during pregnancy. Gastroenterol Clin North Am, 2003, 32（1）: 385-406.

[9] HUANG P, GOU W L, WANG X T, et al. Lactulose oral solution for the treatment of

postpartum constipation. J Biol Regul Homeost Agents，2016，30（2）：523-528.

[10] FERCHAUD-ROUCHER V，POUTEAU E，PILOQUET H，et al. Colonic fermentation from lactulose inhibits lipolysis in overweight subjects. Am J Physiol Endocrinol Metab，2005，289（4）：E716-E720.

[11] CHU N，LING J，JIE HE，et al. The potential role of lactulose pharmacotherapy in the treatment and prevention of diabetes. Front Endocrinol（Lausanne），2022，13（10）：1664-2392.

[12] STEINERT R E，FEINLE-BISSET C，ASARIAN L，et al. Ghrelin，CCK，GLP-1，and PYY（3-36）：secretory controls and physiological roles in eating and glycemia in health，obesity，and after RYGB. Physiol Rev，2017，97（1）：411-463.

[13] 中国中西医结合学会大肠肛门病专业委员会. 中国痔病诊疗指南（2020）. 结直肠肛门外科，2020，26（5）：519-533.

[14] PEERY A F，SANDLER R S，GALANKO J A，et al. Risk factors for hemorrhoids on screening olonoscopy. PLoS One，2015，10（9）：e0139100.

[15] SALEEBY R G JR，ROSEN L，STASIK J J，et al. Hemorrhoid-ectomy during pregnancy：risk or relief?Dis Colon Rectum，1991，34（3）：260-261.

[16] PERERA N，LIOLITSA D，IYPE S，et al. Phlebotonics for haem-orrhoids. Cochrane atabase Syst Rev，2012（8）：CD004322.

[17] 柑橘黄铜片药品说明书.

[18] BUCKSHEE K，TAKKAR D，AGGARWAL N. Micronized flavo-noid therapy in internal hemorrhoids of pregnancy. Int J Gyn-aecol Obstet，1997，57（2）：145-151.

[19] 冯巧巧，刘军田. 麝香酮药理作用研究进展. 食品与药品，2015，17（3）：212-214.

[20] 张崇理，王红，赵炳顺，等. 人工合成麝香酮对小鼠早期妊娠的影响. 动物学报，1982，28（3）：242-244.

[21] HASLER W L. The irritable bowel syndrome during pregnancy. Gastroenterol Clin North Am，2003（32）：385-406.

[22] 刘婷，曾小贞. 乳果糖联合复方角菜酸酯栓治疗妊娠期妇女便秘的初步研究. 实用妇科内分泌杂志（电子版），2018，5（35）：199-200.

五、妊娠剧吐

咨询案例（一）

1. 主诉　患者 2021 年 10 月 14 日来院就诊，因妊娠期持续恶心呕吐住院，一周内使用多种药物，维生素 B$_6$ 注射液、维生素 B$_1$ 注射液，甲氧氯普胺注射液、盐酸昂丹司琼片、双环醇片，不知对胎儿是否有影响。

2. 用药分析

（1）了解患者信息：追问病史，患者 2021 年 9 月 1 日同房，末次月经为 2021 年 8 月 14 日，月经规律，月经周期约 30 日，每次持续 4～5 日，2021 年 10 月 14 日因停经 62 日，恶心呕吐 27 日，加重 3 日住院。住院期间使用下列药物：维生素 B_6 注射液静脉滴注，每次 200mg，每日 1 次；维生素 B_1 注射液肌内注射，每次 100mg，每日 1 次；甲氧氯普胺注射液静脉滴注，每次 10mg，每日 2 次；连续使用 3 日后无缓解，更换为盐酸昂丹司琼片，口服，每次 4mg，每日 3 次；依诺肝素钠注射液皮下注射，每次 40mg，每日 1 次，连续使用 7 日。患者因妊娠剧吐导致肝药酶异常服用双环醇片，每次 25mg，每日 3 次，服用 4 日。

（2）妊娠剧吐的常规治疗方案概述：妊娠剧吐的治疗包括一般处理及心理支持治疗、纠正脱水及电解质紊乱，最重要的治疗手段通常是止吐[1]。由于妊娠剧吐通常发生于妊娠早期，处于胎儿致畸的敏感时期，因而止吐药物的安全性备受关注。单用维生素 B_6 或维生素 B_6 联合多西拉敏治疗妊娠期恶心呕吐安全有效，被推荐作为一线治疗药物，但多西拉敏未在我国上市[2]。若一线治疗药物无效，则可逐步添加其他药物联合用药。二线治疗药物包括多巴胺受体拮抗药（甲氧氯普胺）、抗组胺药（苯海拉明、异丙嗪）、5-HT₃ 受体拮抗药（昂丹司琼）以及糖皮质激素[3-4]。这些药物对母体的副作用较小，对胎儿的安全性较为确切。抑酸药可用作辅助治疗。一项观察性研究发现，对于妊娠合并烧心/胃酸反流及恶心和呕吐的女性，开始护胃（例如抗酸剂、H_2 受体拮抗药、质子泵抑制剂）联合止吐治疗后，3～4 日即可见到症状缓解和总体健康状况显著改善[5]。妊娠剧吐患者由于呕吐频繁和不能进食等原因造成维生素 B_1 严重缺乏，根据指南推荐呕吐超过 3 周，需补充维生素 B_1 预防韦尼克脑病（Wernicke encephalopathy）[6]。

（3）评估妊娠期/哺乳期用药情况

1）维生素 B_6 注射液：用于妊娠期止吐治疗，常规剂量（< 200mg/d）使用安全[7]，FDA 原妊娠期药物安全性分级为 A 级，已报道了长期摄入大于 500mg/d 的维生素 B_6 引起感觉性神经病的情况[8]。患者每日剂量为 200mg，妊娠期使用安全。

2）甲氧氯普胺注射液：用于妊娠期止吐治疗，FDA 原妊娠期药物安全性分级为 B 级。一些大型队列研究显示，与未使用甲氧氯普胺的孕妇相比，妊娠早期使用了甲氧氯普胺的孕妇发生重大先天畸形、流产或死胎等的风险并未显著增加[9-10]。长期用药时，甲氧氯普胺可导致药源性运动障碍[11]。

3）维生素 B_1 注射液：用于维生素 B_1 缺乏的韦尼克脑病，FDA 原妊娠期药物安全性分级为 A 级，妊娠期使用安全。

4）盐酸昂丹司琼片：用于妊娠剧吐的止吐治疗。现有数据提示，妊娠早期使用昂丹司琼不会增加心脏畸形风险和总体先天畸形风险，但是唇腭裂风险增加[12]。妊娠期使用昂丹司琼存在争议，FDA 原妊娠期药物安全性分级为 B 级，美国妇产科医师学会推荐，对于孕龄 < 10 周者，若维生素 B_6 联合多西拉敏两药联用无缓解，则可以权衡利弊后考虑使用[2]。

5）双环醇片：妊娠剧吐常伴有肝功能异常，双环醇可显著改善妊娠合并肝功能异常患者的血清生化指标，且无新生儿出生缺陷的报道。但由于病例数较少，双环醇在妊娠合并肝脏疾病中的安全性仍需更多的临床研究进一步验证。专家共识推荐双环醇可用于孕妇，但需权衡利弊，患者知情同意后进行治疗，尤其在妊娠早期[13]。

6）依诺肝素钠注射液：该药物为低分子肝素，低分子肝素不会穿过胎盘，无致畸性证据，且不会使胎儿抗凝，所以适用于大多数孕妇。

（4）提出用药方案调整 / 建议等：2018 年美国妇产科医师学会（ACOG）发表文章[2]指出，妊娠期可使用苯海拉明（每 4～6 小时口服 25～50mg）治疗妊娠期恶心呕吐。《2015 年意大利肝病学会意见书：肝脏疾病与妊娠》推荐，妊娠剧吐的一线治疗包括：静脉补液，使用止吐药（甲氧氯普胺一次 5～10mg，每 6 小时一次；或多潘立酮一次 10～20mg，每 6～8 小时一次；或丙氯拉嗪一次 5～10mg，每 8 小时一次；或异丙嗪一次 12.5～25mg，每 4～6 小时一次），逐渐恢复进食和补充维生素类。盐酸昂丹司琼片虽然为 FDA 原妊娠期药物安全性分级为 B 级的药物，但早期使用，心血管畸形（尤其是间隔缺损）和唇腭裂风险可能小幅绝对增加。一些组织不推荐在早期使用，仅将其作为二线治疗药物[2]。考虑患者目前孕 9^{+5} 周，仍然处于药物致畸的敏感期，因此建议可以尝试甲氧氯普胺联合苯海拉明或异丙嗪止吐治疗。若无明显缓解，再考虑使用昂丹司琼片。

3. 针对患者的用药指导和药学宣教

（1）维生素 B_6 注射液：用药不要超过 3 周，长期大量用药可能引起严重的周围神经炎；不宜大量应用，若每日应用 200mg，持续 30 日以上会导致新生儿产生维生素 B_6 依赖综合征。可能导致恶心呕吐、感觉异常和嗜睡等不良反应，若有神经感觉异常应立即报告医师。

（2）甲氧氯普胺注射液：常见不良反应包括昏睡、烦躁不安、疲乏无力；也可能导致直立性低血压，用药期间注意监测血压。

（3）维生素 B_1 注射液：使用期间可能出现皮肤瘙痒、吞咽困难、眼睑浮肿等过敏反应，一旦出现，立即停药。

（4）盐酸昂丹司琼片：常用剂量为每次口服 4mg，每日 3 次。告知该药可能的不良反应主要包括头痛、乏力疲劳、便秘腹泻等。

（5）告知患者注意妊娠早期饮食调整，例如少食多餐，避免辛辣和油腻食物能够预防疾病进展；姜能有效减轻恶心，可考虑作为非药物治疗的选择；患者自行对腕部内侧内关穴进行按压可减轻症状。

（6）鼓励患者放松心情，积极配合治疗，耐心告知所用的止吐药物、保肝药物是权衡利弊后选择的相对安全的药物，无须过度担心对胎儿产生不良影响。

咨询案例（二）

1. 主诉　患者 2021 年 12 月 28 日来院就诊，因妊娠期恶心呕吐合并胃食管反流住院，一周内使用多种药物，维生素 B_6 注射液、维生素 B_1 注射液、甲氧氯普胺注射液、铝碳酸镁咀嚼片、兰索拉唑注射液，不知对胎儿是否有影响？

2. 用药分析

（1）了解患者信息：追问病史，患者 2021 年 11 月 15 日同房，末次月经为 2021 年 11 月 1 日，月经规律，月经周期约为 30 日，每次持续 5～7 日，2021 年 12 月 28 日因"停经 8^{+1} 周，恶心、呕吐 10 余日，加重 2 日"入院。住院期间使用下列药物：维生素 B_6 注射液静脉滴注，每次 200mg，每日 1 次；维生素 B_1 注射液肌内注射，每次 100mg，每日 1 次；甲氧氯普胺注射液静脉滴注，每次 10mg，每日 2 次；铝碳酸镁咀嚼片口服，每次 0.5g，每日 2 次；兰索拉唑注射液静脉滴注，每次 30mg，每日 1 次。连续使用 7 日。

（2）妊娠剧吐的一线治疗方案概述：参见本节"咨询案例（一）"。

（3）评估妊娠期 / 哺乳期用药情况

1）维生素 B_6 注射液：用于妊娠期止吐治疗，常规剂量（<200mg/d）使用安全，FDA 原妊娠期药物安全性分级为 A 级，已报道了长期摄入大于 500mg/d 的维生素 B_6 引起感觉性神经病的情况[8]。患者每日剂量为 200mg，妊娠期使用安全。

2）甲氧氯普胺注射液：用于妊娠期止吐治疗，FDA 原妊娠期药物安全性分级为 B 级。一些大型队列研究显示[9-10]，与未使用甲氧氯普胺的孕妇相比，妊娠早期使用了甲氧氯普胺的孕妇发生重大先天畸形、流产或死胎等风险并未显著增加。长期用药时，甲氧氯普胺会导致药源性运动障碍。

3）维生素 B_1 注射液：用于维生素 B_1 缺乏的韦尼克脑病，FDA 原妊娠期药物安全性分级为 A 级,妊娠期使用安全。

4)铝碳酸镁咀嚼片:属抗酸药,能中和胃酸,口服不易吸收。目前认为治疗剂量的铝、镁、钙类抗酸药对于孕妇是有益的,可安全用于妊娠期和哺乳期,是妊娠期胃食管反流的一线选择,含铝和钙的抗酸药对孕妇是安全的。例如铝碳酸镁咀嚼片,口服后直接作用到胃部,形成保护膜,不易被吸收入血。药代动力学研究显示服用本品后铝的血药浓度在正常范围内,孕妇可短期使用。

5)兰索拉唑注射液:用于妊娠期的经验比 H_2 受体拮抗药少,但就现有经验来看,质子泵抑制剂(proton pump inhibitor,PPI)用于妊娠期很可能是安全的。根据两项关于安全性研究的荟萃分析显示,孕妇使用 PPI 没有显著不良结局。一项纳入 134 940 例的荟萃分析结果表明,妊娠前三个月暴露于 PPI 与重大先天性出生缺陷、自然流产或早产的风险增加无关[14]。另一项纳入 840 968 例的队列研究结果表明,妊娠前三个月暴露于 PPI 不会增加重大出生缺陷的风险[15]。建议对于妊娠合并胃食管反流的孕妇使用 PPI,例如奥美拉唑、兰索拉唑或泮托拉唑,因为这几种药物在妊娠期的安全数据更多。已有研究评估了妊娠期使用 PPI 的安全性,例如每 24 小时静脉给予或口服 30mg 或 40mg 兰索拉唑或奥美拉唑[16]。

(4)提出用药方案调整/建议等:该咨询者所用药物均是妊娠期较为安全的药物。但妊娠早期过多给予维生素 B_6 可造成胎儿短肢畸形及感觉性神经病。孕妇接受大剂量维生素 B_6 可导致新生儿产生维生素 B_6 依赖综合征,因此使用期间须注意。甲氧氯普胺在妊娠期使用也较为安全,但建议使用时间不要超过 14 日,长期用药会诱发锥体外系不良反应和迟发性运动障碍。

3. 针对患者的用药指导和药学宣教

(1)维生素 B_6 注射液:用药不要超过 3 周,长期大量用药可能引起严重的周围神经炎;不宜大量应用,若每日应用 200mg,持续 30 日以上会导致新生儿依赖综合征。可能导致恶心呕吐、感觉异常和嗜睡等不良反应,若有神经感觉异常应立即报告医师。

(2)甲氧氯普胺注射液:常见不良反应包括昏睡、烦躁不安、疲乏无力;也可能导致直立性低血压,用药期间注意监测血压。

(3)维生素 B_1 注射液:使用期间可能出现皮肤瘙痒、吞咽困难、眼睑浮肿等过敏反应,一旦出现,立即停药。

(4)铝碳酸镁咀嚼片:可能会导致大便次数增多、腹泻和呕吐,偶见便秘、口干和食欲缺乏,长期服用可导致血清电解质变化。

（5）兰索拉唑注射液：使用该药物可能导致恶心、便秘、腹泻、头痛和注射部位的疼痛；同时可能导致肝药酶升高，使用期间需要监测患者的肝功能。

（潘佳倩　毕　娟）

参 考 文 献

[1] 中华医学会妇产科学分会产科学组. 妊娠剧吐的诊断及临床处理专家共识（2015）. 中华妇产科杂志，2015，50（11）：801-804.

[2] Committee on Practice Bulletins-Obstetrics. ACOG Practice Bulletin No. 189: nausea and vomiting of pregnancy. Obstet Gynecol，2018，131（1）：e15-e30.

[3] TSAKIRIDIS I，MAMOPOULOS A，ATHANASIADIS A，et al. The management of nausea and vomiting of pregnancy：synthesis of national guidelines. Obstet Gynecol Surv，2019，74（3）：161-169.

[4] LOWE S A，ARMSTRONG G，BEECH A，et al. SOMANZ position paper on the management of nausea and vomiting in pregnancy and hyperemesis gravidarum. Aust N Z J Obstet Gynaecol，2020，60（1）：34-43.

[5] DAĞLI Ü，KALKAN İ H. Treatment of reflux disease during pregnancy and lactation. Turk J Gastroenterol，2017，28（Suppl 1）：S53-S56.

[6] GIUGALE L E，YOUNG O M，STREITMAN D C. Iatrogenic Wernicke encephalopathy in a patient with severe hyperemesis gravidarum. Obstet Gynecol，2015，125（5）：1150-1152.

[7] SHRIM A，BOSKOVIC R，MALTEPE C，et al. Pregnancy outcome following use of large doses of vitamin B6 in the first trimester. J Obstet Gynaecol，2006，26（8）：749-751.

[8] GDYNIA H J，MÜLLER T，SPERFELD A D，et al. Severe sensorimotor neuropathy after intake of highest dosages of vitamin B6. Neuromuscul Disord，2008，18（2）：156-158.

[9] MATOK I，GORODISCHER R，KOREN G，et al. The safety of metoclopramide use in the first trimester of pregnancy. N Engl J Med，2009，360（24）：2528-2535.

[10] PASTERNAK B，SVANSTRÖM H，MØLGAARD-NIELSEN D，et al. Metoclopramide in pregnancy and risk of major congenital malformations and fetal death. JAMA，2013，310（15）：1601-1611.

[11] Pasricha P J，Pehlivanov N，Sugumar A，et al. Drug insight：from disturbed motility to disordered movement-a review of the clinical benefits and medicolegal risks of metoclopramide. Nat Clin Pract Gastroenterol Hepatol，2006，3（3）：138-148.

[12] HUYBRECHTS K F，HERNÁNDEZ-DÍAZ S，STRAUB L，et al. Association of maternal first-trimester ondansetron use with cardiac malformations and oral clefts in offspring. JAMA，2018，320（23）：2429-2437.

[13] 双环醇临床应用专家委员会. 双环醇临床应用专家共识（2020 版）. 中华实验和临床感染病杂志（电子版），2020，14（3）：177-185.

[14] GILL S K, O'BRIEN L, EINARSON T R, et al. The safety of proton pump inhibitors（PPIs）in pregnancy: a meta-analysis. Am J Gastroenterol, 2009, 104（6）: 1541-1545.

[15] PASTERNAK B, HVIID A. Use of proton-pump inhibitors in early pregnancy and the risk of birth defects. N Engl J Med, 2010, 363（22）: 2114-2123.

[16] PERON A, RIPOCHE E, PICOT C, et al. Use of proton pump inhibitors during pregnancy: a systematic review and meta-analysis of congenital malformations. Reprod Toxicol, 2023（119）: 108419.

第四节　妊娠合并泌尿系统疾病——尿路感染

咨询案例（一）

1. 案例详情

主诉　患者 2022 年 3 月 15 日来院就诊，自述因尿路感染服用左氧氟沙星片，不知对胎儿是否有影响。

既往史　否认高血压、甲状腺疾病等病史。否认高血压、糖尿病家族史。否认药物、食物过敏史。否认手术、外伤、输血史。

婚育史　29 岁结婚，配偶体健。

体格检查　体温：36.8℃，脉搏：78 次 /min，呼吸：20 次 /min，血压：124/72mmHg，心律齐，未闻杂音，双肺呼吸音清，未闻及干湿啰音。腹软，无压痛，肝脾肋下未及，双下肢不肿。身高 165cm，体重 63kg。

产科检查　子宫放松好，无宫缩，阴道检查未见活动性出血，宫口未开。

实验室及辅助检查　血常规：红细胞 3.5×10^{12}/L，血红蛋白 121g/L，白细胞 8.6×10^9/L，血小板 203×10^9/L，其余无明显异常。肝肾功能、凝血功能：无明显异常。

2. 用药分析

（1）了解患者信息：追问病史，患者末次月经为 2022 年 2 月 3 日，月经规律，月经周期约为 30 日，每次持续 5～7 日，同房时间不详，2022 年 3 月 7 日外院检查考虑尿路感染，予左氧氟沙星片，每次 0.5g，每日 1 次，服用 3 日。

（2）妊娠合并尿路感染的一线治疗方案概述：妊娠合并尿路感染一般可包括急性膀胱炎、急性肾盂肾炎以及无症状菌尿症。妊娠期急性膀胱炎一般需要启动抗菌药物治疗。一般急性膀胱炎可能伴有尿急尿痛的症状，可使用

β- 内酰胺类药物、呋喃妥因和磷霉素等 [1-2]，如口服阿莫西林每次 500mg，每 8 小时 1 次，疗程 5～7 日或口服磷霉素 3g 单剂治疗。急性肾盂肾炎一般需先启动胃肠外广谱 β- 内酰胺类药物 [3]，如静脉滴注头孢曲松每次 1g，每日 1 次或阿莫西林每次 1～2g，每 6 小时 1 次联合庆大霉素 1.5mg/kg，每 8 小时 1 次。病情严重或存在耐药的，可使用哌拉西林 / 他唑巴坦一次 3.375g 每 6 小时 1 次。氟喹诺酮类和氨基糖苷类抗生素常用于治疗非妊娠期肾盂肾炎，但对于孕妇药物暴露存在风险，应尽量避免使用。

（3）评估妊娠期 / 哺乳期用药情况

左氧氟沙星片：属于喹诺酮类抗菌药物，FDA 原妊娠期药物安全性分级为 C 级，通常在妊娠期避免使用 [4]。有限的研究数据表明 [5]，妊娠早期使用喹诺酮类药物不增加重大畸形的发生率，但有研究发现妊娠期使用本药后自然流产的风险增加 [6]。孕妇用药应权衡利弊。

动物数据：①大鼠口服剂量高达 810mg/（kg•d）时，左氧氟沙星没有致畸作用，但会导致胎鼠体重降低，死亡率增加。这一剂量相当于相对体表面积相同时人类最大推荐剂量的 9.4 倍 [7]。②大鼠静脉滴注剂量为 160mg/（kg•d）时，左氧氟沙星也没有致畸作用，这一剂量相当于相对体表面积相同时人类最大推荐剂量的 1.9 倍。③兔口服剂量达 50mg/（kg•d）时，未观察到左氧氟沙星具有致畸作用，这一剂量相当于相对体表面积相同时人类最大推荐剂量的 1.1 倍；④兔静脉滴注剂量为 25mg/（kg•d）时，左氧氟沙星也没有致畸作用，这一剂量相当于相对体表面积相同时人类最大推荐剂量的 0.5 倍 [8-9]。

但对孕妇还未进行足够的设有良好对照的试验，不能确保孕妇的用药安全，所以孕妇或有可能妊娠的妇女禁用。一项前瞻性观察队列研究 [10]，病例组为妊娠早期 2～13 周暴露的氟喹诺酮类药物，研究显示药物暴露未增加总畸形发生率，重大畸形发生率也未显著增加。但临床数据有限，因此只有当对胎儿的潜在益处大于潜在危险时才能将左氧氟沙星用于孕妇。

（4）提出用药方案调整 / 建议等：左氧氟沙星片的 FDA 原妊娠期药物安全性分级为 C 级，目前临床数据尚不充分，一般妊娠期不选择此类药物进行治疗，仅在利大于弊的时候使用。虽然妊娠期左氧氟沙星药物暴露存在风险，但患者药物暴露时间在孕 4～5 周，而胎儿四肢发育一般在孕 7～8 周，妊娠早期如果不慎服用喹诺酮类药物，无须终止妊娠，但应在妊娠期进行详细的超声检查。

一般妊娠期尿路感染不推荐选择喹诺酮类药物，可结合患者症状、相关尿常规、尿培养等检查诊断，如需进行抗菌药物治疗，一般可选择 β- 内酰胺类药物或口服磷霉素。

3. 针对患者的用药指导和药学宣教

（1）左氧氟沙星片：建议联系医生，完善相关检查，咨询更换另一种抗菌药物来完成整个疗程的替代方案。告知患者以下与左氧氟沙星或其他氟喹诺酮类药物使用相关的严重不良反应：肌腱炎和肌腱断裂、周围神经病变及中枢神经系统影响、中枢神经系统影响（例如抽搐、头晕、头昏、颅内压升高）、重症肌无力加重、腹泻、光敏性/光毒性。嘱患者在服用左氧氟沙星时应大量饮水，以避免尿液高度浓缩及结晶形成。

（2）用药期间多喝水，勤解小便，避免阳光直射皮肤，注意泌尿道清洁。

咨询案例（二）

1. 案例详情

主诉　患者 2022 年 5 月 31 日来院就诊，因尿培养结果异常，检测出大肠埃希菌，由产科医生转诊至药物治疗管理门诊就诊。

既往史　否认高血压、甲状腺疾病等病史。否认高血压、糖尿病家族史。否认药物、食物过敏史。否认手术、外伤、输血史。

婚育史　30 岁结婚，配偶体健。

体格检查　体温（T）：36.3℃，脉搏（P）：82 次/min，呼吸（R）：17 次/min，血压（BP）：135/78mmHg，心律齐，未闻杂音，双肺呼吸音清，未闻及干湿啰音。腹软，无压痛，肝脾肋下未及，双下肢不肿。身高 162cm，体重 70kg。

产科检查　子宫放松好，无宫缩，阴道检查未见活动性出血，宫口未开。

实验室及辅助检查　血常规：红细胞 3.0×10^{12}/L，血红蛋白 125g/L，白细胞 8.6×10^9/L，血小板 212×10^9/L，其余无明显异常。肝肾功能、凝血功能：无明显异常。尿常规：白细胞 59 个/μl，上皮细胞 1.6 个/μl，硝酸盐还原试验阳性。

2. 用药分析

（1）了解患者信息：追问病史，患者末次月经为 2022 年 3 月 1 日，月经规律，月经周期约为 28 日，每次持续 5～7 日，同房时间 2022 年 3 月 17 日，妊娠早期平顺，2022 年 4 月 26 日孕 8+ 周尿常规：白细胞 59 个/μl，上皮细胞 1.6 个/μl，硝酸盐还原试验阳性；自行留取尿培养，结果为大肠埃希菌，患者无尿急、尿痛、腰痛、发热等症状；5 月 24 日孕 12+ 周尿管留取尿培养，结果为大肠埃希菌。

（2）妊娠期无症状菌尿症的一线治疗方案概述：妊娠期无症状菌尿症会增加发生肾盂肾炎的风险，且可能引起不良妊娠结局，如早产和低出生体重儿，因此需要及时启动抗菌药物治疗，可降低肾盂肾炎的风险，并可改善妊娠

结局 [11-12]。无症状菌尿症一般需结合尿培养的药敏结果给予抗菌药物治疗，一般可以选择的药物包括：*β*- 内酰胺类药物、呋喃妥因和磷霉素 [13-14]，如口服阿莫西林每次 500mg，每 8 小时 1 次，疗程 5～7 日或口服磷霉素 3g 单剂治疗。

（3）评估妊娠期 / 哺乳期用药情况

磷霉素：属于广谱抗菌药物，FDA 原妊娠期药物安全性分级为 B 级，国内药品说明书认为单剂量给予抗菌治疗不适用于孕妇尿路感染。临床研究表明磷霉素治疗尿路感染与其他抗菌药物同样有效，且妊娠结局和重大畸形发生率无明显差异 [15]。

动物数据：磷霉素可通过大鼠胎盘，予大鼠磷霉素一日 1g/kg（以体重和体表面积计，分别约为人类剂量的 9 倍和 1.4 倍），未观察到胎仔畸形 [16]。予妊娠家兔磷霉素一日 1g/kg（母体毒性剂量，以体重和体表面积计，分别约为人类剂量的 9 倍和 2.7 倍），观察到胎仔毒性，该毒性可能为母体对磷霉素导致的肠道菌群改变敏感性引起 [17-18]。

（4）提出用药方案调整 / 建议等：无症状菌尿症的最佳方案一般为 *β*- 内酰胺类药物或磷霉素，治疗的疗程尚无定论，原则上应优选短疗程的方案，尽量减少妊娠期药物暴露。一般认为短程抗菌药治疗通常能有效根除妊娠期无症状菌尿症；认为单剂磷霉素可成功治疗细菌尿，并且细菌根除率较好。因此对于此患者反复出现无症状菌尿症，应进行抗菌药物治疗，如磷霉素单剂。用药后需进行尿培养复查随访。

3. 针对患者的用药指导和药学宣教

（1）磷霉素应空腹服用，顿服，一次用药。一般为餐前或餐后 2～3 小时，宜在晚间排空膀胱后服用。

（2）磷霉素氨丁三醇制剂不能用热水溶解，也不能未经溶解而直接口服。用药后可能出现腹泻、阴道炎、恶心等不良反应，出现反应后需及时停药。

（3）关注是否有尿频、尿急、尿痛、腰痛、发热等症状，如有症状及时就诊检查。平日多饮水，及时排大小便。

（冯 欣 王 然）

参 考 文 献

[1] GUPTA K, HOOTON T M, NABER K G, et al. International clinical practice guidelines for the treatment of acute uncomplicated cystitis and pyelonephritis in women: a 2010 update by the Infectious Diseases Society of America and the European Society for Microbiology and Infectious Diseases. Clin Infect Dis, 2011, 52 (5): e103-e120.

[2] HO P L, YIP K S, CHOW K H, et al. Antimicrobial resistance among uropathogens that cause acute uncomplicated cystitis in women in Hong Kong: a prospective multicenter study in 2006 to 2008. Diagn Microbiol Infect Dis, 2010, 66(1): 87-93.

[3] WING D A, FASSETT M J, GETAHUN D. Acute pyelonephritis in pregnancy: an 18-year retrospective analysis. Am J Obstet Gynecol, 2014, 210(3): 219.

[4] 赵诗佳. 喹诺酮类和氟喹诺酮类药物妊娠安全性的数据分析. 国外医药(抗生素分册), 2019, 40(6): 574-577.

[5] ACAR S, KESKIN-ARSLAN E, EROL-COSKUN H, et al. Pregnancy outcomes following quinolone and fluoroquinolone exposure during pregnancy: a systematic review and meta-analysis. Reprod Toxicol, 2019(85): 65-74.

[6] ZIV A, MASARWA R, PERLMAN A, et al. Pregnancy outcomes following exposure to quinolone antibiotics: a systematic-review and meta-analysis. Pharm Res, 2018, 35(5): 109.

[7] BERKOVITCH M, PASTUSZAK A. Safety of the new quinolones in pregnancy. Obstet Gynecol, 1994, 84(4): 535-538.

[8] WATANABE T, FUJIKAWA K, HARADA S, et al. Reproductive toxicity of the new quinolone antibacterial agent levofloxacin in rats and rabbits. Arzneimittelforschung, 1992, 43(3): 374-377.

[9] 左氧氟沙星片说明书.

[10] PADBERG S, WACKER E, MEISTER R, et al. Observational cohort study of pregnancy outcome after first-trimester exposure to fluroquinolones. Antimicrob Agents Chemother, 2014, 58(8): 4392-4398.

[11] OWENS D K, DAVIDSON K W, KRIST A H, et al. Screening for asymptomatic bacteriuria in adults: US Preventive Services Task Force Recommendation Statement. JAMA, 2019, 322(12): 1188-1194.

[12] Canadian Task Force on Preventive Health Care. Asymptomatic bacteriuria in pregnancy, 2018. [2019-10-10]. https://canadiantaskforce.ca/guidelines/published -guidelines/asymptomatic-bacteriuria/.

[13] HENDERSON J T, WEBBER E M, BEAN S I. Screening for asymptomatic bacteriuria in adults: Updated evidence report and systematic review for the US Preventive Services Task Force. JAMA, 2019, 322(12): 1195-1205.

[14] NICOLLE L E, GUPTA K, BRADLEY S F, et al. Clinical practice guideline for the management of asymptomatic bacteriuria: 2019 update by the Infectious Diseases Society of America. Clin Infect Dis, 2019, 68(10): e83-e110.

[15] USTA T A, DOGAN O, ATES U, et al. Comparison of single-dose and multiple dose antibiotics for lower urinary tract infection in pregnancy. Int J Gynaecol Obstet, 2011, 114(3): 229-233.

[16] FERRERES L, PAZ M, MARTIN G, et al. New studies on placental transfer of fosfomycin.

Chemotherapy，1977（23）：175-179.

[17] FERRERES L，PAZ M，ROMAN J，et al. Placental transfer of phosphomycin. Gynecol Invest，1974，5（2）：65-72.

[18] REEVES D S. Treatment of bacteriuria in pregnancy with single dose fosfomycin trometamol: a review. Infection，1992（20）：S313-S316.

第五节　妊娠合并内分泌系统疾病

一、妊娠合并糖尿病

咨询案例（一）

1. 案例详情

主诉　患者于 2022 年 3 月 16 日来院就诊，自述孕 26 周时诊断为妊娠糖尿病，开始应用地特胰岛素降糖治疗。治疗 3 周后注射部位出现皮疹，自行停药一周，现血糖升高明显，近 2 日空腹血糖波动在 6.0～8.0mmol/L，餐后血糖波动在 9.0～11.0mmol/L，就诊询问是否应该继续使用地特胰岛素。

既往史　否认既往高血压、甲状腺等疾病病史，否认糖尿病家族史。否认药物、食物过敏史。否认手术、外伤、输血史。否认有毒物质、放射性物质等接触史。

婚育史　适龄结婚，配偶体健。3 年前药物流产一次，本次自然受孕。

体格检查　体温（T）：36.3℃，脉搏（P）：78 次 /min，呼吸（R）：20 次 /min，血压（BP）：124/72mmHg，心律齐，未闻杂音，双肺呼吸音清，未闻及干湿啰音。腹软，无压痛，肝脾肋下未及，双下肢不肿。身高 155cm，体重 75.4kg，妊娠期体重增长 7.4kg。

实验室及辅助检查　空腹血糖 6.3mmol/L，其余无明显异常。产科检查宫高 25cm，腹围 100cm，符合孕龄。未见明显宫缩，胎心率（fetal heart rate，FHR）152 次 /min。

2. 用药分析

（1）了解患者信息：现孕 30 周，末次月经为 2021 年 9 月 1 日，自由职业，中专文化，孕前体重指数约为 28.30kg/m²。平素月经规律，月经周期约为 28 日，每次持续 4～5 日，停经 40 余日测尿人绒毛膜促性腺激素（HCG）阳性，规律产检,未见明显异常。孕26周行口服葡萄糖耐量试验(OGTT)结果显示:5.8mmol/L→10.8mmol/L→9.1mmol/L,诊断为妊娠糖尿病。予饮食控制和运动指导后,血糖控制不佳,空腹及睡前血糖波动于5.6~6.5mmol/L,餐后血糖波动于6.5~7.3mmol/L。医生为其开具地特胰岛素注射液降低基础血糖。睡前大腿前外侧注射给药10U,用药第二周剂量调整至16U,空腹及睡前血糖波动于4.8~5.3mmol/L,餐后血糖波动于5.8~6.7mmol/L,血糖控制基本达标。用药3周后,患者注射部位陆续出现红色丘疹,丘疹通常于注射后1小时左右出现,伴瘙痒感,痒感可忍受,未搔抓。皮疹持续数日后可逐渐消退。患者自觉血糖达标,遂自行停药。停药后第3日,出现血糖上升情况,目前停药一周,空腹及睡前血糖波动于6.2~7.0mmol/L,餐后血糖波动于6.7~7.7mmol/L。

(2)妊娠期高血糖患者的一线治疗方案概述:妊娠期高血糖(hyperglycemia in pregnancy)是我国常见妊娠期疾病,发病率约为17.5%。它不仅能增加自发流产、胎儿畸形、子痫前期、巨大胎儿、新生儿低血糖等母胎相关疾病风险,还会引发新生儿远期肥胖及2型糖尿病[1]。妊娠期高血糖包括孕前糖尿病合并妊娠(pregestational diabetes mellitus,PGDM)、糖尿病前期和妊娠糖尿病(gestational diabetes mellitus,GDM)。目前治疗措施主要为生活方式干预,当生活方式干预无法使血糖达标时,可开始药物治疗。胰岛素是妊娠期首选降血糖药。其他口服和非胰岛素注射类降血糖药,均缺乏长期安全性数据,不推荐作为妊娠期的血糖控制药物。有国内外指南[1-7]推荐可使用二甲双胍,因其通过胎盘屏障的特性,不建议作为一线药物。胰岛素为大分子物质,不能透过胎盘屏障,对孕妇具有较好的安全性。但并不是所有的胰岛素都能用于妊娠期,因动物胰岛素具有免疫原性,容易诱发人体产生抗体,推荐使用人胰岛素(短效、中效及预混的人胰岛素)、胰岛素类似物(门冬胰岛素、地特胰岛素等)用于妊娠期血糖控制。中华医学会妇产科学分会产科学组等在《妊娠期高血糖诊治指南(2022)》中、中华医学会糖尿病学分会在《中国2型糖尿病防治指南(2020年版)》中推荐,当患者被诊断为妊娠期高血糖后,经饮食治疗3~7日,进行24小时血糖轮廓试验(末梢血糖),如血糖不能达到妊娠期控制标准(空腹或餐前血糖≥5.3mmol/L,或餐后2小时血糖≥6.7mmol/L),或调整饮食后出现饥饿性酮症,增加热量摄入后血糖又超标时,应及时加用胰岛素治疗。空腹血糖或餐前血糖高者,可在睡前注射长效胰岛素或早餐前和睡前2次注射中效胰岛素(neutral protamine hagedorn,NPH)精蛋白锌胰岛素。餐后血糖高者,可选择进餐时或三餐前注射超短效或短效胰岛素。二者均不达标,可选择胰岛素联合方案,即三餐前注射短效或超短效胰岛素,睡前注射长效胰岛素或 NPH。由于妊娠期胎盘引起的胰岛素抵抗导致的餐后血糖升高更为显著，预混胰岛素存在一定的局限性。1 型糖尿病（type 1 diabetes mellitus，T1DM）合并妊娠或者少数 2 型糖尿病（type 2 diabetes mellitus，T2DM）合并妊娠的血糖控制不理想的孕妇，可考虑使用胰岛素泵控制血糖[2]。

近些年，口服降血糖药二甲双胍的安全性和有效性不断得到证实，《中国 2 型糖尿病防治指南（2020 年版）》推荐，若孕妇因主客观条件无法使用胰岛素（拒绝使用、无法安全注射胰岛素或难以负担胰岛素的费用）时，可使用二甲双胍控制血糖。由于我国尚未批准二甲双胍妊娠期应用的适应证，现需在知情同意的情况下应用。除二甲双胍外的其他口服降血糖药均不推荐应用于妊娠期[1-2]。

（3）评估妊娠期用药情况：患者初次就诊以空腹血糖明显升高为主，餐后血糖伴有轻微程度升高。经饮食、运动控制 1 周后，血糖仍然不能达标。孕 16～36 周，胰岛素需求量每周增加约 5%[8]，不予以控制仍存在血糖上升风险。为控制空腹血糖，医生为其开具地特胰岛素注射液，根据胰岛素从小剂量开始使用的原则，结合患者体重情况，以 0.1～0.2U/（kg·d）的起始剂量计算，初始剂量给予 10U，较为合理。不同注射部位吸收胰岛素的速度不一，腹部最快，其余依次为上臂、大腿和臀部。采用大腿前外侧注射，注射剂量逐渐调整至每日 16U，睡前注射，治疗策略符合指南推荐。应用第 3 周后，患者注射部位出现皮疹，停药后皮疹逐渐消失，与用药具有时间相关性，考虑为地特胰岛素引起的变态反应。

胰岛素和胰岛素类似物在治疗中会出现变态反应，不同研究估计的发生率从 0.1% 到 7.1% 不等，注射部位变态反应发生率为 1.4%[9]。导致胰岛素变态反应发生的原因主要为胰岛素制剂中的添加成分或胰岛素分子本身。绝大多数的胰岛素变态反应属于Ⅰ型变态反应，极少数病例可出现Ⅲ型或Ⅳ型变态反应[9-10]。Ⅰ型变态反应是由嗜碱性粒细胞和肥大细胞分泌的 IgE 抗体介导，一般在过敏症状出现前已经致敏，再次使用药物可出现反应。一般表现为血管舒张、风团、红疹、瘙痒等局部反应，也可出现荨麻疹、腹泻、心悸、哮喘甚至致死的全身反应。大多在使用胰岛素制剂 1～4 周后或者是间隔一段时间后重新使用同一种胰岛素时发生，也有使用后迅速发生变态反应的报道。局部反应一般在数小时后可逐渐消退。Ⅲ型变态反应由胰岛素 - 抗体复合物介导，一般发生在注射胰岛素 6～8 小时后，典型表现为局部血管炎，即为皮下伴或不伴红斑的小结节，或全身性血清病样反应，可在停药后 48 小时左右消失。Ⅳ型变态反应是由 T 细胞介导的Ⅳ型变态反应（迟发型），一般发生在注射胰岛素后 8～24 小时或更久以后，临床表现为注射部位皮下炎性结节,可伴有瘙痒和疼痛。变态反应症状通常持续 4～7 日 [11-14]。本例患者注射后出现红斑、瘙痒,注射后 1 小时左右出现,考虑为 Ⅰ 型变态反应(速发型)。

　　发生胰岛素变态反应常见的处理方法如下:①局部反应较轻,可口服抗组胺药,直至能够耐受胰岛素;②换用其他胰岛素,如患者对人胰岛素过敏可换用胰岛素类似物,如患者对胰岛素类似物过敏可换用人胰岛素,或换用其他厂家生产的胰岛素;③对于各类胰岛素均过敏的患者可试用胰岛素脱敏治疗,即选取变态反应最轻的胰岛素从小剂量低浓度开始注射,逐渐增加剂量和浓度,训练耐受性,最终调整至所需剂量 [15]。

　　(4)提出用药方案调整 / 建议等:患者使用地特胰岛素注射液出现变态反应,停药后血糖上升明显,尤其空腹血糖超标显著,但未出现酮症酸中毒情况,考虑继续应用胰岛素控制血糖。地特胰岛素是人胰岛素类似物,过敏原因可能为相较于人胰岛素一级结构,地特胰岛素的个别氨基酸发生了改变,从而引起空间结构的变化,使免疫原性和抗原性发生改变,也有可能是胰岛素类似物制备过程中的辅料如氯化锌、苯酚、间甲酚等物质引起变态反应。本例患者可考虑服用抗过敏药物或换用胰岛素,如仍无法纠正可进行胰岛素脱敏治疗。鉴于患者对皮疹出现过于焦虑,建议换用人胰岛素,给予精蛋白人胰岛素 8U,早晚餐前使用,同时更换注射部位,采用腹部皮下注射。继续监测全天三餐前后和夜间血糖,依据血糖情况调整胰岛素使用剂量。胰岛素应用期间,需注意是否有低血糖的发生。

3. 针对患者的用药指导和药学宣教

　　(1)精蛋白人胰岛素注射液:精蛋白人胰岛素为中效胰岛素制剂,给药后1.5 小时内起效,4～12 小时达到最大效应,作用持续时间大约为 24 小时 [16]。为保证最大效应,需每日给药 2 次。使用过程中低血糖是最常见的不良反应。低血糖反应可以突然发生,夜间发生较多,其症状主要为出冷汗、疲乏、神经紧张或震颤、焦虑、过度饥饿、视觉异常、头痛、恶心和心悸等,严重者可能威胁生命。一旦出现上述情况,应立即进食糖块或口服糖水。如出现意识障碍或服糖后症状不能缓解需立即就医。另外,治疗的初始阶段可能会出现屈光不正、水肿和注射部位疼痛、皮肤发红、肿胀等,通常为一过性反应。如使用期间仍然出现注射部位或全身的变态反应,应及时与医生和药师取得沟通。使用胰岛素期间,需监测每日晨起空腹和三餐后以及睡前血糖,用药前 3 日应每日监测,血糖平稳后可一周至少监测 2 日全天血糖。同时,注意使用正确规范的血糖监测方法。需使用正规厂家生产的血糖仪及配套血糖试纸,使用前需检查试纸是否过期。检测时避免手接触试纸测试部分,取出试纸后立即密封试纸盒防止试纸在空气中氧化失效。使用 75% 的乙醇消毒采血指尖，不能用碘伏。使用采血针穿刺皮肤后，轻压使血液流出，切勿用力挤压。血糖仪及试纸应储存在干燥清洁处。

（2）注射方法：建议每日早晚餐前注射 8U，考虑大腿局部曾经出现变态反应，此次首先推荐腹部注射，选取耻骨联合以上 1cm，最低肋缘以下约 1cm，脐周 2.5cm 外的双侧腹部区域内注射。可将注射部位分为左上、左下、右上、右下四个等分区域，并始终按顺时针方向轮换，每个区域使用一周，区域内连续 2 次注射点应间隔 1cm 以上。建议选用 4mm 针头，4mm 针头足够长，可以穿过皮肤进入皮下组织，很少有肌内（或皮内）注射的风险[17]。针头长度越长，发生肌内注射的风险越高。针头应每次更换。注射方法不规范可能引起注射部位皮下脂肪增生、影响胰岛素吸收等问题。注意注射前应使用肥皂或清水洗净双手。注射前混匀药液使呈白色均匀混悬液。注射后针头应在皮下停留至少 6 秒，以确保胰岛素完全注射入体内。皮肤消毒宜使用酒精棉签，不能用碘伏，因为碘可能会破坏胰岛素结构。

如需调整药物剂量，或需服用其他药物应首先告知医生和药师，在医生和药师的指导下使用，不可随意停药和更换、加用药品。

咨询案例（二）

1. 案例详情

主诉　患者于 2022 年 4 月 20 日来院就诊，现孕 6^{+2} 周，既往患 2 型糖尿病，口服二甲双胍一年余，今日检查得知妊娠，就诊询问是否可以继续使用二甲双胍控制血糖。

既往史　否认既往高血压、甲状腺等疾病病史。母亲有妊娠糖尿病病史，10 余年前诊断为糖尿病，现使用胰岛素控制血糖。否认药物、食物过敏史。否认手术、外伤、输血史。否认有毒物质、放射性物质等接触史。

婚育史　适龄结婚，配偶体健，1 年前自然流产 1 次。3 年前药物流产一次，本次自然受孕。

体格检查　体温（T）：36.5℃，脉搏（P）：80 次 /min，呼吸（R）：20 次 /min，血压（BP）：120/79mmHg，心律齐，未闻杂音，双肺呼吸音清，未闻及干湿啰音。腹软，无压痛，肝脾肋下未及，双下肢不肿。身高 170cm，体重 74kg，孕前体重指数约为 25.61，妊娠期未增重。

实验室及辅助检查　空腹血糖 5.9mmol/L，其余无明显异常。产科检查腹部平坦，超声示早期妊娠。

2. 用药分析

（1）了解患者信息：患者 28 岁，平素月经规律，月经周期约为 28 日，经量中等，无痛经。末次月经为 2022 年 3 月 14 日，停经 44 日，查血 HCG 阳性，超声检查提示宫内早期妊娠，目前妊娠 6^{+2} 周。餐饮从业者，大学文化。患者 1 年前体检发现空腹血糖为 8.6mmol/L，就诊于综合医院内分泌科，查血糖化血红蛋白（glycosylated hemoglobin，HbA1c）为 7.4%。医生诊断为 2 型糖尿病，经过饮食运动管理 2 周余，空腹及睡前血糖波动于 7.9～8.4mmol/L，餐后血糖波动于 10.8～12.4mmol/L。在医生建议下饭后口服二甲双胍缓释片由每次 500mg，每日 1 次过渡为每次 500mg，每日 2 次，服药至今。目前空腹及睡前血糖控制在 5.5～6.4mmol/L，餐后血糖波动于 7.0～8.0mmol/L，自述餐后血糖以早餐后、午餐后升高明显。本次 HbA1c 为 6.0%。诊断孕前糖尿病。近期未服用其他药物。患者妊娠期需继续用药控制血糖，咨询使用何种药物更加适宜。

（2）孕前糖尿病合并妊娠的一线治疗方案概述：孕前糖尿病合并妊娠（pregestational diabetes mellitus，PGDM）包括妊娠前已确诊为糖尿病的患者，以及妊娠前未进行过血糖检查尤其是存在糖尿病高危因素者，首次产检时达到以下任何一项标准应诊断为 PGDM：①空腹血糖（fasting plasma glucose，FPG）≥7.0mmol/L（空腹 8 小时以上但不适宜空腹过久）；②伴有典型的高血糖或高血糖危象症状，同时任意血糖≥11.1mmol/L；③ HbA1c≥6.5%。研究显示，与正常孕妇相比，PGDM 孕妇发生妊娠高血压、子痫前期及剖宫产的风险显著升高，出现胎儿或新生儿不良结局的风险是正常孕妇的 2～5 倍。因而建议，PGDM 孕妇应积极接受降血糖药治疗。《中国 2 型糖尿病防治指南（2020 年版）》建议 PGDM 孕妇妊娠前或妊娠早期应改用胰岛素控制血糖，推荐采用基础胰岛素（长效或中效）联合餐前超短效或短效胰岛素的强化胰岛素治疗。若孕妇因主客观条件无法使用胰岛素（拒绝使用、无法安全注射胰岛素或难以负担胰岛素的费用）时，可使用二甲双胍控制血糖。但如果患者存在妊娠合并 1 型糖尿病、肝肾功能不全、心力衰竭、糖尿病酮症酸中毒和急性感染时，应禁用二甲双胍[2]。美国糖尿病协会（American Diabetes Association，ADA）《2022 年糖尿病诊疗指南》指出，胰岛素是妊娠合并 2 型糖尿病的首选药物。二甲双胍和格列本脲因能透过胎盘进入胎儿体内，不应作为一线用药。二甲双胍应禁用于高血压、子痫前期或有胎儿生长受限风险的孕妇[7]。

（3）评估妊娠期用药情况：患者孕前 2 型糖尿病诊断与病情相符，使用二甲双胍控制血糖，符合《中国 2 型糖尿病防治指南（2020 年版）》推荐。目前为妊娠状态，根据《妊娠期高血糖诊治指南（2022）》推荐，GDM 或 PGDM 孕妇的妊娠期血糖控制目标为：餐前及 FPG<5.3mmol/L、餐后 1 小时血糖 <7.8mmol/L 或餐后 2 小时血糖 <6.7mmol/L，避免夜间血糖 <3.3mmol/L。目前患者空腹及睡前血糖控制在 5.3～6.4mmol/L，餐后血糖波动于 6.4～8.0mmol/L，在使用降血糖药的情况下仍不能使血糖达标。所以仍需继续进行降糖治疗。

二甲双胍属于双胍类降血糖药。能够明显降低糖尿病患者的血糖，但对正常人血糖无明显影响。主要药理作用是通过抑制糖异生从而减少肝脏葡萄糖的输出，增加外周组织中（例如肌肉和肝脏）葡萄糖的利用（特别是在餐后），具有降低血浆游离脂肪酸和三酰甘油水平的作用。研究表明二甲双胍还可减少食物摄入并降低体重改善外周胰岛素抵抗而降低血糖。许多国家和国际组织制订的糖尿病诊治指南中均推荐二甲双胍作为 2 型糖尿病患者控制高血糖的一线用药和药物联合中的基本用药。

二甲双胍 FDA 原妊娠期药物安全性分级为 B 级。胎儿血液中药物浓度的测定表明二甲双胍可以部分通过胎盘屏障。给予妊娠大鼠和家兔二甲双胍剂量高达 600mg/（kg·d）时，相当于临床剂量的 2 倍和 5 倍，二甲双胍未对胚胎发育产生不利的影响[18]。Vanky 2010 年的研究未发现二甲双胍增加先天畸形的风险[19]。在治疗效果方面，一项研究通过与人胰岛素对比，将 100 例持续接受二甲双胍治疗的孕妇与 100 例仅接受人胰岛素治疗的孕妇相比，二甲双胍组的体重增加较低，在某些婴儿结局指标上得分更高[20]。澳大利亚一项针对 363 例患有妊娠糖尿病，接受二甲双胍治疗的孕妇的研究发现，其结果与接受胰岛素治疗的对照组相比无显著差异[21]。妊娠期应用二甲双胍子代 2 岁时上臂中部周径、肩胛下皮褶、肱二头肌皮褶厚度较应用胰岛素的子代明显增加，但子代的体脂率、腹围、总脂肪量等无显著差异，可能应用二甲双胍的子代内脏脂肪量较低，二甲双胍可能改善了子代的脂肪分布，对代谢有潜在益处[22]。对子代 7～9 岁时的随访发现，仅有部分应用二甲双胍的子代体重、上臂脂肪量和腰围身高比显著增加，皮下脂肪和内脏脂肪虽稍多，但与应用胰岛素的子代无显著差异；子代的 FPG、甘油三酯、胰岛素、胰岛素抵抗、HbA1c、糖化白蛋白、胆固醇、肝药酶等均相似[23]。妊娠期使用二甲双胍的 GDM 孕妇子代体重较大，但身高也较高，子代的 BMI 与应用胰岛素的子代无显著差异；子代 18 月龄时的运动发育情况、社交、情感、语言发育情况、理解能力等均无显著差异[24]。应用二甲双胍与胰岛素的男性子代 33～85 月龄时的睾丸体积、腰臀比、BMI、身高和体重等无显著差异[25]。然而，由于方法学上的局限性，包括样本量小和比较组不一致，这些研究不能确定不存在任何与二甲双胍相关的风险。由于我国尚未批准二甲双胍用于妊娠期患者，在妊娠期血糖升高的情况下，需根据病情需要，在患者知情同意的情况下使用，不可盲目应用。

（4）提出用药方案调整／意见等：考虑患者无低血糖、胰岛素过敏等禁忌证存在，根据指南推荐，首选人胰岛素控制血糖。根据患者血糖控制情况，患者血糖在空腹和餐后均有升高的情况，予以应用基础胰岛素地特胰岛素联合餐时胰岛素门冬胰岛素方案控制血糖。根据《中国 2 型糖尿病防治指南（2020年版）》推荐，基础胰岛素起始剂量为 0.1～0.2U/（kg·d）。BMI≥25kg/m² 者在使用基础胰岛素时，可考虑起始用量为 0.3U/（kg·d），在基础胰岛素的基础上采用仅在一餐前（如主餐）加用餐时胰岛素，根据中餐前、晚餐前和睡前血糖水平分别调整三餐前的胰岛素用量，根据空腹血糖水平调整睡前基础胰岛素 [2]。采用基础胰岛素与餐时胰岛素各占 50% 的原则，初始给予地特胰岛素 12U 睡前大腿前外侧注射，门冬胰岛素 4U 早餐前腹部避开脐周 2.5cm 处皮下注射。根据早餐后和午餐前血糖水平确定午餐前门冬胰岛素用量，根据午餐后和晚餐前血糖水平确定晚餐前门冬胰岛素用量。结合患者血糖变化逐步调整胰岛素用量，按照每 2～4U 胰岛素降低 1mmol/L 血糖的原则进行调整，直至达到妊娠期血糖控制标准。患者 BMI 为 25.61kg/m²，属于超重范畴，可能出现胰岛素抵抗，导致增加胰岛素剂量时降糖效果不明显。如存在胰岛素抵抗情况，不建议继续追加胰岛素用量，可以加用改善胰岛素敏感性的药物即二甲双胍。二甲双胍的最小推荐剂量为 500mg/d，最佳有效剂量为 2 000mg/d，成人剂型可用的最大剂量为 2 500mg/d，缓释剂型推荐最大用量为 2 000mg/d。在 500～2 000mg/d 剂量范围，二甲双胍的疗效呈剂量依赖效应。使用二甲双胍不同剂型的主要区别在于给药后溶出释放方式不同，普通片剂在胃内崩解释放；肠溶片或胶囊在肠道崩解释放；缓释片或胶囊在胃肠道内缓慢溶出、释放。相对于普通片剂而言，缓释制剂每日 1 次可能具有更好的胃肠道耐受性，可提高孕妇的用药依从性 [26]。同时需注意监测患者药品不良反应发生情况，以及妊娠期母胎健康情况和肝肾功能等，出现异常需及时就医，由医生和药师调整治疗方案。

3. 针对患者的用药指导和药学宣教

（1）地特胰岛素注射液：地特胰岛素是一种胰岛素类似物，动物研究试验未显示有生殖毒性，如证实临床获益大于潜在风险，妊娠期可考虑使用 [27]。作用时间较长，主要用于基础血糖的控制。给药后 3～4 小时起效，3～14 小时达到最大效应，作用持续时间大约 24 小时 [2]。一般采用每日 1 次大腿前外侧皮下注射给药。大约 12% 的患者使用时会发生不良反应。常见的不良反应有低血糖、注射部位反应，也可能发生全身性过敏反应、屈光不正和水肿

（通常为一过性）、痛性神经病变、糖尿病视网膜病变、脂肪代谢障碍等。在胰岛素使用剂量远高于需要量时可能发生低血糖。建议随身携带含糖食品，如出现出冷汗、皮肤苍白发冷、疲乏、神经紧张或震颤、意识模糊、过度饥饿等低血糖症状，应立即口服葡萄糖或含糖食品。如发生较重低血糖反应如意识丧失或服糖后症状不缓解需立即送医。注射部位反应如疼痛、瘙痒、荨麻疹、肿胀和炎症，通常会在数日至数周内消失，如反应不能缓解或难以忍受应及时与医生、药师取得沟通，由医生药师评估并制订下一步治疗计划。经常轮换注射部位可以减少注射部位脂肪萎缩、脂肪增生的发生。未开封药品需要冰箱 2~8℃冷藏储存，不宜冷冻。初次使用需在室温放置 30 分钟左右，使药液温度与外界温度一致，避免温度过低刺激注射部位。初次使用后须在不高于30℃的场所常温保存。每次注射均需更换针头，每次注射后针头应在皮下停留至少 6 秒后拔出，以确保药液全部注射入体内。避免药品跌落、剧烈摇晃、阳光直射和发生冷冻，如有发生则本支药品不能继续使用。胰岛素使用期间不能贸然停药，建议备好足够药品。一般开封后的胰岛素可以使用 4 周，具体按说明书要求执行，如果超过规定期限药品未用完也不能继续使用，应重新更换一支。外出旅行时不要托运以免发生撞击或温度变化过大造成药品失效。

（2）门冬胰岛素注射液：门冬胰岛素也是胰岛素类似物的一种，可用于孕妇[28]。起效快，作用时间短，主要用于餐后血糖的控制。给药后 0.17~0.25小时起效，1~2 小时达峰值，作用持续约 4~6 小时[2]。为促进迅速吸收，宜选择腹部皮下注射，注意避开脐周 2.5cm 的范围。常见不良反应与应对策略同地特胰岛素。需要注意，胰岛素的注射应紧临餐前，注射 10 分钟内应进食含有碳水化合物的食物。如果餐前忘记注射可在餐后立即注射。某一餐没有进食则不需要注射门冬胰岛素。

（3）二甲双胍缓释片：二甲双胍为我国妊娠期高血糖指南推荐的妊娠期可以使用的降血糖药。现有研究未发现本药物在妊娠期增加不良妊娠结局的发生，且对孕妇及胎儿存在潜在的益处，是孕妇可选择的药物。由于并未得到我国国家药品监督管理局用于孕妇的批准，所以使用时需签署知情同意书。二甲双胍应在进餐时或餐后服用以减少胃肠不适及食欲减退情况，如不适持续存在需与药师沟通，考虑是否调整用量。服用期间还可出现乏力、疲倦、头晕、体重减轻和皮疹等情况。极少患者可能发生乳酸性酸中毒，一旦发生可出现呕吐、腹痛、换气过度和神志障碍，无法用尿毒症、酮症酸中毒或水杨酸中毒等解释时，应高度怀疑为二甲双胍引起，应立即停药并就医。同时出现肾功能不全、心肌梗死以及禁忌证时应停止用药。出现糖尿病酮症酸中毒、急性感染、高血压、子痫前期或有胎儿生长受限风险时应禁用二甲双胍。

如需调整药物剂量，或需服用其他药物应首先告知医生和药师，在医生、药师的指导下使用，不可随意停药和更换、加用药品。

咨询案例（三）

1. 案例详情

主诉　患者既往被诊断为 2 型糖尿病，目前三餐前使用降血糖药谷赖胰岛素 8U-6U-6U，睡前使用德谷胰岛素 18U，血糖控制平稳。现得知受孕 7 周，询问降糖方案是否需要调整。

既往史　否认既往高血压、甲状腺等疾病病史，父亲糖尿病病史 30 余年，现使用胰岛素控制血糖。否认药物、食物过敏史。否认手术、外伤、输血史。否认有毒物质、放射性物质等接触史。

婚育史　适龄结婚，配偶体健，2 年前胚胎停止发育 1 次，1 年前自然流产 1 次，本次为辅助生殖技术受孕。

体格检查　体温（T）：36.3℃，脉搏（P）：80 次 /min，呼吸（R）：20 次 /min，血压（BP）：120/80mmHg，心律齐，未闻及杂音，双肺呼吸音清，未闻及干湿啰音。腹软，无压痛，肝脾肋下未及，双下肢不肿。身高 160cm，孕前体重 66kg，孕前体重指数约为 25.78kg/m^2。

实验室及辅助检查　空腹血糖 5.5mmol/L，血常规、肝功能等均无明显异常。产科检查腹部平坦，超声示宫内早期妊娠。

2. 用药分析

（1）了解患者信息：患者 36 岁，平素月经规律，月经周期为 28 日，每次持续 7 日，经量中等，无痛经。末次月经为 2022 年 4 月 6 日，停经 49 日，验尿 HCG 阳性，超声检查提示宫内早期妊娠，目前妊娠 7 周，超声符合孕龄。公司职员，大专文化。患者 3 年前无明显诱因出现口干、多饮、多尿，于综合医院内分泌科就诊，诊为 2 型糖尿病。测空腹血糖为 12.5mmol/L，查血 HbA1c 为 7.7%。饮食运动管理 2 周余，空腹血糖波动于 5～10mmol/L，餐后 2 小时血糖波动于 11～14mmol/L。开始给予药物治疗。目前三餐前使用谷赖胰岛素 8U-6U-6U，晚睡前使用德谷胰岛素 18U，空腹及睡前血糖控制在 5.5～7.3mmol/L，餐后 2 小时血糖波动于 7.5～10.1mmol/L。本次诊断为孕前糖尿病合并妊娠，测 HbA1c 为 6.4%。近期未服用其他药物。

（2）孕前糖尿病一线治疗方案概述：根据我国《妊娠期高血糖诊治指南

（2022）》与《中国 2 型糖尿病防治指南（2020 年版）》，孕前糖尿病（PGDM）除需进行个体化医学营养学治疗指导、生活方式管理、进行视网膜、肾病、心血管、周围神经等病变排查外，需要应用胰岛素控制血糖。胰岛素不易透过胎盘，具有安全性。推荐采用基础胰岛素（长效或中效）联合餐前超短效或短效胰岛素的强化胰岛素治疗。由于妊娠期胎盘引起的胰岛素抵抗导致的餐后血糖升高更为显著的特点，预混胰岛素应用存在局限性，不作为常规推荐[1-2]。若孕妇因主客观条件无法使用胰岛素（拒绝使用、无法安全注射胰岛素或难以负担胰岛素的费用）时，可使用二甲双胍控制血糖。美国糖尿病协会（ADA）于 2022 年发文指出，胰岛素是治疗妊娠期间 2 型糖尿病的首选药物。2 型糖尿病通常需要比 1 型糖尿病使用更高剂量的胰岛素。目前可用的人胰岛素中尚没有已被证实可穿过胎盘的制剂。应优选在随机对照试验中研究的胰岛素（地特胰岛素、门冬胰岛素、赖脯胰岛素），其次选择队列研究中的胰岛素（甘精胰岛素），最后是病例报告中的胰岛素。尚不清楚妊娠时使用胰岛素泵是否优于每日多次注射[7]。2018 年 ACOG 实践简报针对妊娠糖尿病同样强调了胰岛素在孕前糖尿病和妊娠糖尿病人群中的首选应用地位。推荐使用赖脯胰岛素、门冬胰岛素、普通胰岛素、NPH、甘精胰岛素、地特胰岛素等。使用短效、超短效胰岛素或胰岛素类似物控制餐时血糖。赖脯胰岛素和门冬胰岛素因为起效快是更优的选择，方便患者在紧临正餐前使用，而无须在餐前 10～15 分钟或更长时间使用。长效胰岛素类似物甘精胰岛素、地特胰岛素或 NPH 推荐用于基础血糖的控制。NPH 通常在早餐前、晚餐前或睡前使用。睡前使用更为适宜，因为晚餐时给药可能增加夜间低血糖的风险[6]。国际妇产科联盟（International Federation of Gynecology and Obstetrics，FIGO）关于妊娠糖尿病的建议指出，胰岛素曾是妊娠期血糖管理的唯一药物。但近来口服降血糖药如二甲双胍、格列本脲呈增加趋势。FIGO 认为胰岛素、二甲双胍、格列苯脲在妊娠中晚期都是安全有效的，在生活方式改变后血糖控制失败时，均可作为一线用药，而且二甲双胍优于格列苯脲[4]。因其安全性尚需考证，我国国家药品监督管理局尚未批准口服降血糖药用于孕妇。

（3）评估妊娠期用药情况：患者孕前 2 型糖尿病诊断与病情相符。使用谷赖胰岛素控制餐时血糖，使用德谷胰岛素控制基础血糖，符合《中国 2 型糖尿病防治指南（2020 年版）》餐时＋基础胰岛素的推荐。患者目前处于妊娠状态，根据中华医学会《妊娠期高血糖诊治指南（2022）》推荐，GDM 或 PGDM 孕妇的妊娠期血糖控制目标为：餐前及 FPG ＜ 5.3mmol/L，餐后 1 小时血糖 ＜ 7.8mmol/L 或餐后 2 小时血糖 ＜ 6.7mmol/L，避免夜间血糖 ＜ 3.3mmol/L[1]。目前患者空腹及睡前血糖控制在 5.5～7.3mmol/L，餐后血糖波动于 7.5～

10.1mmol/L，未达到血糖控制目标，所以仍需继续进行降糖治疗。

　　谷赖胰岛素和德谷胰岛素均是新型的人胰岛素类似物，二者 FDA 原妊娠期药物安全性分级均为 C 级，在孕妇中的使用没有足够的数据。

　　谷赖胰岛素是在人胰岛素分子结构的基础上改变了 2 个氨基酸而得到的新型、速效胰岛素类似物，是通过重组 DNA 技术由大肠埃希菌的融合蛋白而产生。人胰岛素分子 B 链第 3 位中性、疏水的天冬氨酸被碱性、亲水的赖氨酸替代，同时 B 链第 29 位碱性的赖氨酸被酸性的谷氨酸替代，成为谷赖胰岛素。谷赖胰岛素缓冲体系中添加聚山梨酯 20 取代以往锌的作用，使吸收更快，变态反应更少 [29-30]。可以在餐前及进餐后立即注射，具有较好的灵活性。动物生殖研究显示其和人胰岛素在受孕与否、胚胎 / 胎仔发育、分娩或出生后发育中都没有差别。有关谷赖胰岛素的临床研究和上市后监察安全性数据汇总结果显示，谷赖胰岛素治疗与妊娠相关并发症的发生风险或胎儿先天性畸形之间不存在因果关系 [31-32]。虽然美国 FDA 已批准赖脯胰岛素用于妊娠糖尿病，但我国国家药品监督管理局尚未批准谷赖胰岛素和赖脯胰岛素用于妊娠期高血糖的治疗。

　　德谷胰岛素是一种新型超长效胰岛素类似物。与人胰岛素相比，去掉了 B 链第 30 位的苏氨酸，并将十六位碳脂肪二酸与 B 链第 29 位的赖氨酸通过一个谷氨酸连接 [33]。具有平稳的药动学曲线，半衰期为 25 小时，作用持续时间长达 42 小时，较长的半衰期允许患者在漏用或延迟应用时实施弹性给药。现有的研究并未提示德谷胰岛素与人胰岛素相比存在更多的风险。3 例接受甘精胰岛素或地特胰岛素治疗后存在显著血糖波动的 PGDM 患者，更换为德谷胰岛素治疗后不仅 HbA1c 得到有效控制，其中 1 例患者血糖波动也显著改善，3 例患者均成功分娩且无新生儿先天性畸形、低血糖等不良事件。另有一项针对 T1DM 孕妇的观察性研究，分别给予德谷胰岛素（$n=22$）或甘精胰岛素（$n=51$）治疗，结果显示，德谷胰岛素组的孕妇分娩后住院天数更短（$P=0.002$），其他结局两组类似 [33-35]。因德谷胰岛素上市时间较短，虽然动物生殖研究未显示与人胰岛素的胚胎毒性和致畸性存在差异，但因孕妇中尚无任何临床经验，德谷胰岛素暂未获得我国国家药品监督管理局批准用于妊娠期高血糖的治疗。

　　（4）提出用药方案调整 / 意见等：从妊娠期安全角度出发，因患者目前应用的 2 种胰岛素妊娠期安全性经验较少，与患者充分沟通，在患者完全知情同意的情况下，可以自愿选择继续目前治疗，或考虑换用安全性数据较多的胰岛素。如患者计划换用胰岛素，建议使用安全经验较多的门冬胰岛素控制餐时血糖，以及地特胰岛素控制基础血糖。门冬胰岛素是我国目前唯一批准用于妊娠期的超短效胰岛素类似物。地特胰岛素具有良好的疗效和安全性，美国食品药品管理局（FDA）、欧洲药品管理局（EMA）以及我国国家药品监督管理局（NMPA）都已将其批准用于妊娠期高血糖的治疗。

若计划换用胰岛素，根据药品说明书，可将之前餐时胰岛素谷赖胰岛素、基础胰岛素德谷胰岛素以等剂量转换成门冬胰岛素、地特胰岛素，即三餐前使用门冬胰岛素 8U-6U-6U，晚睡前使用地特胰岛素 18U。在胰岛素更换初期，需密切监测早空腹和三餐前后及夜间血糖，根据患者血糖情况及时调整胰岛素用量。根据中餐前、晚餐前和睡前血糖水平分别调整三餐前的胰岛素用量，根据空腹血糖水平调整睡前基础胰岛素。按照每 2～4U 胰岛素降低 1mmol/L 血糖的原则进行调整，直至达到妊娠期血糖控制标准。同时需注意监测患者是否出现胰岛素过敏等药品不良反应发生情况，以及妊娠期母胎健康情况和肝肾功能等，出现异常需及时就医，由医生和药师调整治疗方案。

3. 针对患者的用药指导和药学宣教　在继续当前治疗的情况下，需注意监测胎儿超声，关注胎儿生长发育情况，如有不良生长发育趋势，应立即采取相应措施。

（1）德谷胰岛素注射液：因安全数据较少，我国尚未批准用于妊娠期高血糖治疗，如确需使用，应格外谨慎。德谷胰岛素是一种新型超长效胰岛素类似物。作用无峰值，持续时间可达 42 小时，主要用于基础血糖的控制。可因其半衰期长达 25 小时，灵活变动给药时间，但仍建议尽量在每日同一时间给药，最好选择睡前。可在大腿前外侧皮下注射给药，注意在相同区域内轮换注射点[36]。常见的不良反应及注意事项同地特胰岛素。

（2）谷赖胰岛素注射液：是一种超短效胰岛素类似物。起效时间为 0.17～0.25 小时，峰值时间为 1～2 小时，作用持续时间为 4～6 小时。起效快，作用时间短，主要用于餐时血糖的控制。每次注射时，注射或者输注的部位（腹部、大腿、三角肌）应该适时轮换，以降低脂肪营养不良和皮肤淀粉样变性的风险。在腹壁进行皮下注射可比在其他部位注射吸收略快。常见不良反应与应对策略同前。应在餐前 0～15 分钟内或餐后立即给药。需要注意，注射应紧临餐前，注射 10 分钟内应进食含有碳水化合物的食物。如果餐前忘记注射可在餐后立即注射。某一餐没有进食则不需要注射谷赖胰岛素[37]。

（3）地特胰岛素、门冬胰岛素注射液：同前。

为了避免应用胰岛素可能与不同种胰岛素混淆，发生使用错误，应在每次注射前仔细核对该胰岛素的标签。不宜突然改变注射部位，应在药师指导下进行注射部位轮换。如需调整药物剂量，或需服用其他药物应首先告知医生和药师,在医生药师的指导下使用,不可随意停药和更换、加用药品。

(李 玲 赵文佳)

参 考 文 献

[1] 中华医学会妇产科学分会产科学组,中华医学会围产医学分会,中国妇幼保健协会妊娠合并糖尿病专业委员会.妊娠期高血糖诊治指南(2022)[第一部分].中华妇产科杂志,2022,57(1):3-12.

[2] 中华医学会糖尿病学分会.中国2型糖尿病防治指南(2020年版).中华糖尿病杂志,2021,13(4):315-409.

[3] 中华医学会妇产科学分会产科学组,中华医学会围产医学分会妊娠合并糖尿病协作组.妊娠合并糖尿病诊治指南(2014)[J].中华妇产科杂志,2014,49(8):561-569.

[4] HOD M,KAPUR A,SACKS D A,et al. The International Federation of Gynecology and Obstetrics(FIGO)initiative on gestational diabetes mellitus:a pragmatic guide for diagnosis,management,and care[J]. Int J Gynaecol Obstet,2015,131(Suppl 3):S173-211.

[5] Society of Maternal-Fetal Medicine(SMFM)Publications Committee. SMFM Statement:pharmacological treatment of gestational diabetes. Am J Obstet Gynecol,2018,218(5):B2-B4.

[6] ACOG. ACOG Practice bulletin no. 190:gestational diabetes mellitus. Obstet Gynecol,2018,131(2):e49-e64.

[7] American Diabetes Association Professional Practice Committee. Management of diabetes in pregnancy:standards of medical care in diabetes-2022. Diabetes Care,2022,45(Suppl 1):S232-S243.

[8] GARCÍA-PATTERSON A,GICH I,AMINI S B,et al. Insulin requirements throughout pregnancy in women with type 1 diabetes mellitus:three changes of direction. Diabetologia,2010,53(3):446-451.

[9] HEINZERLING L. 胰岛素引起的超敏反应. [2024-05-21]. https://www.uptodate.cn/contents/zh-Hans/hypersensitivity-reactions-to-insulins.

[10] RADERMECKER R P,SCHEEN A J. Allergy reactions to insulin:effects of continuous subcutaneous insulin infusion and insulin analogues. Diabetes Metab Res Rev,2007,23(5):348-355.

[11] 马晓燕.胰岛素过敏反应现状及处理策略探讨.中国卫生标准管理,2018,9(3):66-68.

[12] SILVA M E,MENDES M J,URSICH M J,et al. Human insulin allergy-immediate and late type III reactions in a long-standing IDDM patient. Diabetes Res Clin Pract,1997,36(2):67-70.

[13] HEINZERLING L,RAILE K,ROCHLITZ H,et al. Insulin allergy:clinical manifestations and management strategies. Allergy,2008,63(2):148-155.

[14] JEGASOTHY B V. Allergic reactions to insulin. Int J Dermatol, 1980, 19 (3): 139-141.

[15] HOFFMAN A G, SCHRAM S E, ERCAN-FANG N G, et al. Type Ⅰ allergy to insulin: case report and review of localized and systemic reactions to insulin. Dermatitis, 2008, 19 (1): 52-58.

[16] 精蛋白人胰岛素注射液药品说明书.

[17] FRID A H, KREUGEL G, GRASSI G, et al. New insulin delivery recommendations. Mayo Clin Proc, 2016, 91 (9): 1231-1255.

[18] 盐酸二甲双胍缓释片药品说明书.

[19] VANKY E, STRIDSKLEV S, HEIMSTAD R, et al. Metformin versus placebo from first trimester to delivery in polycystic ovary syndrome: a randomized, controlled multicenter study. J Clin Endocrinol Metab, 2010, 95 (12): E448-E455.

[20] BALANI J, HYER S L, RODIN D A, et al. Pregnancy outcomes in women with gestational diabetes treated with metformin or insulin: a case-control study. Diabet Med, 2009, 26 (8): 798-802.

[21] ROWAN J A, HAGUE W M, GAO W, et al. Metformin versus insulin for the treatment of gestational diabetes. N Engl J Med, 2008, 358 (19): 2003-2015.

[22] ROWAN J A, RUSH E C, OBOLONKIN V, et al. Metformin in gestational diabetes: the offspring follow-up (MiG TOFU): body composition at 2 years of age. Diabetes Care, 2011, 34 (10): 2279-2284.

[23] ROWAN J A, RUSH E C, PLANK L D, et al. Metformin in gestational diabetes: the offspring follow-up (MiG TOFU): body composition and metabolic outcomes at 7-9 years of age. BMJ Open Diabetes Res Care, 2018, 6 (1): e000456.

[24] IJÄS H, VÄÄRÄSMÄKI M, SAARELA T, et al. A follow-up of a randomised study of metformin and insulin in gestational diabetes mellitus: growth and development of the children at the age of 18 months. BJOG, 2015, 122 (7): 994-1000.

[25] TERTTI K, TOPPARI J, VIRTANEN H E, et al. Metformin treatment does not affect testicular size in offspring born to mothers with gestational diabetes. Rev Diabet Stud, 2016, 13 (1): 59-65.

[26] 母义明, 纪立农, 宁光, 等. 二甲双胍临床应用专家共识 (2018 年版). 药品评价, 2019, 16 (5): 3-15.

[27] 地特胰岛素注射液药品说明书.

[28] 门冬胰岛素注射液药品说明书.

[29] BECKER R H. Insulin glulisine complementing basal insulins: a review of structure and activity. Diabetes Technol Ther, 2007, 9 (1): 109-121.

[30] HEISE T, NOSEK L, SPITZER H, et al. Insulin glulisine: a faster onset of action compared with insulin lispro. Diabetes Obes Metab, 2007, 9 (5): 746-753.

[31] DODER Z, VANECHANOS D, OSTER M, et al. Insulin glulisine in pregnancy - experience

from clinical trials and post-marketing surveillance. Eur Endocrinol, 2015, 11（1）: 17-20.

[32] 母义明, 朱大龙, 李焱, 等. 速效胰岛素类似物临床应用专家指导意见. 药品评价, 2016, 13（21）: 13-17.

[33] 中华医学会糖尿病学分会神经病变学组. 基础胰岛素临床应用常见问题指导建议——三十三问. 中华糖尿病杂志, 2020, 12（5）: 289-296.

[34] KELLER M F, VESTGAARD M, DAMM P, et al. Treatment with the long-acting insulin analog degludec during pregnancy in women with type 1 diabetes: an observational study of 22 cases. Diabetes Res Clin Pract, 2019, 152: 58-64.

[35] 吴红花. 新型胰岛素在妊娠期高血糖患者中的应用. 中华医学杂志, 2020, 100（6）: 407-410.

[36] 德谷胰岛素注射液药品说明书.

[37] 谷赖胰岛素注射液药品说明书.

二、妊娠合并甲状腺功能亢进

咨询案例

1. 案例详情

主诉　患者 2022 年 7 月 18 日来院就诊, 自述因妊娠期甲状腺功能亢进服用丙硫氧嘧啶, 出现肝功能异常, 咨询妊娠期用药是否安全。

既往史　否认高血压、甲状腺疾病等病史。否认高血压、糖尿病家族史。否认药物、食物过敏史。否认手术、外伤、输血史。

婚育史　32 岁结婚, 配偶体健。

体格检查　体温（T）: 36.9℃, 脉搏（P）: 92 次/min, 呼吸（R）: 21 次/min, 血压（BP）: 135/78mmHg, 心律齐, 未闻杂音, 双肺呼吸音清, 未闻及干湿啰音。腹软, 无压痛, 肝脾肋下未及, 双下肢不肿。身高 160cm, 体重 68kg。

产科检查　子宫放松好, 无宫缩, 阴道检查未见活动性出血, 宫口未开。

实验室及辅助检查　血常规: 红细胞 3.5×10^{12}/L, 血红蛋白 121g/L, 白细胞 8.6×10^9/L, 血小板 203×10^9/L, 其余无明显异常。肝功能: 谷丙转氨酶（GPT）295.30U/L, 谷草转氨酶（GOT）128.80U/L。

2. 用药分析

（1）了解患者信息: 追问病史, 患者末次月经为 2022 年 4 月 2 日, 月经规律, 月经周期约为 30 日, 每次持续 5～7 日, 同房时间不详。2022 年 6 月 28 日甲状腺功能: 血清游离甲状腺素（free thyroxine, FT_4）为 29.30pmol/L, 促甲状腺素（thyroid stimulating hormone，TSH）为 0.01mIU/L，诊断为亚临床甲状腺功能亢进，心电图提示窦性心动过速（107 次 /min），予低碘饮食；7 月 8 日甲状腺功能八项：三碘甲腺原氨（triiodothyronine，T_3）为 4.450nmol/L，甲状腺素（thyroxine，T_4）为 234.400nmol/L，FT_3 为 9.370pmol/L，FT_4 为 29.270pmol/L，TSH＜0.010μIU/ml，甲状腺过氧化物酶自身抗体（thyroid peroxidase autoantibody，TPOAb）为 6.040IU/ml；7 月 11 日心率为 118 次 /min，诊断为甲状腺功能亢进，妊娠期一过性甲状腺毒症，予丙硫氧嘧啶每次 25mg，每日 2 次，7 月 18 日复查肝功能：GPT 为 295.30U/L，GOT 为 128.80U/L，医生医嘱予葡醛内酯片每次 50mg，每日 3 次。

（2）妊娠合并甲状腺功能亢进常规治疗方案概述：妊娠期甲状腺功能状态与妊娠结局直接相关。甲状腺功能亢进（以下简称甲亢）控制不良与流产、妊娠高血压、早产、低出生体重儿、胎儿生长受限、死产（胎儿在分娩时死亡）、甲状腺危象及孕妇充血性心力衰竭相关 [1-2]。因此妊娠期甲亢需要进行治疗。

常用的治疗药物有 2 种：甲巯咪唑和丙硫氧嘧啶。甲巯咪唑妊娠期用药存在风险，有研究认为可能增加胎儿发育畸形的风险，主要是皮肤发育不全和"甲巯咪唑相关的胚胎病"，包括鼻后孔闭锁、食管闭锁、颜面畸形等出生缺陷相关疾病 [3]。妊娠 6～10 周是药物导致出生缺陷的危险窗口期，丙硫氧嘧啶相对安全，妊娠早期可考虑使用。但丙硫氧嘧啶可能引起肝脏损害，甚至导致急性肝功能衰竭，在妊娠中期可能会涉及两种药物的替换 [4]。在替换时应当注意监测甲状腺功能变化及药物不良反应，特别是血常规和肝功能。

药物剂量常使用最低有效剂量来控制，丙硫氧嘧啶每次 50mg，每日 2～3 次或甲巯咪唑 5～10mg/d，对于重度甲亢患者可选择丙硫氧嘧啶每次 100mg，每日 3 次；或者甲巯咪唑 10～30mg/d。

甲亢治疗期间需要定期监测甲状腺功能。在妊娠早期，建议每 1～2 周检测 1 次甲状腺功能，及时调整用量，避免药物的过度治疗，降低胎儿甲状腺肿及甲状腺功能减退的可能性。妊娠中、晚期每 2～4 周检测 1 次，达到目标值后每 4～6 周检测 1 次。妊娠期血清 FT_4/TT_4 是甲亢控制的主要监测指标，而不是 TSH，因为使血清 TSH 正常时，有可能导致 T_4 水平降低。当 T_3 很高或发生 T_3 型甲亢时，需要监测血清 T_3 的水平 [5]。

（3）评估妊娠期 / 哺乳期用药情况

1）丙硫氧嘧啶：FDA 原妊娠期药物安全性分级为 D 级，药物可通过胎盘 [6]。妊娠期使用推荐剂量不增加重大先天畸形的风险 [7]，有研究认为妊娠早期药物暴露观察到头颈部畸形和泌尿系统畸形，但致畸性低于甲巯咪唑和卡比马唑[8-9]。孕妇用药可能导致胎儿出现甲状腺功能减退、甲亢或甲状腺肿大[10]，尚未观察到使用本药影响儿童的智力发育。药物容易引起母体和新生儿肝损伤，罕见引起孕妇粒细胞缺乏，需要监测肝功能[11]。

动物数据：提示丙硫氧嘧啶可通过大鼠胎盘，在妊娠 19～20 日静脉注射丙硫氧嘧啶，发现胎仔与母体血药浓度比值在任何时间点均小于 1。给药后 60 分钟，胎仔体内发现给药剂量的 8.45%，仅在母体血清中发现丙硫氧嘧啶[12]。

2）甲巯咪唑：FDA 原妊娠期药物安全性分级为 D 级，药物易通过胎盘，胎儿血液中的药物浓度与母体血清中的药物浓度相当[13]。孕妇使用本药可增加新生儿先天畸形的风险，如胃肠道畸形（如食管闭锁或气管食管瘘、脐畸形）、颅面畸形（面部畸形、后鼻孔闭锁）、皮肤发育不全、腹壁缺陷、室间隔缺损、眼和泌尿系统缺陷[1-5]。有研究发现妊娠期（尤其是妊娠 6～10 周）暴露于本药后出生缺陷的发生率为 2%～4%[9]。孕妇使用本药可能诱导发育中的胎儿甲状腺肿甚至呆小病。婴儿出生后 3～5 日内甲状腺功能可能恢复正常，一些婴儿可能需要治疗[9]。

哺乳期用药：①丙硫氧嘧啶随乳汁排泄，婴儿摄入的量较少。哺乳期间建议使用最低有效剂量，若需持续用药或使用高剂量药物，建议在用药 3 周后对乳儿甲状腺功能进行监测。②甲巯咪唑可随乳汁排泄，目前研究尚未发现哺乳期用药对乳儿有影响，建议日剂量不超过 10mg。

（4）提出用药方案调整/建议等：丙硫氧嘧啶 FDA 原妊娠期药物安全性分级为 D 级，药物可通过胎盘屏障，孕妇使用本药应给予足够剂量但不可过量。多数孕妇的甲状腺功能障碍可随妊娠期延续而降低，故可减少剂量。某些情况下，在分娩前数周或数月可停止抗甲状腺治疗。

甲巯咪唑可能与胎儿畸形相关，故在妊娠早期妇女可选择丙硫氧嘧啶。但本药可能对母体产生肝毒性，妊娠中晚期妇女可酌情使用其他抗甲状腺药（如甲巯咪唑）[14]。此患者用药前肝功能正常，用药后一周出现肝药酶明显升高，可能为药物导致肝功能异常。建议可再次进行内分泌科复诊，咨询是否需更换药物或停药观察。

患者同时服用复合维生素，建议与产科医生沟通，暂时停用复合维生素，保肝治疗后，监测生化指标的变化。保肝治疗葡醛内酯片建议用量为口服每次 100mg，每日 3 次。

3. 针对患者的用药指导和药学宣教

（1）妊娠期甲亢对孕妇和胎儿都有很大危害。可引起孕妇流产、早产、胎儿宫内窘迫、先兆子痫、胎盘早剥、甲状腺危象等不良妊娠结局；也可引起胎儿宫内生长停滞、胎儿体重过轻、死胎、先天发育畸形等危害。因此妊娠期甲亢一定需在医生评估下进行治疗。

（2）用药需要严格遵循医嘱，不可自行停药，否则易导致甲亢病情反复。

（3）治疗期间需要复查甲状腺功能及肝功能，一般建议在甲状腺功能正常且病情平稳情况下妊娠比较安全。

（冯　欣　王　然）

参 考 文 献

[1] PAPENDIECK P，CHIESA A，PRIETO L，et al. Thyroid disorders of neonates born to mothers with Graves' disease. J Pediatr Endocrinol Metab，2009，22（6）：547-553.

[2] CLEMENTI M，DI GIANANTONIO E，CASSINA M，et al. Treatment of hyperthyroidism in pregnancy and birth defects. J Clin Endocrinol Metab，2010，95（11）：E337-E341.

[3] SEO G H，KIM T H，CHUNG J H. Antithyroid drugs and congenital malformations：a nationwide Korean cohort study. Ann Intern Med，2018，168（6）：405-413.

[4] BAHN R S，BURCH H S，COOPER D S，et al. The role of propylthiouracil in the management of Graves' disease in adults：report of a meeting jointly sponsored by the American Thyroid Association and the Food and Drug Administration. Thyroid，2009，19（7）：673-674.

[5] 《妊娠和产后甲状腺疾病诊治指南》（第 2 版）编撰委员会，中华医学会内分泌学分会，中华医学会围产医学分会. 妊娠和产后甲状腺疾病诊治指南（第 2 版）. 中华围产医学杂志，2019，22（8）：505-506.

[6] 丙硫氧嘧啶片药品说明书.

[7] ROSENFELD H，ORNOY A，SHECHTMAN S，et al. Pregnancy outcome，thyroid dysfunction and fetal goitre after in utero exposure to propylthiouracil：a controlled cohort study. Br J Clin Pharmacol，2009，68（4）：609-617.

[8] ANDERSEN S L，OLSEN J，WU C S，et al. Severity of birth defects after propylthiouracil exposure in early pregnancy. Thyroid，2014，24（10）：1533-1540.

[9] ALEXANDER E K，PEARCE E N，BRENT G A，et al. 2017 guidelines of the American Thyroid Association for the diagnosis and management of thyroid disease during pregnancy and the postpartum. Thyroid，2017，27（3）：315-389.

[10] DAVISON S，LENNARD T W，DAVISON J，et al. Management of a pregnant patient with GravesZ' disease complicated by thionamide-induced neutropenia in the first trimester. Clin Endocrinol（Oxf），2001，54（4）：559-561.

[11] FINUCANE F M，O'CONNELL J，KINSLEY B T，et al. Propylthiouracil induced C-ANCA positive agranulocytosis complicating Graves' thyrotoxicosis in pregnancy. Ir J Med Sci，2008，177（1）：69-71.

[12] LIU Y，LI Q，XU Y，et al. Comparison of the safety between propylthiouracil and methimazole with hyperthyroidism in pregnancy：a systematic review and meta-analysis. PLoS One，2023，18（5）：e0286097.

[13] 甲巯咪唑片药品说明书.

[14] SONG R，LIN H，CHEN Y，et al. Effects of methimazole and propylthiouracil exposure during pregnancy on the risk of neonatal congenital malformations：A meta-analysis. PLoS One，2017，12（7）：e0180108.

第六节　妊娠合并血液系统疾病——贫血

咨询案例（一）

1. 主诉　患者 2020 年 7 月 18 日来院就诊，自述 1 个月前在产检时查出缺铁性贫血，服用了抗贫血药琥珀酸亚铁片和强骨生血口服液，不知对胎儿是否有影响。

2. 用药分析

（1）了解患者信息：患者 34 岁，孕 2 产 1，孕 18^{+5} 周。职业：无。追问病史，患者末次月经为 2020 年 3 月 9 日，月经规律，月经周期约为 30 日，每次持续 7 日。患者定期产检，有头晕乏力、脱发等症状，血常规结果为血红蛋白稍低（Hb 98g/L），进一步查血清铁蛋白为 18μg/L，诊断为缺铁性贫血。于 2020 年 6 月 14 日开始服用琥珀酸亚铁片，每次 100mg，每日 3 次；强骨生血口服液，每次 10ml，每日 3 次。7 月 14 日查血常规（Hb 110g/L）及血清铁蛋白（32μg/L）。强骨生血口服液于 7 月 14 日停药，调整琥珀酸亚铁片为每次 100mg，每日 1 次，继续服用。既往体健，无长期用药史。无射线接触史、无病毒等感染史、无化学试剂接触史、无房屋装修史。配偶无用药史（6 个月内）。

（2）妊娠合并缺铁性贫血的常规治疗方案概述：当患者被诊断出缺铁性贫血（iron deficiency anemia，IDA）时，主要治疗手段是补铁[1-4]。铁缺乏和轻、中度贫血者以口服铁剂治疗为主，并改善饮食，进食富含铁的食物。重度贫血者口服铁剂或注射铁剂治疗，还可以少量多次输注浓缩红细胞。极重度贫血者首选输注浓缩红细胞，待 Hb 达到 70g/L、症状改善后，可改为口服铁剂或注射铁剂治疗。治疗至 Hb 恢复正常后，应继续口服铁剂 3～6 个月或至产后 3 个月。

通过饮食指导可增加铁摄入和铁吸收。铁吸收量取决于生理需求量、食物含铁量和生物利用度。孕妇对铁的生理需求量比月经期高 3 倍，且随妊娠进展增加，妊娠中晚期需要摄入元素铁 30mg/d。孕妇膳食铁吸收率约为 15%（1%～40%），血红素铁比非血红素铁更容易吸收，膳食铁中 95% 为非血红素铁，含血红素铁的食物有红色肉类、鱼类及禽类等。水果、土豆、绿叶蔬菜、菜花、胡萝卜和白菜等含维生素 C 的食物可促进铁吸收。牛奶及奶制品可抑制铁吸收，其他抑制铁吸收的食物还包括谷物麸皮、谷物、高精面粉、豆类、坚果、茶、咖啡、可可等。

一旦储存铁耗尽，仅通过食物难以补充足够的铁，通常需要补充铁剂。口服补铁有效、价廉且安全。诊断明确的 IDA 孕妇应补充元素铁 100～200mg/d，治疗 2 周后复查 Hb 评估疗效，通常 2 周后 Hb 水平增加 10g/L，3～4 周后增加 20g/L。非贫血孕妇如果血清铁蛋白 <30g/L，应摄入元素铁 60mg/d，治疗 8 周后评估疗效。患血红蛋白病的孕妇如果血清铁蛋白 <30g/L，可予口服铁剂。补充元素铁 ≥200mg/d 时容易出现恶心和上腹部不适等胃肠道症状，较低铁含量制剂可减轻胃肠道症状。不同亚铁盐的铁吸收效率差异微小。也可选择含叶酸的复合铁剂，但不可代替预防胎儿神经管缺陷的口服叶酸。治疗效果取决于补铁开始时的 Hb 水平、铁储存状态、持续丢失量和铁吸收量。如果存在营养素缺乏、感染、慢性肾炎等情况，也影响疗效。

2014 年中华医学会围产医学分会发布的《妊娠期铁缺乏和缺铁性贫血诊治指南》及 2021 年美国妇产科医师学会（ACOG）针对妊娠期贫血发表的文章均有提到，妊娠期缺铁性贫血与低出生体重、早产和围产期死亡率的风险增加有关；此外，母亲缺铁性贫血与产后抑郁症之间可能存在关联，以及后代的智力和精神运动能力测试结果较差。因此，对于诊断明确的 IDA 孕妇补充元素铁是非常有必要的。

（3）评估妊娠期 / 哺乳期用药情况

1）琥珀酸亚铁片：是一种有机铁制剂，其有机铁含量较高，可直接增加红细胞中铁含量，保持铁供给正常。二价铁是该药主要成分，以离子形成存在，主要在空肠近端与十二指肠降部吸收，吸收率普遍较高。经口服方式给药后，琥珀酸亚铁于胃酸环境内可解离出对应亚铁离子，并能参与 Hb 的生成，故在妊娠合并缺铁性贫血治疗中，琥珀酸亚铁能促使患者 Hb 水平的恢复，改善贫血症状。根据现有证据，诊断明确的 IDA 孕妇应补充元素铁 100～200mg/d，治疗至 Hb 恢复正常后，应继续口服铁剂 3～6 个月或至产后 3 个月。妊娠期及哺乳期使用琥珀酸亚铁是安全的。

2）强骨生血口服液：为中成药，可起到益气生血、滋补肝肾及填髓壮骨的作用。用于气血不足，肝肾亏虚，面色萎黄，筋骨痿软；缺铁性贫血、小儿佝偻病，妇女妊娠缺钙，骨质疏松见上述证候者。主要成分包括骨液、党参、黄芪、灵芝、大枣、黑木耳。最新的动物数据[5]表明，强骨生血口服液对 F1 代仔鼠身体发育（耳廓分离、出毛、门齿萌出、张耳和睁眼的时间）、性发育（雄性睾丸下降、包皮分离和雌性阴道张开的时间点）及神经系统发育（个体发育反射、感觉运动功能、学习和记忆功能）均无明显影响。强骨生血口服液在大鼠围产期生殖毒性试验中最大无毒性反应剂量（no observed adverse effect level, NOAEL）为 24.0g 生药 /kg，约相当于临床等效剂量 17 倍（按体表面积计算）。

（4）提出用药方案调整 / 建议等：根据患者月经周期推算，2020 年 6 月 14日，即孕 13⁺⁶ 周（按末次月经算）开始用药，服用药物在受精后 9 周到足月期间，此时间段是胎儿生长、器官发育、功能完善阶段。神经系统、生殖系统和牙齿仍继续分化，受到有害药物作用后，易使胎儿受损，还可表现为胎儿生长受限、低出生体重、功能行为异常、早产率增加等。患者因患有缺铁性贫血，需要用药。患者使用的这些药物，临床安全性证据较多，风险不大。建议继续妊娠，坚持服用补铁药物，随妇产科检查，定期查血。

3. 针对患者的用药指导和药学宣教

（1）琥珀酸亚铁片：为了避免食物抑制非血红素铁的吸收，建议进食前 1小时口服铁剂，与维生素 C 共同服用，以增加吸收率。口服铁剂避免与其他药物同时服用。口服铁剂的患者约有 1/3 出现剂量相关的不良反应。可见胃肠道不良反应，如恶心、呕吐、上腹疼痛、便秘。服用本药后会出现黑便，为正常现象。如果对琥珀酸亚铁的胃肠道反应大，可选择隔日服用。因为有证据表明隔日给药可改善口服铁剂的吸收和耐受性。

（2）强骨生血口服液：服用本药期间忌辛辣、生冷、油腻食物，感冒发热患者不宜服用。本品宜饭前或空腹时服；药液如有微量沉淀，属正常情况，可摇匀后服用。服药 2 周症状无缓解，请咨询医师或药师。

咨询案例（二）

1. 主诉　患者 2020 年 9 月 6 日来院就诊，自述在孕前备孕时查出地中海贫血（轻型），妊娠期定期产检，关注血常规，1 个月前开始服用抗贫血药多糖铁复合物和生血宁片，不知对胎儿是否有影响。

2. 用药分析

（1）了解患者信息：患者 32 岁，孕 2 产 1，孕 30⁺⁴ 周。物流从业者。追问病史，患者末次月经为 2020 年 2 月 4 日，月经规律，月经周期约为 30 日，每次持续 5 日。患者定期产检，血常规结果为血红蛋白稍低（Hb 95g/L），进一步查血清铁蛋白 12μg/L，诊断为地中海贫血（轻型）、缺铁性贫血。于 2020 年 8 月 20 日开始服用多糖铁复合物胶囊每次 300mg，每日 1 次；生血宁片每次 0.5g，每日 2 次，均服用至今。既往体健，无长期用药史。无射线接触史、无病毒等感染史、无化学试剂接触史、无房屋装修史。配偶无用药史（6 个月内），也无地中海贫血基因。

（2）妊娠合并地中海贫血（轻型）的常规治疗方案概述：地中海贫血是一种遗传性溶血性贫血。既往研究表明[6-9]，轻型地中海贫血患者往往终身无症状，但在妊娠过程中受机体生理改变的影响可加重贫血，对母婴健康可能造成严重影响。妊娠合并轻型地中海贫血将导致孕妇营养不足，从而影响宫内胎儿的正常发育，导致早产、足月儿低体重等不良结局。由于妊娠期地中海贫血，孕妇出血耐受性降低，增加产后出血、出血性休克风险；合并缺铁还会影响新生儿铁储备不足，对新生儿健康产生远期影响。部分中间型、重型 β 地中海贫血患者由于长期输血、溶血和铁吸收增加等铁代谢异常，一般不发生铁缺乏，反而可出现铁过载及铁沉积。然而，轻型地中海贫血患者溶血症状轻，当妊娠期对铁需求量超过机体铁储备时，可诱发铁缺乏甚至缺铁性贫血。因此，当轻型地中海贫血妊娠患者被诊断出缺铁性贫血时，主要治疗手段是补铁，补铁治疗明确有效，且铁过载风险低。通过采取补铁治疗，能够有效改善孕妇妊娠期缺铁及贫血状况，对促进胎儿宫内发育、降低产后出血及不良妊娠结局均有积极作用。

（3）评估妊娠期 / 哺乳期用药情况

1）多糖铁复合物胶囊：是铁和多糖合成的复合物，以完整的分子形式存在，在消化道中能以分子形式被吸收。经核素标记示踪试验证实其吸收率不低于硫酸亚铁，且吸收率不受胃酸减少、食物成分的影响，有极高的生物利用度。未见影响胎儿生长发育或致畸的报道[1,10-12]。

动物数据：大鼠口服本品的 LD_{50} 大于 2 800mg Fe/kg。大鼠和狗的长期毒性实验证明，每日摄入本品 250mg Fe/kg，连续使用三个月，未见不良反应。动物实验未发现本品有致畸、致癌和致突变作用。

2）生血宁片：主要成分是蚕砂提取物，是从天然原料中提取优质叶绿素，再通过现代生物技术进行分子水平修饰，以铁叶绿酸钠（类血红素）和叶绿素衍生物为主要成分的现代中药。药效学研究表明，铁叶绿酸钠对小鼠骨髓红系祖细胞的增殖具有促进作用，改善大鼠失血性贫血和小鼠的溶血性贫血。多项临床资料表明生血宁片对预防和治疗妊娠期贫血有良好疗效，无明显毒副作用。动物实验的研究中生血宁对动物无致畸敏感期毒性作用[13-14]。

（4）提出用药方案调整/建议等：根据患者月经周期推算，2020年8月20日，即孕28周（按末次月经算）开始用药，服用药物在受精后9周到足月期间。患者因本身患有地中海贫血（轻型），妊娠晚期诊断为缺铁性贫血，使用的这些补铁药物，临床安全性证据较多，风险不大。建议继续妊娠，坚持服用补铁药物，随妇产科检查，定期查血。

3. 针对患者的用药指导和药学宣教

（1）多糖铁复合物胶囊：一种铁元素含量高达46%的低分子量多糖铁复合物。作为铁元素补充剂，可迅速提高血铁水平与升高血红蛋白。不应与茶、咖啡同时服用，否则影响铁的吸收。服用本品可能产生黑便，是由铁未完全吸收所致，不影响用药。宜在饭后或饭时服用，以减轻胃部刺激。

（2）生血宁片：少数患者用药后可见上腹不适、恶心；个别患者大便次数增多，出现皮疹。另外，有个别患者用药后出现中性粒细胞异常，未能肯定与服用本品有关。服药期间注意复查血常规，血清铁等相关生化指标。

（杨　勇　路文柯）

参 考 文 献

[1] 中华医学会围产医学分会. 妊娠期铁缺乏和缺铁性贫血诊治指南. 中华围产医学杂志，2014（7）：451-454.

[2] 中华医学会血液学分会红细胞疾病（贫血）学组. 铁缺乏症和缺铁性贫血诊治和预防多学科专家共识. 中华医学杂志，2022，102（41）：3246-3256.

[3] 中国营养学会"缺铁性贫血营养防治专家共识"工作组. 缺铁性贫血营养防治专家共识. 营养学报，2019，41（5）：417-426.

[4] ACOG. Anemia in pregnancy: ACOG practice bulletin summary, number 233. Obstet Gynecol, 2021, 138（2）：317-319.

[5] 许志，许必祥，贺静，等. 强骨生血口服液对SD大鼠围产期毒性试验. 中国药师，2022，25（5）：819-824.

[6] 中华医学会围产医学分会，中华医学会妇产科学分会产科学组. 地中海贫血妊娠期管理专家共识. 中华围产医学杂志，2020，23（9）：577-584.

[7] 陈年坤，李仲均，黄莺莺，等. 轻型β地中海贫血合并缺铁性贫血与单纯缺铁性贫血孕妇补铁治疗前后铁代谢参数变化的特点. 实用医学杂志，2022，38（3）：340-343.

[8] BENZ E J, ANGELUCCI E. Management of thalassemia.（2023-05-03）[2024-05-22]. https://www.uptodate.com/contents/management-of-thalassemia.

[9] ORIGA R, COMITINI F. Pregnancy in thalassemia. Mediterr J Hematol Infect Dis, 2019, 11（1）：e2019019.

[10] 多糖铁复合物胶囊药品说明书.

[11] ZHANG Q, LU X M, ZHANG M, et al. Adverse effects of iron deficiency anemia on pregnancy outcome and offspring development and intervention of three iron supplements. Sci Rep, 2021, 11（1）: 1347.

[12] 肖玲玲. 多糖铁复合物胶囊辅助治疗妊娠缺铁性贫血的效果及对其血液学指标的影响. 中外医疗, 2021, 40（29）: 89-92.

[13] 罗京, 吴瑜, 舒宏. 中药新药生血宁致畸敏感期毒性试验. 湖北中医杂志, 2013, 35（4）: 16-17.

[14] 周淑, 杨希娟, 陈媛, 等. 孕期预防性补铁的多中心临床研究. 四川大学学报（医学版）, 2018, 49（2）: 290-291.

第七节　妊娠合并精神疾病

一、妊娠合并抑郁症

咨询案例（一）

1. 主诉　患者于 2022 年 7 月 4 日来院就诊，自述焦虑、睡眠不佳。2022 年 5 月 27 日于 A 医院就诊，医生推荐服用氟哌噻吨美利曲辛片；之后又到 B 医院就诊，医生告知氟哌噻吨美利曲辛片副作用大，建议改服用帕罗西汀；随后到专科医院就诊，医生推荐服用艾司西酞普兰。6 月 29 日自测怀孕，咨询上述药物对胎儿是否有影响，以及妊娠期是否可以继续服用。

2. 用药分析

（1）了解患者信息：追问病史，患者 37 岁，末次月经为 2022 年 5 月 29 日，月经规律，月经周期约为 30 日，每次持续 6～7 日，生育史为孕 1 产 1。患者因焦虑、睡眠不佳于 2022 年 5 月 28 日—2022 年 5 月 29 日服用氟哌噻吨美利曲辛片早晚各 1 片；于 2022 年 6 月 1 日—2022 年 6 月 20 日服用帕罗西汀片，每次 20mg，每日 1 次；于 2022 年 6 月 23 日—2022 年 6 月 25 日服用艾司西酞普兰片，每次 10mg，每日 1 次。

（2）妊娠合并抑郁症的一线治疗方案概述：抑郁症是抑郁障碍最常见的类型，表现为单次发作或反复发作，具有较高的复发风险。抗抑郁药包括选择性 5- 羟色胺再摄取抑制药（selective serotonin reuptake inhibitor, SSRI）、5- 羟色胺去甲肾上腺素再摄取抑制剂（serotonin-noradrenalin reuptake inhibitor, SNRI）、三环类抗抑郁药（tricyclic antidepressant，TCA）、单胺氧化酶抑制药（monoamine oxidase inhibitor，MAOI）及非典型抗抑郁药等。妊娠合并抑郁发生率为10%～20%，尽管抗抑郁药通常被认为在妊娠期间使用是安全的，但仍然存在争议。抗抑郁药的使用与心血管畸形、新生儿持续性肺动脉高压、新生儿适应不良综合征、早产、低出生体重和子代精神障碍的风险增加有关。对于妊娠期抗抑郁药的选择，2015 年丹麦一篇关于妊娠期、哺乳期精神药品使用的文章 [1] 指出：抑郁症女性意外妊娠或计划妊娠时，需谨慎评估疾病史、抑郁症发作时最严重的临床表现、用药史等，决定是否可以逐渐简化治疗方案、更换或者减停抗抑郁药。其中 SSRI 目前为一线抗抑郁药，SSRI 主要包括艾司西酞普兰、西酞普兰、舍曲林、氟西汀、帕罗西汀、氟伏沙明。艾司西酞普兰、西酞普兰、舍曲林为妊娠期推荐抗抑郁药。氟西汀和帕罗西汀因与胎儿先天性心血管畸形风险相关性高，仅在既往其他药物治疗效果不佳时方可选用。氟伏沙明因为妊娠安全性研究数据较少，不推荐妊娠期使用。2020 年美国一项回顾性病例对照研究 [2] 显示，在消除抑郁症疾病本身的影响后，艾司西酞普兰与 SSRI 特定出生缺陷风险相关性最低，其次为西酞普兰、舍曲林，而氟西汀和帕罗西汀最高。2021 年的一项系统评价研究表明没有强有力的证据支持在妊娠期暴露于抗精神病药与新生儿整体先天性畸形之间存在联系 [3]。

（3）评估妊娠期用药情况

1）氟哌噻吨美利曲辛片：动物生殖毒性研究未发现氟哌噻吨和美利曲辛对胚胎发育有害；未对孕妇进行对照研究。妊娠晚期使用氟哌噻吨美利曲辛片，其新生儿具有锥体外系症状和 / 或撤药症状的风险。如非必要性明确，妊娠期最好不要使用氟哌噻吨美利曲辛片 [4]。

2）帕罗西汀片：FDA 原妊娠期药物安全性分级为 D 级，人类资料提示有风险 [5]，妊娠早期使用与胎儿重度心血管畸形、腹裂、无脑畸形 - 脊柱裂等出生缺陷风险相关性较高 [2,6]，研究发现大剂量帕罗西汀（＞25mg/d）可使胎儿心脏畸形发生风险增加 3 倍 [7]，妊娠期需在特别严格的适应证下方可继续使用。2008 年美国妇产科医师学会（ACOG）发布的实践简报《妇产科临床管理指南：妊娠期和哺乳期精神疾病药物的使用》[8] 指出，在妊娠期间使用 5- 羟色胺再摄取抑制药或 5- 羟色胺去甲肾上腺素再摄取抑制剂应进行个体化治疗，尽可能避免使用帕罗西汀治疗，并使用胎儿超声心动图评估妊娠早期暴露的胎儿。

3）艾司西酞普兰片：FDA 原妊娠期药物安全性分级为 C 级 [9]，有数据表明与其他 SSRI 药物相比，艾司西酞普兰与 SSRI 特定出生缺陷风险关联性最低 [2]，妊娠期因病情需要可以继续服用。

妊娠晚期宫内暴露于抗抑郁药的新生儿并发症有新生儿适应不良综合

征，包括激越状态和躁动、易激惹和哭闹不止、失眠或嗜睡等，症状通常轻微，呈自限性，很少持续 2 周以上[1]。妊娠晚期暴露于 SSRI 可能与新生儿持续性肺动脉高压风险略微升高有关[10]，但绝对风险较低。长期随访显示，产前暴露于 SSRI 对新生儿的神经发育没有重大负面影响，在语言和认知方面也没有明显的落后表现[11]。妊娠期可谨慎继续使用艾司西酞普兰。

（4）提出用药方案调整 / 建议等：妊娠合并抑郁发生率为 10%～20%，妊娠中晚期风险最大，约 50% 会持续至分娩以后。妊娠期使用抗精神病药治疗对于已经患有严重精神疾病的妇女来说是必要的，以减少症状和防止复发，与继续有效的药物治疗相比，复发对母亲及胎儿的危害将更严重。根据患者目前疾病情况，妊娠期停用抗抑郁药的可能性较小。对于单相重性抑郁的孕妇，抗抑郁药的益处大于对胎儿的风险。从药理学上讲，抗精神病药可以通过胎盘，从而对新生儿发育造成意外的影响，氟哌噻吨美利曲辛由于妊娠期使用安全性数据缺乏，不推荐使用。妊娠早期使用帕罗西汀致胎儿心脏畸形及其他畸形风险较其他 SSRI 类抗抑郁药高，不建议妊娠期使用。艾司西酞普兰妊娠期使用安全性数据较充分，未发现与之相关的胎儿重大畸形风险，妊娠合并抑郁症患者可以根据病情选择使用。

根据末次月经初步推断该患者氟哌噻吨美利曲辛和帕罗西汀的使用时间在"全或无"阶段，致畸风险较低，艾司西酞普兰可权衡利弊后在妊娠期继续使用，不建议患者自行停用、减量、更改抗抑郁药，具体治疗方案需由精神专科医师制订或更改。同时告知高龄妊娠风险，建议补充叶酸每日 800μg，按时产检。

3. 针对患者的用药指导和药学宣教 艾司西酞普兰片：口服吸收不受食物影响，可以随食物一起服用。应避免突然停药，当需要停药时，应在 1～2 周内逐渐减量，以免出现戒断症状。常见不良反应为：恶心、呕吐、腹泻或便秘、食欲增加或降低、体重增加、焦虑、烦躁不安、失眠或嗜睡、疲劳发热、关节或肌痛、性功能减退等，较严重不良反应有自杀倾向、心电图 Q-T 间期延长、低钠血症、肝功能异常等。不良反应多发生在治疗开始后 1～2 周，持续治疗后不良反应的严重程度和发生率均会降低，建议开始用药 2 周进行专科评估，并监测不良反应。

咨询案例（二）

1. 主诉 患者 2022 年 6 月 13 日来院就诊，自述妊娠期服用多种治疗抑郁症的药物，比如劳拉西泮、文拉法辛、米氮平，不知对胎儿是否有影响。

2. 用药分析

（1）了解患者信息：追问病史，患者 35 岁，末次月经为 2022 年 2 月 15 日，月经规律，月经周期约为 30 日，每次持续 4～5 日，生育史为孕 1 产 0。患者因患有抑郁症，需长期服用文拉法辛，每次 75mg，每日 1 次，服药至 3 月 20 日；患者 2022 年 3 月 30 日来院查血清人绒毛膜促性腺激素（HCG）：64 133.0IU/L，2022 年 4 月 11 日经阴道子宫附件超声检查：宫内早期妊娠，芽长 1.6cm；怀孕后患者情况较不稳定，2022 年 6 月 4 日开始服用米氮平片，每次 7.5mg，每日 1 次，至 6 月 11 日；6 月 5 日开始服用劳拉西泮片，每次 5mg，每日 1 次，服药至 6 月 8 日；6 月 5 日开始再次服用盐酸文拉法辛缓释胶囊，每次 75mg，每日 1 次，服药至 6 月 8 日。

（2）妊娠合并抑郁症的一线治疗方案概述：参见本节"咨询案例（一）"。

（3）评估妊娠期 / 哺乳期用药情况

1）劳拉西泮片：FDA 原妊娠期药物安全性分级为 D 级，人类资料提示妊娠早期和晚期存在风险[5]。因此应尽量避免在此期间使用劳拉西泮[12]。应告知患者，如果发现怀孕，应与医生沟通是否需要停药。据报告，在分娩前摄入苯二氮䓬类药物数周或更长时间的母亲所分娩的婴儿，在产后会出现戒断症状。在怀孕后期或分娩时接受苯二氮䓬类药物治疗的母亲，所分娩的新生儿出现活动不足、张力过低、体温过低、呼吸抑制、呼吸暂停、喂养问题和代谢反应受损等症状。

目前尚无良好的对照研究明确劳拉西泮相关的不良发育结局风险信息，而已知有限的流行病学研究结果不一致。较多的研究证据表明，产前暴露于苯二氮䓬类药物与先天性畸形的风险增加无关，也有部分研究结果存在不同的结论，但绝对致畸风险小。

2014 年英国发布的临床指南对 9 项观察性研究进行了 Meta 分析，涉及超过 100 万例受试者，结果表明苯二氮䓬类药物与出生缺陷风险增加无关[13]。尽管如此，另一些研究表明，苯二氮䓬类药物可能与先天性畸形有关，包括四肢畸形、直肠 / 肛门狭窄 / 闭锁、心脏畸形和其他先天性畸形的风险增加有关[1]。

2017 年英国精神药理协会（British Association for Psychopharmacology，BAP）发布的关于妊娠前、妊娠期和产后应用精神病药物的指南性文件（*British Association for Psychopharmacology consensus guidance on the use of psychotropic medication preconception, in pregnancy and postpartum 2017*）[14]指出，关于催眠药对人类生育作用的数据非常有限，而现有的数据中没有令人信服的证据表明苯二氮䓬类与先天缺陷风险增加有关。苯二氮䓬类药物通常在妊娠期间用于控制严重的焦虑或躁动，半衰期短的药物（如劳拉西泮）是首选。

2019 年一项多地点、基于人群的病例对照研究，分析了 1997—2011 年国家出生缺陷预防研究的数据（妊娠期间接触苯二氮䓬类药物的情况很少，$n = 93/11\ 614$，0.8%），结果发现劳拉西泮和肺动脉瓣狭窄有关（cOR：4.1，95%CI：1.2～14.2），但样本量有限，因此 95%CI 较宽。研究结果还表明，苯二氮䓬类药物的使用很可能与其他某些出生缺陷的风险增加有关[15]。

2020 年一项荟萃分析纳入了 28 个国家的研究，32 项报告，共 7 343 571 人次妊娠。妊娠期间全球使用苯二氮䓬类药物率为 1.9%（95%CI：1.6～2.2，I2 97.48%），劳拉西泮是最常使用的苯二氮䓬类药物（1.5%，95%CI：0.5～2.5，I2 99.87%）[16]。

2）盐酸文拉法辛缓释胶囊：FDA 原妊娠期药物安全性分级为 C 级，人类数据显示风险在妊娠晚期[5]。孕妇使用文拉法辛的安全性尚未建立，仅当使用文拉法辛的益处大于可能的风险时方可使用。

2016 年一项对 70 多篇已发表和未发表的随机临床试验（总共包括约 7 000 例患者）的荟萃分析表明，文拉法辛比其他 SSRI 抗抑郁药更容易因副作用而停止治疗。文拉法辛可引起剂量依赖性血压升高。在妊娠中期和晚期接触文拉法辛会增加先兆子痫和子痫的风险[17]。

2020 年《美国医学会精神病学杂志》的一项多中心研究纳入 30 630 例出生缺陷婴儿的病例母亲和 11 478 例对照母亲（年龄 12～53 岁）。其中 1 562 例病例母亲（5.1%）和 467 例对照母亲（4.1%）报告了妊娠早期抗抑郁药使用情况，结果发现，母体早期使用文拉法辛与多种出生缺陷有一定的关联性[2]。

如果文拉法辛一直用至分娩或分娩前，应考虑到新生儿出现的停药反应。有报道，在妊娠晚期使用文拉法辛、SSRI 或其他 SNRI 后分娩的新生儿出现发绀、呼吸暂停、呼吸窘迫、癫痫发作、体温不稳、进食困难、呕吐、低血糖、低张力或高张力、反射亢进、神经过敏、易激惹、持续哭泣和震颤等症状[18]。ACOG 指南[8]建议在妊娠期使用 SSRI 或 SNRI 应进行个体化治疗，如果在妊娠期首次开始治疗重性抑郁症，则首选文拉法辛以外的药物[1,19]；怀孕前接受文拉法辛有效治疗的妇女可以继续接受治疗。

3）米氮平片：FDA 原妊娠期药物安全性分级为 C 级，米氮平穿过胎盘[20]，米氮平、安非他酮、阿戈美拉汀同属于非典型抗抑郁药。非典型抗抑郁药常用于 SSRI 一线治疗效果欠佳或不能耐受副作用的重性抑郁患者，米氮平用于治疗重性抑郁症、广泛性焦虑症患者，目前有限的人类资料未发现妊娠期接触米氮平后致畸风险增加，有限的数据显示，米氮平几乎没有致畸风险[5,21-22]。一篇系统评价纳入 6 项观察性研究，共 334 例婴儿有过米氮平宫内暴露；与其他抗抑郁药或非致畸药物相比，米氮平并未增加重大先天畸形的发生率[23]。

334 例婴儿中有 9 例重大畸形（2.7%），与一般人群中的发生率相当。另外，米氮平宫内暴露似乎与自然流产、子痫前期、产后出血、低出生体重儿和死产均无关[5]。但如果妊娠期间首次开始治疗抑郁症，则首选米氮平以外的药物[1]。

（4）提出用药方案调整 / 建议等：患者用药时间主要在妊娠中期，ACOG 指南建议怀孕前接受文拉法辛治疗有效的妇女怀孕后可以继续接受治疗；目前有限的人类资料未发现妊娠期接触米氮平后致畸风险增加，文拉法辛和米氮平在权衡利弊后，必须使用时可考虑使用。劳拉西泮是控制妊娠期间严重的焦虑或躁动的首选药物。如有必要，建议专科医生指导下调整方案。同时告知高龄风险，建议补充叶酸每日 800μg，按时产检。

3. 针对患者的用药指导和药学宣教

（1）劳拉西泮片：应避免突然停药，若需要停止治疗时，应在 1～2 周内逐渐减量，以免出现戒断症状。服用本品者不能驾车或操作重要机器。常见不良反应为：镇静、眩晕、乏力、步态不稳等。

（2）盐酸文拉法辛缓释胶囊：本品应该在早晨或晚间一个相对固定时间与食物同时服用，每日 1 次。文拉法辛胶囊应该整体服下，避免分开、压碎、咀嚼或溶解后服用。应避免突然停药，若需要停止治疗时，逐渐减量的时间至少 2 周，以免出现戒断症状。若在减药或停药过程中出现不耐受的反应，可以考虑恢复先前的处方剂量，之后再以更慢的速度减量。常见不良反应为：恶心、口干、头痛和出汗等。

（3）米氮平片：随水吞服，不要咀嚼。当服用药物适量时，2～4 周内应有疗效。若效果不够明显，可将剂量增加直至最大剂量；若剂量增加 2～4 周后仍无作用，应停止使用本品，突然停用米氮平可导致戒断综合征，应在医生指导下逐渐停药。常见不良反应为：嗜睡、镇静、口干、体重增加、食欲增加、眩晕和疲乏等。

（郑彩虹 汪凤梅）

参 考 文 献

[1] LARSEN E R, DAMKIER P, PEDERSEN L H, et al. Use of psychotropic drugs during pregnancy and breast-feeding. Acta Psychiatr Scand Suppl, 2015（445）: 1-28.

[2] ANDERSON K N, LIND J N, SIMEONE R M, et al. Maternal use of specific antidepressant medications during early pregnancy and the risk of selected birth defects. JAMA Psychiatry, 2020, 77（12）: 1246-1255.

[3] WANG Z, BRAUER R, MAN K K C, et al. Prenatal exposure to antipsychotic agents and the risk of congenital malformations in children: a systematic review and meta-analysis. Br

J Clin Pharmacol，2021，87（11）：4101-4123.

[4] 氟哌噻吨美利曲辛片药品说明书.

[5] BRIGGS G G，TOWERS C V，FORINASH A B，et al. Briggs drugs in pregnancy and lactation：a reference guide to fetal and neonatal risk. 21st ed. Philadelphia: Lippincott Williams & Wilkins，2021.

[6] WEMAKOR A，CASSON K，GARNE E，et al. Selective serotonin reuptake inhibitor antidepressant use in first trimester pregnancy and risk of specific congenital anomalies：a European register-based study. Eur J Epidemiol，2015，30（11）：1187-1198.

[7] BERARD A，RAMOS E，REY E，et al. First trimester exposure to paroxetine and risk of cardiac malformations in infants：the importance of dosage. Birth Defects Res B Dev Reprod Toxicol，2007，80（1）：18-27.

[8] ACOG Committee on Practice Bulletins-Obstetrics. ACOG practice bulletin：Clinical management guidelines for obstetrician-gynecologists number 92，April 2008（replaces practice bulletin number 87，November 2007）. Use of psychiatric medications during pregnancy and lactation. Obstet Gynecol，2008，111（4）：1001-1020.

[9] 陈新谦，金有豫，汤光. 新编药物学. 18 版. 北京：人民卫生出版社，2018.

[10] HUYBRECHTS K F，BATEMAN B T，PALMSTEN K，et al. Antidepressant use late in pregnancy and risk of persistent pulmonary hypertension of the newborn. JAMA，2015，313（21）：2142-2151.

[11] NULMAN I，KOREN G，ROVET J，et al. Neurodevelopment of children prenatally exposed to selective reuptake inhibitor antidepressants：Toronto sibling study. J Clin Psychiatry，2015，76（7）：e842-e847.

[12] 劳拉西泮片药品说明书.

[13] National Institute for Health and Care Excellence. Antenatal and postnatal mental health：clinical management and service guidance. [2024-05-22]. https://www.nice.org.uk/guidance/cg192/resources/antenatal-and-postnatal-mental-health-clinical-management-and-service-guidance-pdf-35109869806789.

[14] MCALLISTER-WILLIAMS R H，BALDWIN D S，CANTWELL R，et al. British Association for Psychopharmacology consensus guidance on the use of psychotropic medication preconception，in pregnancy and postpartum 2017. J Psychopharmacol，2017，31（5）：519-552.

[15] TINKER S C，REEFHUIS J，BITSKO R H，et al. Use of benzodiazepine medications during pregnancy and potential risk for birth defects，National Birth Defects Prevention Study，1997-2011. Birth Defects Res，2019，111（10）：613-620.

[16] BAIS B，MOLENAAR N M，BIJMA H H，et al. Prevalence of benzodiazepines and benzodiazepine-related drugs exposure before，during and after pregnancy：a systematic review and meta-analysis. J Affect Disord，2020，269：18-27.

[17] SINGH J. Venlafaxine: more dangerous than most "selective" serotonergic antidepressants. Prescrire Int, 2016, 25 (170): 96-99.

[18] PALMSTEN K, HERNÁNDEZ-DÍAZ S, HUYBRECHTS K F, et al. Use of antidepressants near delivery and risk of postpartum hemorrhage: cohort study of low income women in the United States. BMJ, 2013, 347: f4877.

[19] MACQUEEN G M, FREY B N, ISMAIL Z, et al. Canadian Network for Mood and Anxiety Treatments (CANMAT) 2016 clinical guidelines for the management of adults with major depressive disorder: Section 6. Special populations: youth, women, and the elderly. Can J Psychiatry, 2016, 61 (9): 588-603.

[20] HATZIDAKI E, TOUTOUDAKI M, CHRISTAKI M, et al. A non-fatal suicide attempt of a pregnant woman using mirtazapine and venlafaxine. Toxicology Letters, 2008, 180 (supp-S): S141-S142.

[21] BYATT N, DELIGIANNIDIS K M, FREEMAN M P. Antidepressant use in pregnancy: a critical review focused on risks and controversies. Acta Psychiatr Scand, 2013, 127 (2): 94-114.

[22] SMIT M, WENNINK H, HERES M, et al. Mirtazapine in pregnancy and lactation: data from a case series. J Clin Psychopharmacol, 2015, 35 (2): 163-167.

[23] SMIT M, DOLMAN K M, HONIG A. Mirtazapine in pregnancy and lactation: a systematic review. Eur Neuropsychopharmacol, 2016, 26 (1): 126-135.

二、妊娠合并双相情感障碍

咨询案例(一)

1. 主诉 患者 2022 年 6 月 27 日来院就诊,自述因双相情感障碍长期服用抗抑郁药和抗躁狂药,并且在发现怀孕之前一直服用,包括氯硝西泮片、富马酸喹硫平片、草酸艾司西酞普兰片、拉莫三嗪片、碳酸锂缓释片和酒石酸唑吡坦片,不知对胎儿是否有影响。

2. 用药分析

(1) 了解患者信息:追问病史,患者,女,33 岁,末次月经为 2022 年 5 月 12 日,月经规律,月经周期约 30 日,每次持续 6 日,生育史:孕 2 产 0。否认家族性遗传病史,否认宠物、烟酒、职业环境毒物暴露史,否认合并其他疾病。2022 年 5 月 8 日开始服用氯硝西泮片和酒石酸唑吡坦片,服药至 6 月 8 日。其中,氯硝西泮片每次 0.5 片(2mg/ 片),每日 1 次;酒石酸唑吡坦片,每次 0.5 片(10mg/ 片),每日 1 次。6 月 8 日开始服用碳酸锂缓释片,每次 2 片

（0.3g/ 片），每日 1 次，服药至 6 月 13 日；6 月 8 日开始服用拉莫三嗪片，每次 2 片（50mg/ 片），每日 1 次，服药至 6 月 27 日；草酸艾司西酞普兰片，每次 1 片（20mg/ 片），每日 1 次，服药至 6 月 27 日；富马酸喹硫平片，每次 3 片（25mg/ 片），每日 1 次，服药至 6 月 27 日。

（2）妊娠合并双相情感障碍的常规治疗方案概述：双相障碍是一种心境障碍，特征为躁狂发作、轻躁狂发作以及重性抑郁发作。抗躁狂首选的药物是心境稳定剂，主要有以下三方面的药物：①锂盐，常用药物为碳酸锂，具有很好的抗躁狂、稳定心境的作用，尤其是对于伴随自杀念头的患者作用效果良好，且能有效降低患者的自杀率；②抗癫痫类药物，常用的有丙戊酸钠、卡马西平、拉莫三嗪等，这些药物对于双相躁狂发作有很好的治疗效果，尤其是对于混合发作和快速循环型发作的患者疗效突出；③新型抗精神病药，常用的有喹硫平、奥氮平、利培酮、阿立哌唑、齐拉西酮等，这些药物作为心境稳定剂也具有良好的效果。

2015 年丹麦一篇关于妊娠期、哺乳期精神药品使用的文章 [1] 指出：抑郁症女性意外妊娠或计划妊娠时，需谨慎评估疾病史、抑郁症发作时最严重的临床表现、用药史等，决定是否可以逐渐简化治疗方案、更换或者减停抗抑郁药。其中 SSRI 为目前一线抗抑郁药，西酞普兰、舍曲林为 SSRI 中的妊娠期首先推荐抗抑郁药。如果整体评估发现在妊娠期有进行情绪稳定治疗的指征，建议使用锂治疗双相情感障碍，也可使用拉莫三嗪，但禁用丙戊酸盐和卡马西平。奥氮平、利培酮、喹硫平和氯氮平可用于双相情感障碍和精神分裂症。

（3）评估妊娠期用药情况

1）氯硝西泮片：FDA 原妊娠期药物安全性分级为 D 级，人类资料提示低风险 [2]。目前尚无关于氯硝西泮在孕妇中的设计良好的对照研究。现有的关于致畸风险的人类数据不确定，没有足够的证据来评估妊娠期间苯二氮䓬类暴露对神经发育的影响。在分娩前或分娩期间给予苯二氮䓬类药物可导致体温过低、肌张力过低、呼吸抑制和进食困难综合征。此外，在妊娠后期服用苯二氮䓬类药物的母亲所生的婴儿可能产生依赖性，并随后出现戒断症状。新生儿戒断症状可能在出生后几日到几周内出现，一些苯二氮䓬类药物（包括氯硝西泮）已报告出现"婴儿松弛综合征"，也包括戒断症状 [3]。

2）酒石酸唑吡坦片：FDA 原妊娠期药物安全性分级为 C 级，唑吡坦可穿过胎盘 [4]。2017 年英国精神药理协会（BAP）发布的关于妊娠前、妊娠期和产后应用精神病药物的共识指南 [5] 指出，关于催眠药对人类的生育作用的数据非常有限。唑吡坦可能增加不良妊娠结局的风险，包括早产和婴儿低出生体重，但是这种风险的程度尚不确定。

《中国成人失眠诊断与治疗指南（2017 版）》[6] 推荐意见为：妊娠期和哺乳期失眠患者，心理治疗不满意或者难以依从时可以选择非苯二氮䓬类催眠药。

2011 年一项基于人群的医学出生登记（MBR）[7] 纳入了 1 318 例在妊娠早期使用唑吡坦、佐匹克隆或扎来普隆的妇女，所分娩的 1 341 例婴儿中有 603 例婴儿暴露于唑吡坦，有 2 例报告出现肠道畸形。结果显示，母亲在妊娠早期使用唑吡坦未增加婴儿总体畸形风险；妊娠早期暴露于唑吡坦的儿童发生肠道畸形的风险可能增加，但该观察结果仅基于 2 例病例，可能是一个偶然发现。

2015 年挪威一项基于人群的研究 [8] 调查了 45 266 例母亲在妊娠期间和妊娠后的药物使用情况。0.8% 自我报告妊娠期使用抗焦虑药 / 催眠药（如唑吡坦或佐匹克隆）。研究结果未发现母亲使用这些药物与后代 3 岁时的语言能力之间存在任何显著相关性。

基于动物和有限的人类数据，唑吡坦不会增加后代先天畸形的风险。但在妊娠末期使用唑吡坦时，尤其是与其他中枢神经系统抑制剂同时使用时，曾出现严重的新生儿呼吸抑制和镇静作用。服用镇静剂 / 安眠药的母亲所生的孩子可能有戒断的危险；如果在妊娠晚期或者分娩时使用唑吡坦，预期可能对新生儿产生影响，例如低体温、张力过低和中度的呼吸抑制。应加强对有暴露史的新生儿进行过度镇静、低张力和呼吸抑制的监测。

3）碳酸锂缓释片：FDA 原妊娠期药物安全性分级为 D 级，碳酸锂可通过胎盘屏障，母亲血清浓度与脐带血浓度比约为 1.1。随着妊娠期进展，血清锂浓度下降。由于目前多项前瞻性观察研究的结果相互矛盾，尚不清楚产前暴露于锂是否会增加围产期死亡率。一项前瞻性观察研究 [9] 发现，在妊娠前三个月接触锂的患者流产率（$n = 183$，16%）比接触非致畸物质的女性（$n = 748$，6%）更高。观察研究发现，胎儿锂暴露与致畸效应有关。一篇对 4 项前瞻性和回顾性研究的荟萃分析中 [10] 比较了暴露婴儿（$n = 365$）和未暴露婴儿（$n > 97.4$ 万）的畸形风险，暴露组风险是未暴露组的 2 倍（OR: 2，95%CI: 1～4）。此外，一项前瞻性观察研究 [9] 发现，在妊娠前三个月（$n = 123$）服用锂的患者中，有 6.5% 的婴儿出现异常。相比之下，未接触锂的妊娠双相情感障碍患者其婴儿的异常率（$n = 61$）为 3.3%，暴露于非致畸物质的孕妇（$n = 711$）婴儿的异常率为 2.7%。然而，先天性异常的绝对风险增加（7‰）被认为是很小的 [10]。

产前锂暴露通常被认为与心脏的致畸效应有关 [9]，早期的国际出生登记处自愿报告的数据表明，在怀孕前三个月使用锂，其后代心血管畸形（特别是埃布斯坦综合征）的发生率增加 [11-14]。一项前瞻性观察研究 [9] 发现，在妊娠前三个月接触锂的婴儿心血管异常发生率（$n = 123$，4.1%）比接触非致畸物质的婴儿（$n = 711$，0.6%）高。一项对行政索赔数据库的回顾性研究[15]检查了妊娠早期暴露于锂（$n = 663$）或拉莫三嗪（$n = 1\,945$）的婴儿心脏缺陷。调整潜在混杂因素后分析发现，暴露于锂的婴儿比暴露于拉莫三嗪的婴儿发生心脏缺陷的比例更高（2.4% : 1.4%）。此外，将接触锂的婴儿与未接触锂或拉莫三嗪的婴儿进行比较（$n > 1\,000\,000$），右心室流出道梗阻缺陷在锂暴露的婴儿中比对照组更常见（0.6% vs. 0.2%）。其他分析表明，锂暴露和心脏缺陷之间的关系可能是剂量依赖的。在母亲每日接触 600mg 或更少剂量的婴儿中，心脏畸形的风险为 1.1（95%CI：0.5～2.6），而接触 900mg 以上剂量的婴儿的风险为 3.2（95%CI：1.5～7.0）。然而，其他研究表明，锂与心脏畸形风险的增加无关，包括两项回顾性研究的荟萃分析[10]，发现暴露（$n = 120$）和未暴露（$n > 97.3$ 万）婴儿的风险是相当的，心脏畸形风险增加的可能很小；然而，数据并不足以确定药物相关的风险。

埃布斯坦综合征（又称为 Ebstein 畸形，又名三尖瓣下移畸形，是指三尖瓣隔瓣和后瓣偶尔连同前瓣下移附着于近心尖的右室壁上，是一种先天性心脏病）可能是与产前锂暴露相关的最常见的胎儿心脏缺陷。在一般人群中，这种异常的风险估计为每 2 万活产婴儿中有 1 例[16-18]；在妊娠早期接触锂后，风险似乎增加了 20 倍，约为 1/1 000[19]，然而，锂导致异常的证据仍不足。例如，对 6 项观察性研究（$n = 264$）的荟萃分析[20]发现，产前锂暴露差异没有统计学意义。此外，一项对行政索赔数据库的回顾性研究结果显示妊娠早期暴露于锂（$n = 663$）的婴儿没有发现 Ebstein 畸形[15]。在妊娠晚期暴露于锂的新生儿可能发生锂中毒，包括神经系统、心脏和肝脏异常在内的婴儿松弛综合征，与成人的锂中毒类似，症状包括肌张力低下、呼吸窘迫综合征、发绀、嗜睡、喂养困难、新生儿反射受抑制、新生儿抑郁症、呼吸暂停和心动过缓。需监测新生儿并提供支持性护理，直到锂被排出体外和毒性症状消失，持续时间可能长达 14 日。由于心脏畸形的风险可能增加，建议在妊娠 16～20 周内对有前三个月锂暴露的孕妇需进行胎儿超声心动图检查。

4）富马酸喹硫平片：FDA 原妊娠期药物安全性分级 C 级，当母体益处 >>胎儿风险时适用[2]。动物研究证明，该药品对胎仔有毒副作用，但尚未对孕妇进行充分严格的对照研究，并且孕妇使用该药品的治疗获益可能胜于其潜在危害。

英国国家卫生与临床优化研究所（National Institute for Health and Care Excellence，NICE）和英国国家心理健康合作中心（National Collaborating Centre for Mental Health）建议，对于患有双相情感障碍的孕妇的中至重性抑郁症状，可首选喹硫平单药进行治疗[21-22]。

根据观察性研究、出生登记和妊娠期间使用非典型抗精神病药的病例报告等已发表的数据，并未显示抗精神病药与主要出生缺陷有明确的关联。来自 Medicaid 数据库的 9 258 例妊娠期暴露于抗精神病药的妇女的回顾性队列研究并未表明主要出生缺陷的总体风险增加，但在妊娠晚期暴露于抗精神病药的新生儿在分娩后有发生锥体外系和 / 或戒断症状的报道[23]。

基于 2018 年美国妊娠期非典型抗精神病药使用登记处（NPRAA）的研究数据，采用严格研究方法获得喹硫平妊娠早期暴露对出生缺陷的影响：研究纳入 357 例女性，其中 152 例妊娠早期使用喹硫平，另 205 例妇女有心理疾病但妊娠期未暴露于喹硫平或其他抗精神病药的妇女为对照组。结果喹硫平暴露组与未暴露组间发生重大出生缺陷概率无显著差异，分别有 2 例（1.3%）和 3 例（1.4%）重大缺陷，RR 为 1.03，95%CI 为 0.89～1.19[24]。

喹硫平目前已用于妊娠伴精神分裂症和双相情感障碍的治疗，有学者开发了基于生理药代动力学的模型来预测妊娠期间喹硫平的药代动力学[25]。该模型预测常规剂量方案下妊娠早、中、晚期，喹硫平的曲线下面积（area under the curve，AUC）分别减少 8.7%、35.0% 和 49.1%。另有药代动力学建模研究也表明妊娠中晚期喹硫平药物浓度较非妊娠患者显著减少，最多可减少 58%，根据药代动力学模型研究结果，提出妊娠期需增加喹硫平剂量至每次 500～700mg，每日 2 次[26]。

5）草酸艾司西酞普兰片：FDA 原妊娠期药物安全性分级为 C 级，人类资料提示妊娠晚期使用存在风险[2]。说明书动物数据提示高剂量西酞普兰可能存在风险[27]。目前尚无良好的对照研究明确西酞普兰相关的不良发育结局风险信息，当前有限的研究提示西酞普兰与总体重大出生缺陷风险和心脏缺陷风险增加无显著关联，个别研究提示妊娠早期暴露轻微增加心脏间隔缺陷、右心室流出道缺陷、泌尿系统缺陷风险[28]。近分娩期西酞普兰暴露可能增加产后出血风险[29]。妊娠晚期暴露于抗抑郁药的新生儿可能会出现戒断综合征，也可能与新生儿持续性肺动脉高压风险略微升高有关，但绝对风险较低。妊娠期可谨慎使用西酞普兰。

6）拉莫三嗪片：FDA 原妊娠期药物安全性分级为 C 级，妊娠期哺乳期用药风险评级为适用 - 母体获益 >> 胚胎 - 胎儿风险[2]。拉莫三嗪说明书提示[30]，8 700 例妊娠期前三个月暴露于本品单药治疗的数据未表明会增加先天畸形的发生风险。

2008 年美国妇产科医师学会（ACOG）发布的实践简报《妇产科临床管理指南：妊娠期和哺乳期精神疾病药物的使用》指出，拉莫三嗪对双相情感障碍患者具有保护作用，相对于其他心境稳定剂的生殖安全性更高，是双相情感障碍孕妇的一种维持性治疗选择[31]。

2012 年，北美抗癫痫药妊娠登记（the North American Antiepileptic Drug Pregnancy Registry，NAAED）数据显示，妊娠期暴露于拉莫三嗪其后代重大出生缺陷率较低（2.0%），而其他抗癫痫药治疗的女性其后代重大出生缺陷率均高于拉莫三嗪（丙戊酸钠 9.3%，苯巴比妥 5.5%，托吡酯 4.2%，卡马西平 3.0%，苯妥英 2.9%，左乙拉西坦 2.4%）[32]。但 NAAED 观察到其孤立性口腔裂变的风险增加：在妊娠早期暴露于拉莫三嗪的 2 200 例患者中，婴儿出现口腔裂变的风险为 3.2/1 000，与未暴露的风险相比，风险增加了 3 倍。

2019 年，一项基于国际抗癫痫药妊娠登记（International Registry of Antiepileptic Drugs and Pregnancy，EURAP）数据进行的一项纵向、前瞻性队列研究，纳入在妊娠时暴露于抗癫痫药单一疗法的女性数据，比较了产前暴露于 8 种常用抗癫痫药（卡马西平、拉莫三嗪、左乙拉西坦、奥卡西平、苯巴比妥、苯妥英、托吡酯和丙戊酸盐）中的任何一种的后代在出生 1 年后评估的主要先天性畸形的风险，共纳入 7 355 次妊娠。结果发现，重大先天畸形发生率为：丙戊酸 142/1 381（10.3%），苯巴比妥 19/294（6.5%），苯妥英 8/125（6.4%），卡马西平 107/1 957（5.5%），托吡酯 6/152（3.9%），奥卡西平 10/333（3.0%），拉莫三嗪 74/2 514（2.9%）和左乙拉西坦 17/599（2.8%）。妊娠期服用卡马西平、拉莫三嗪、苯巴比妥和丙戊酸盐主要先天性畸形的患病率随着卡马西平（$P=0.014\ 0$），拉莫三嗪（$P=0.014\ 5$），苯巴比妥（$P=0.039\ 0$）和丙戊酸盐（$P<0.000\ 1$）的剂量增加而增加[33]。

2019 年一项研究评估了妊娠前 2 个月接受 10 种不同抗癫痫单药治疗与 23 种严重先天性畸形风险之间的关系。该队列纳入了 1 886 825 例孕妇，其中 2 997 例暴露于拉莫三嗪，结果发现拉莫三嗪与先天畸形发生率无显著相关性[34]。

2021 年一项研究报道了 1998—2019 年所有已完成妊娠的前瞻性观察注册记录中提取的药物暴露和畸形率相关数据，校正了母亲的年龄、教育状况和癫痫分类后，抗癫痫药（antiepileptic drug，AED）暴露组与未暴露组重大先天性畸形风险相似，但拉莫三嗪风险最低[35]。

2021 年一篇综述纳入了 2020 年 12 月之前发表的关于宫内 AED 暴露的安全性证据（这些证据来自基于注册、前瞻性队列和大型电子健康数据库的方法学以及上市后观察性研究），证明拉莫三嗪和左乙拉西坦宫内暴露相对安全[36]。

（4）提出用药方案调整 / 建议等：根据末次月经及 HCG 初步推算，碳酸锂、酒石酸唑吡坦片和氯硝西泮用药时间在胚胎发育"全或无"时，药物风险较低。喹硫平、拉莫三嗪、西酞普兰使用超过全或无阶段，妊娠期必要时可以使用，告知疾病和用药之间的利弊关系。嘱专科医院随诊，在专科医生指导下调整药物，勿自行停药，在前三个月补充叶酸，定期孕产检。

3. 对患者的用药指导和药学宣教

（1）氯硝西泮片：氯硝西泮应吞咽整个片剂，并用水冲服。常见的不良反应为嗜睡、共济失调、抑郁、头晕、眼球运动异常、食欲下降、脚踝和面部水肿等。患者在服用氯硝西泮时避免饮酒。长期用药的患者勿突然停药，当需要停止治疗时，应在1～2周内逐渐减量，以避免出现戒断症状。

（2）草酸艾司西酞普兰片：口服吸收不受食物影响，可以随食物一起服用。应避免突然停药，若需要停止治疗时，应在1～2周内逐渐减量，以免出现戒断症状。常见不良反应为恶心、呕吐、腹泻或便秘、食欲增加或降低、体重增加、焦虑、烦躁不安、失眠或嗜睡、疲劳发热、关节或肌痛、性功能减退等，较严重不良反应有自杀倾向、心电图 Q-T 间期延长、低钠血症、肝功能异常等。不良反应多发生在治疗开始的1～2周，持续治疗后不良反应的严重程度和发生率均会降低，建议开始用药2周进行专科评估，并监测不良反应。

（3）拉莫三嗪片：本品应用少量水整片吞服。常见的不良反应为中性粒细胞减少、白细胞减少、贫血、血小板减少、心室传导减慢、无菌性脑膜炎、头晕、头痛、腹泻、恶心、便秘、支气管炎、皮疹等。如果决定停止用拉莫三嗪片剂治疗，建议在至少2周内逐步减少剂量（每周减少约50%），除非出于安全考虑需要更快速地停药。

（4）碳酸锂缓释片：碳酸锂缓释片宜在饭后服，以减少对胃的刺激，剂量应逐渐增加并参照血锂浓度调整。常见的不良反应为疲劳、嗜睡、眼球突出、味觉障碍 / 味觉扭曲、共济失调、眩晕、强直性眼球震颤、尿失禁或大便失禁、心律失常、低血压、厌食、恶心、呕吐、腹泻、视力模糊、关节肿胀和 / 或疼痛、多关节痛等。除出汗和腹泻外，伴随感染和体温升高也可能需要暂时减少或停止用药。由于个体化给药的复杂性和锂毒性的潜在性，如果漏服，请不要加倍服药。

（5）酒石酸唑吡坦片：酒石酸唑吡坦片应在临睡前服药。服用唑吡坦后请勿驾驶、操作机器或高空工作，至少间隔 8 小时。常见的不良反应为头痛、嗜睡、记忆障碍、平衡障碍、注意力分散、反应迟钝、心悸、高血压、心律失常、食欲障碍、高血糖、恶心、腹部不适、腹部触痛、视觉障碍、皮疹等。长期用药的患者勿突然停药，若需要停止治疗时，应在1～2周内逐渐减量，以避免出现戒断症状。本品的治疗时间应尽可能短，最短为数日，最长不超过 4 周，包括逐渐减量期。

咨询案例（二）

1. 主诉　患者 2021 年 11 月 29 日来院就诊，自述因双相情感障碍长期服用抗抑郁药和抗躁狂药，并且在发现怀孕之前一直服用，包括丙戊酸钠、奥氮平，不知对胎儿是否有影响。

2. 用药分析

（1）了解患者信息：追问病史，患者，女，34 岁，末次月经为 2021 年 9 月 27 日，月经规律，月经周期约为 30 日，每次持续 4～5 日，生育史孕 1 产 0。否认家族性遗传病史，否认宠物、烟酒、职业环境毒物暴露史，否认合并其他疾病。患者因重性抑郁需要长期服用抗抑郁药和抗躁狂药，服用丙戊酸钠片，每次 400mg，每日 2 次；奥氮平片，每次 10mg，每日 1 次，服药至 2021 年 10 月 27 日。

（2）妊娠合并双相情感障碍的常规治疗方案概述：双相障碍是一种心境障碍，特征为躁狂发作、轻躁狂发作以及重性抑郁发作[37]。具体参见本节"咨询案例（一）"。

2015 年丹麦一篇关于妊娠期、哺乳期精神药品使用的文章[1]指出：应在怀孕前建议患有精神疾病的育龄妇女评估在妊娠期是否需要精神药物，是否可以逐渐简化治疗方案、更换或者减停抗抑郁药。其中 SSRI 目前为一线抗抑郁药，西酞普兰、舍曲林为 SSRI 中的妊娠期首选推荐抗抑郁药。如果整体评估发现在妊娠期有进行情绪稳定治疗的指征，建议使用锂治疗双相情感障碍，也可以使用拉莫三嗪，但丙戊酸盐和卡马西平是禁忌的。奥氮平、利培酮、喹硫平和氯氮平可用于双相情感障碍和精神分裂症。2020 年，欧洲专家针对使用丙戊酸钠治疗育龄期女性癫痫，通过文献汇总和回顾临床经验，指出：托吡酯、苯妥英钠和巴比妥类药物不推荐使用，因为它们具有致畸潜力[38]。

（3）评估妊娠期用药情况

1）丙戊酸钠片：FDA 原妊娠期药物安全性分级为 D 级，人类资料提示存在风险[2]。对于癫痫或双相情感障碍，丙戊酸盐不应用于治疗妊娠或计划妊娠的女性，除非其他药物不能有效控制症状或不耐受。FDA 就丙戊酸盐的胎儿风险发布了黑框警告，提示丙戊酸盐可导致严重的先天性畸形，尤其是神经管缺陷（如脊柱裂），使用丙戊酸盐的孕妇建议通过产前筛查来检测神经管和其他缺陷。目前尚不清楚补充叶酸是否会降低接受丙戊酸盐的妇女的后代神经管缺陷或智商下降的风险。应常规推荐使用丙戊酸盐的患者在妊娠前和妊娠期间补充叶酸。为防止严重癫痫发作，癫痫孕妇不应突然停用丙戊酸盐，因为这会导致癫痫持续状态，从而导致母体和胎儿缺氧并危及生命。即使是轻微的癫痫发作也可能对发育中的胚胎或胎儿造成危害。但如果癫痫发作的严重程度和频率不会对患者构成严重威胁，在个别情况下可以考虑在妊娠前和妊娠期间停药。

2012 年 NAAED 对 323 次丙戊酸盐暴露的妊娠进行随访。丙戊酸盐单药治疗女性的后代中重大出生缺陷率为 9.3%，而其他抗癫痫药（苯巴比妥 5.5%，托吡酯 4.2%，卡马西平 3.0%，苯妥英 2.9%，左乙拉西坦 2.4% 和拉莫三嗪 2.0%）治疗的女性后代中重大出生缺陷率均低于丙戊酸盐。与拉莫三嗪和左乙拉西坦等新型抗癫痫药相比，丙戊酸盐发生严重畸形的风险更高[32]。

2018 年发表在 *The Lancet* 上的一篇评论文章认为，丙戊酸钠是一种明确的致畸剂，与主要的先天性畸形以及隐藏的发育迟缓、孤独症、注意力缺陷和多动障碍（高达 30%～40%）有关。剂量较低或降低，也不能完全避免致畸风险。叶酸可降低某些畸形的发生率，但不能专门预防由丙戊酸盐引起的畸形[39]。

2019 年另一项基于 EURAP 进行的一项纵向、前瞻性队列研究，纳入在妊娠时暴露于抗癫痫药单一疗法的女性数据，比较了产前暴露于 8 种常用抗癫痫药中的一种的后代在出生后 1 年评估的主要先天性畸形的风险，共 7 355 次妊娠。结果发现，重大先天畸形发生率为：丙戊酸 142/1 381（10.3%），苯巴比妥 19/294（6.5%），苯妥英 8/125（6.4%），卡马西平 107/1 957（5.5%），托吡酯 6/152（3.9%），奥卡西平 10/333（3.0%），拉莫三嗪 74/2 514（2.9%）和左乙拉西坦 17/599（2.8%）。不同的抗癫痫药和剂量有不同的致畸风险，与剂量为 250～4 000mg/d 的左乙拉西坦相比，剂量为 650mg/d 或更低的丙戊酸盐与主要先天性畸形风险增加相关（OR：2.43，95%CI：1.30～4.55，*P*=0.006 9）[33]。

2020 年一项研究使用瑞典登记数据（n=14 614）并调整一系列混杂因素后评估在妊娠期间使用抗癫痫药的妇女所生的孩子是否有更高的孤独症谱系障碍和注意力缺陷/多动障碍风险，重点评估了 3 种最常报告的单药治疗（丙戊酸盐 4.8%、拉莫三嗪 6.8% 和卡马西平 9.7%）。没有发现与拉莫三嗪暴露相关的风险证据，观察到丙戊酸盐的使用与孤独症谱系障碍（HR：2.30，95%CI：1.53～3.47）和注意力缺陷/多动障碍（HR：1.74，95%CI：1.28～2.38）相关，与卡马西平的相关性较弱且无统计学意义[40]。

2021 年一项研究分析了 2010 年 1 月至 2019 年 12 月期间妊娠登记处暴露于丙戊酸盐（VPA）的所有妊娠记录，其中有 221 例孕妇（17.75%）暴露于丙戊酸（单药治疗的 149 例）。在暴露于丙戊酸的 193 例已分娩的孕妇中，其主要先天性畸形率（n=20，10.36%）高于未暴露于丙戊酸的孕妇（n=39，

4.96%)。作者根据其研究结果提出，如使用其他抗癫痫药代替丙戊酸盐，大约每 100 例妊娠中有 5 例可以避免主要先天性畸形的发生[35]。此外，同年的其他研究也都进一步证实了丙戊酸钠的致畸作用[41]。

2）奥氮平片：FDA 原妊娠期药物安全性分级为 C 级，仅应在证明可能的益处大于对胎儿的潜在风险时，才可在妊娠期间使用本品[2]。FDA 更新了抗精神病药（包括奥氮平）标签上关于孕妇的用药警告内容，这些新增警告包括对新生儿锥体外系和戒断症状的潜在危险。

2015 年一项研究报道了妊娠早期暴露于奥氮平、喹硫平、利培酮和阿立哌唑的先天畸形率。结果显示，在 1 090 例妊娠早期暴露于奥氮平病例中，有 38 例（3.5%）畸形（RR：1.0，95%CI：0.7～1.4）。该综述得出的结论是，妊娠早期暴露于奥氮平并未明显增加先天性畸形的风险，已有的安全性数据表明奥氮平可作为妊娠早期的一线药物[42]。

2016 年美国进行了一项全国性队列研究，以确定妊娠早期接触抗精神病药相关的先天性畸形和整体心脏畸形的风险。2000—2010 年，约有 136 万名妇女分娩，在调整关键混杂因素后，与未暴露于抗精神病药的女性相比，发现接触奥氮平（$n=1\,394$）后风险没有明显增加[43]。

2018 年一项重点对妊娠期间使用第二代抗精神病药（second generation antipsychotic，SGA）的安全性进行回顾分析。23 项研究提供了 14 382 例妊娠期间使用 SGA 的各种妊娠结局。结果显示，宫内暴露于阿立哌唑、奥氮平和喹硫平与主要先天性畸形的风险增加无关，而利培酮和帕利培酮可能与非常轻微的先天性畸形风险增加有关[44]。

2018 年一项研究评估了妊娠期继续使用抗精神病药是否增加妊娠糖尿病的风险，研究纳入妊娠前 3 个月使用了抗精神病药（阿立哌唑 $n=1\,924$、齐拉西酮 $n=673$、喹硫平 $n=4\,533$、利培酮 $n=1\,824$、奥氮平 $n=1\,425$）的非糖尿病女性，与停药者相比（在妊娠期间继续接受抗精神病药治疗的女性通常有更多的合并症和更长的基线抗精神病药使用时间），继续服用者发生妊娠糖尿病的风险分别为：阿立哌唑为 4.8% 和 4.5%，齐拉西酮为 4.2% 和 3.8%，喹硫平为 7.1% 和 4.1%，利培酮为 6.4% 和 4.1%，以及奥氮平为 12% 和 4.7%。阿立哌唑的调整后相对风险为 0.82（95%CI：0.50～1.33），齐拉西酮为 0.76（95%CI：0.29～2.00），喹硫平为 1.28（95%CI：1.01～1.62），利培酮为 1.09（95%CI：0.70～1.70），奥氮平为 1.61（95%CI：1.13～2.29）。研究者认为，与在妊娠前停止使用非典型抗精神病药的女性相比，继续使用奥氮平或喹硫平治疗的女性患妊娠糖尿病的风险增加，这可能是由这两种药物相关的代谢作用所致[45]。

2021 年一项基于人群的出生队列研究，使用芬兰 1996—2017 年药物和妊娠数据库中提取的国家登记数据,排除了遗传条件,使用多元逻辑回归模型比较了暴露于 SGA 和两个对照组(暴露于第一代抗精神病药和未暴露于任何抗精神病药)胎儿重大先天畸形(MCM)的风险。与未暴露组相比,奥氮平的使用与总体 MCM 风险增加相关(OR:2.12,95%CI:1.19~3.76),特别是骨骼肌畸形风险增加(OR:3.71,95%CI:1.35~10.1),但与暴露于第一代抗精神病药组相比,未显示出显著差异[46]。

(4)提出用药方案调整 / 建议等:患者因疾病需要使用丙戊酸钠、奥氮平,后发现怀孕后停药,现疾病时有反复,咨询用药风险。告知患者丙戊酸钠妊娠期使用可能增加胎儿畸形风险,有文献报道,与一般人群相比,风险增加大约 3~4 倍,剂量大于 1 000mg/d 为畸形发生的高危因素。奥氮平的现有妊娠期使用资料结论不一致,多数研究认为妊娠早期的使用可能与增加胎儿先天畸形风险无显著相关性,但有可能增加糖尿病的风险。嘱专科医院就诊,权衡利弊决定,并在专科医生指导下决定是否需要药物治疗及调整药物治疗方案,勿自行停药,补充叶酸,加强产检。

3. 针对患者的用药指导和药学宣教

(1)丙戊酸钠片:丙戊酸钠一般用量为 20~30mg/(kg•d),如果在该剂量范围下发作状态仍不能得到控制,则可以考虑增加剂量,但患者必须接受严密的监测。目前为普通片剂,可以掰开、研碎或咀嚼,如使用缓释制剂应整片吞服,可以对半掰开服用,但不能研碎或咀嚼。常见不良反应为贫血、血小板减少、锥体外系障碍、木僵、嗜睡、惊厥、记忆障碍、头痛、眼球震颤、头晕等;罕见不良反应为骨髓功能衰竭,如单纯红细胞再生障碍性贫血,粒细胞缺乏症,巨幼红细胞贫血,大红细胞症,凝血因子减少、凝血异常,可逆性痴呆伴可逆性脑萎缩、认知功能障碍等。

(2)奥氮平片:给药时不用考虑进食因素,食物不影响吸收。服用本品期间应避免突然停药,若需要停止治疗,应逐渐减量,以免出现戒断症状。常见不良反应为直立性低血压、便秘、体重增加、头晕、静坐不能、血小板减少症等。

(郑彩虹 汪凤梅)

参 考 文 献

[1] LARSEN E R, DAMKIER P, PEDERSEN L H, et al. Use of psychotropic drugs during pregnancy and breast-feeding. Acta Psychiatr Scand Suppl, 2015(445):1-28.

[2] BRIGGS G G, TOWERS C V, FORINASH A B, et al. Briggs drugs in pregnancy and lactation: a reference guide to fetal and neonatal risk. 21st ed. Philadelphia: Lippincott Williams & Wilkins, 2021.

[3] BERGMAN U，ROSA F W，BAUM C，et al. Effects of exposure to benzodiazepine during fetal life. Lancet，1992，340（8821）：694-696.

[4] JURIC S，NEWPORT D J，RITCHIE J C，et al. Zolpidem（ambien）in pregnancy：placental passage and outcome. Arch Womens Ment Health，2009，12（6）：441-446.

[5] MCALLISTER-WILLIAMS R H，BALDWIN D S，CANTWELL R，et al. British Association for Psychopharmacology consensus guidance on the use of psychotropic medication preconception，in pregnancy and postpartum 2017. J Psychopharmacol，2017，31（5）：519-552.

[6] 中华医学会神经病学分会，中华医学会神经病学分会睡眠障碍学组. 中国成人失眠诊断与治疗指南（2017 版）. 中华神经科杂志，2018，51（5）：324-335.

[7] WIKNER B N，KÄLLÉN B. Are hypnotic benzodiazepine receptor agonists teratogenic in humans? Clin Psychopharmacol，2011，31（3）：356-359.

[8] ODSBU I，SKURTVEIT S，SELMER R，et al. Prenatal exposure to anxiolytics and hypnotics and language competence at 3 years of age. Eur J Clin Pharmacol，2015，71（3）：283-291.

[9] DIAV-CITRIN O，SHECHTMAN S，TAHOVER E，et al. Pregnancy outcome following in utero exposure to lithium: a prospective，comparative，observational study. Am J Psychiatry，2014，171（7）：785-794.

[10] National Institute for Health and Care Excellence. Antenatal and postnatal mental health: clinical management and service guidance. [2024-05-22]. https://www.nice.org.uk/guidance/cg192/resources/antenatal-and-postnatal-mental-health-clinical-management-and-service-guidance-pdf-35109869806789.

[11] YONKERS K A，WISNER K L，STOWE Z，et al. Management of bipolar disorder during pregnancy and the postpartum period. Am J Psychiatry，2004，161（4）：608-620.

[12] WEINSTEIN M R，GOLDFIELD M. Cardiovascular malformations with lithium use during pregnancy. Am J Psychiatry，1975，132（5）：529-531.

[13] NGUYEN H T，SHARMA V，MCINTYRE R S. Teratogenesis associated with antibipolar agents. Adv Ther，2009，26（3）：281-294.

[14] COHEN L S，FRIEDMAN J M，JEFFERSON J W，et al. A reevaluation of risk of in utero exposure to lithium. JAMA，1994，271（2）：146-150.

[15] PATORNO E，HUYBRECHTS K F，BATEMAN B T，et al. Lithium use in pregnancy and the risk of cardiac malformations. N Engl J Med，2017，376（23）：2245-2254.

[16] LUPO P J，LANGLOIS P H，MITCHELL L E. Epidemiology of Ebstein anomaly: prevalence and patterns in Texas，1999-2005. Am J Med Genet A，2011，155A（5）：1007-1014.

[17] CORREA-VILLASEÑOR A，FERENCZ C，NEILL C A，et al. Ebstein's malformation of the tricuspid valve: genetic and environmental factors. The Baltimore-Washington Infant Study Group. Teratology，1994，50（2）：137-147.

[18] PRADAT P，FRANCANNET C，HARRIS J A，et al. The epidemiology of cardiovascular

defects，part Ⅰ：a study based on data from three large registries of congenital malformations. Pediatr Cardiol，2003，24（3）：195-221.

[19] COHEN L S. Treatment of bipolar disorder during pregnancy. J Clin Psychiatry，2007，68 （Suppl 9）：4-9.

[20] MCKNIGHT R F，ADIDA M，BUDGE K，et al. Lithium toxicity profile：a systematic review and meta-analysis. Lancet，2012，379（9817）：721-728.

[21] National Institute for Health and Care Excellence. Bipolar disorder：assessment andmanagement. [2024-05-22]. https://www.nice.org.uk/guidance/cg185/resources/bipolar-disorder-assessment-and-management-pdf-35109814379461.

[22] National Collaborating Centre for Mental Health（UK）. Bipolar disorder：the management of bipolar disorder in adults，children and adolescents，in primary and secondary care. British Psychological Society，2006.

[23] 富马酸喹硫平片药品说明书.

[24] COHEN L S，GÓEZ-MOGOLLÓN L，SOSINSKY A Z，et al. Risk of major malformations in infants following first-trimester exposure to quetiapine. Am J Psychiatry，2018，175（12）：1225-1231.

[25] ZHENG L，TANG S，TANG R，et al. Dose adjustment of quetiapine and aripiprazole for pregnant women using physiologically based pharmacokinetic modeling and simulation. Clin Pharmacokinet，2021，60（5）：623-635.

[26] BADHAN R K S，MACFARLANE H. Quetiapine dose optimisation during gestation：a pharmacokinetic modelling study. J Pharm Pharmacol，2020，72（5）：670-681.

[27] 草酸艾司西酞普兰片药品说明书.

[28] GAO S Y，WU Q J，SUN C，et al. Selective serotonin reuptake inhibitor use during early pregnancy and congenital malformations：a systematic review and meta-analysis of cohort studies of more than 9 million births. BMC Med，2018，16（1）：205.

[29] PALMSTEN K，HERNÁNDEZ-DÍAZ S，HUYBRECHTS K F，et al. Use of antidepressants near delivery and risk of postpartum hemorrhage：cohort study of low income women in the United States. BMJ，2013，347：f4877.

[30] 拉莫三嗪片药品说明书.

[31] ACOG Committee on Practice Bulletins-Obstetrics. ACOG practice bulletin：clinical management guidelines for obstetrician-gynecologists number 92，April 2008（replaces practice bulletin number 87，November 2007）. Use of psychiatric medications during pregnancy and lactation. Obstet Gynecol，2008，111（4）：1001-1020.

[32] HERNÁNDEZ-DÍAZ S，SMITH C R，SHEN A，et al. Comparative safety of antiepileptic drugs during pregnancy. Neurology，2012，78（21）：1692-1699.

[33] VOSSLER D G. Comparative risk of major congenital malformations with 8 different antiepileptic drugs：a prospective cohort study of the EURAP Registry. Epilepsy Curr，

2019, 19（2）: 83-85.

[34] BLOTIÈRE P O, RAGUIDEAU F, WEILL A, et al. Risks of 23 specific malformations associated with prenatal exposure to 10 antiepileptic drugs. Neurology, 2019, 93（2）: e167-e180.

[35] THOMAS S V, JEEMON P, PILLAI R, et al. Malformation risk of new anti-epileptic drugs in women with epilepsy: observational data from the Kerala registry of epilepsy and pregnancy（KREP）. Seizure, 2021, 93: 127-132.

[36] MARXER C A, RÜEGG S, RAUCH M S, et al. A review of the evidence on the risk of congenital malformations and neurodevelopmental disorders in association with antiseizure medications during pregnancy. Expert Opin Drug Saf, 2021, 20（12）: 1487-1499.

[37] MORSELLI P L, ELGIE R. GAMIAN-Europe. GAMIAN-Europe/BEAM survey I -global analysis of a patient questionnaire circulated to 3450 members of 12 European advocacy groups operating in the field of mood disorders. Bipolar Disord, 2003, 5（4）: 265-278.

[38] TOLEDO M, MOSTACCI B, BOSAK M, et al. Expert opinion: use of valproate in girls and women of childbearing potential with epilepsy: recommendations and alternatives based on a review of the literature and clinical experience-a European perspective. J Neurol, 2021, 268（8）: 2735-2748.

[39] SEN A, NASHEF L. New regulations to cut valproate-exposed pregnancies. Lancet, 2018, 392（10146）: 458-460.

[40] WIGGS K K, RICKERT M E, SUJAN A C, et al. Antiseizure medication use during pregnancy and risk of ASD and ADHD in children. Neurology, 2020, 95（24）: e3232-e3240.

[41] CHRISTENSEN J, TRABJERG B B, SUN Y, et al. Prenatal exposure to valproate and risk of congenital malformations-Could we have known earlier?-A population-based cohort study. Epilepsia, 2021, 62（12）: 2981-2993.

[42] ENNIS Z N, DAMKIER P. Pregnancy exposure to olanzapine, quetiapine, risperidone, aripiprazole and risk of congenital malformations. A systematic review. Basic Clin Pharmacol Toxicol, 2015, 116（4）: 315-320.

[43] HUYBRECHTS K F, HERNÁNDEZ-DÍAZ S, PATORNO E, et al. Antipsychotic use in pregnancy and the risk for congenital malformations. JAMA Psychiatry, 2016, 73（9）: 938-946.

[44] DAMKIER P, VIDEBECH P. The safety of second-generation antipsychotics during pregnancy: a clinically focused review. CNS Drugs, 2018, 32（4）: 351-366.

[45] PARK Y, HERNANDEZ-DIAZ S, BATEMAN B T, et al. Continuation of atypical antipsychotic medication during early pregnancy and the risk of gestational diabetes. Am J Psychiatry, 2018, 175（6）: 564-574.

[46] ELLFOLK M, LEINONEN M K, GISSLER M, et al. Second-generation antipsychotic use during pregnancy and risk of congenital malformations. Eur J Clin Pharmacol, 2021, 77（11）: 1737-1745.

第八节　妊娠合并口腔疾病——牙周炎

咨询案例(一)

1. 主诉　患者 2022 年 7 月 8 日来院就诊,自述妊娠期服用多种抗菌药物,替硝唑片、头孢呋辛酯片,接受过口腔 X 线检查、使用了阿达木单抗,不知对胎儿是否有影响。

2. 用药分析

(1)了解患者信息:追问病史,患者女,30 岁,末次月经为 2022 年 5 月 14 日,月经规律,月经周期约为 30 日,每次持续 4～5 日,生育史孕 1 产 1。否认家族性遗传病史,否认宠物、烟酒、职业环境毒物暴露史。配偶无烟酒不良嗜好,无环境毒物暴露史。2022 年 7 月 8 日超声检查示:子宫前位,如孕 50 日大,宫腔内见胚囊 4.0cm,内见卵黄囊及胚芽,芽长 1.0cm,可及心搏。2022 年 6 月 10 日因拔智齿拍口腔 X 线片及使用局部麻醉药,同日开始服用替硝唑片,每次 1 片,每日 1 次,服药至 6 月 12 日;头孢呋辛酯片,每次 1 片,每日 2 次,服药至 6 月 12 日。6 月 20 日因牙痛行根管治疗。第一胎产后诱发强直性脊柱炎,因第一胎顺产后发现下床行走困难,后核磁检查发现骶髂关节糜烂刺痛,不能正常行走,先予塞来昔布胶囊治疗,但效果不佳,5 月 24 日改用阿达木单抗注射液治疗,要求每月 1 次,每次 1 针(40mg/ 支),6 月 22 日患者发现怀孕后未再使用。

(2)妊娠合并牙髓牙周病的常规治疗方案概述:孕妇的牙髓牙周疾病被证实为不良妊娠结局的危险因素之一,可导致先兆子痫、胎膜早破、低体重儿等风险增加。孕妇使用局部麻醉剂及相关药物进行常规口腔科治疗未增加母亲和胎儿的并发症发生率。美国妇产科医师学会和美国儿科学会强烈建议妊娠期可接受口腔科治疗 [1]。妊娠期牙髓牙周疾病预防及治疗的总原则为:①备孕前进行全面的牙周检查及必要的牙周治疗是防范妊娠期发生牙周疾病的关键;②妊娠期罹患牙髓牙周疾病,常规在相对安全的妊娠中期(孕 16～28 周)进行必要的干预;③但妊娠其他时期并非牙髓牙周应急治疗和基础治疗的绝对禁忌 [2]。一般来说妊娠期做根管治疗是安全的 [3]。智齿萌出年龄与女性的生育年龄常有重合,是智齿冠周炎在妊娠期多发的原因之一。治疗原则:尽早实施有效的冠周局部冲洗,用 3% 过氧化氢溶液和 0.9% 生理盐水交替冲洗且冲洗到位，避免炎症向周围扩展引发间隙感染，若炎症已经持续发展数日，则需产科医生会诊，配合全身抗感染治疗。常规局部控制炎症后，产后再行拔牙治疗。建议妇女在备孕前将有问题的智齿拔除，免除后患。妊娠期间，口腔医生应尽量避免给患者全身用药，可选择性应用局部含漱液，例如：复方氯己定含漱液，含有甲硝唑的漱口液等。妊娠期使用碘制剂有发生严重的新生儿甲状腺肿、克汀病面容甚至死亡的潜在危险，是妊娠期禁用药物[4-5]。口腔常规量的局部麻醉药利多卡因属于 FDA 原妊娠期药物安全性分级 B 级（包括加有肾上腺素的利多卡因），对母体和胎儿来说都相对安全。阿替卡因属于FDA 原妊娠期药物安全性分级 C 级，在权衡利大于弊的前提下使用。Fatori P S 和 Anisimova E N 等比较了局部麻醉剂，指出阿替卡因（4%）肾上腺素（1/200 000）在妊娠期可以安全使用，可随时用于口腔科治疗[6-7]。母体在疼痛时，体内产生的肾上腺素的量远多于局部麻醉药所含有的肾上腺素的量。麻醉时，要密切关注患者面色及呼吸，避免孕妇因精神不安造成神经性休克，过度换气综合征[8]。

（3）评估妊娠期用药及检查情况

1）替硝唑片：FDA 原妊娠期药物安全性分级 C 级，人类资料有限、动物资料提示中等风险[9]。在涉及人体受试者的研究中获得的数据显示，妊娠期间使用替硝唑的数据有限；然而，动物数据表明这种药物具有中等的风险。替硝唑说明书提示：已发表的孕妇使用替硝唑的病例对照研究和病例报告数据，不足以确定主要出生缺陷、流产、孕产妇或胎儿不良结局的风险。FDA 黑框警告：小鼠和大鼠长期使用硝基咪唑衍生物治疗具有致癌性，虽然替硝唑的相关数据尚未见报道，但替硝唑具有相似的生物学效应，应避免长期使用[10]。

美国疾病控制与预防中心（CDC）2021 年发布的《性传播疾病治疗指南》建议[11]：孕妇应避免使用替硝唑。日本妇产科学会（Japan Society of Obstetrics and Gynecology，JSOG）和日本妇产科医师协会（Japan Association of Obstetricians and Gynecologists，JAOG）发表的《日本妇产科门诊指南（2017 年版）》[12]建议在妊娠期间不要使用口服替硝唑。

由于替硝唑的妊娠期临床数据极为有限，目前无法评估其妊娠期使用的安全性，Micromedex 妊娠评级为胎儿风险不排除，妊娠期应避免使用，特别是在妊娠早期，国产药品说明书提示禁用。临床确需使用，需权衡药物的潜在益处和对母亲和胎儿的可能风险，对于妊娠中、晚期的孕妇可谨慎选择妊娠期使用数据较多的甲硝唑。

2）头孢呋辛酯片：FDA 原妊娠期药物安全性分级 B 级，妊娠期适用[9]。虽然现有研究无法明确确定不存在风险，但几十年来流行病学研究、病例系列和病例报告的已发表数据并未发现妊娠期使用头孢菌素（包括头孢呋辛酯）与重大出生缺陷、流产有关，或引起其他不利的母体或胎儿结局。

3）局部麻醉药：口腔常规量的局部麻醉药利多卡因属于 FDA 原妊娠期药物安全性分级 B 级（包括加有肾上腺素的利多卡因），对母体和胎儿来说相对安全。而阿替卡因属于 C 级，在权衡利大于弊的前提下使用。母体在疼痛时，体内产生的肾上腺素的量远多于局部麻醉药所含有的肾上腺素的量。前瞻性队列研究显示，在妊娠期进行局部麻醉治疗后，未发现主要异常率增高[13]。麻醉时，要密切关注患者面色及呼吸，避免孕妇因精神不安造成神经性休克、过度换气综合征[8]。

4）口腔 X 线检查风险：妊娠期辐射风险的大小与妊娠不同阶段及辐射量有关。如同药物影响，在受精后 2 周内辐射的影响存在"全或无"的效应，其影响为导致胚胎死亡或无影响，其阈值范围为 50～100mGy；受精后 3～8 周辐射可导致先天性异常或生长受限，其阈值范围为 200～250mGy；孕 8～15周是辐射的高风险阶段，超出阈值范围的辐射可导致小头畸形、重度智力障碍，其阈值范围为 60～310mGy；孕 16～25 周，超出阈值范围 250～280mGy的辐射可导致重度智力障碍[14]。通过用放射剂量直接比较口腔放射的大小，一张根尖片放射量是一张胸部 X 线检查的十多倍，但此放射量并不完全反映辐射危害性，因为曝光的区域和受影响的重要器官不一样。腹部放射检查对性腺辐射最高，口腔、头颈部及四肢放射检查对性腺辐射相当低。Soheyl Sheikh 等[15]研究确定了全口口腔内根尖（intraoral periapical, IOPA）和上颌咬合放射照相术对性腺的表面辐射剂量，共有 120 例受试者参加了研究，其中整个口腔内和上颌咬合放射照相期间，性腺区域的平均表面辐射剂量估计分别为 0.015mGy 和 0.001 5mGy，远低于安全阈值。

5）阿达木单抗注射液：2016 年英国风湿病学会和英国风湿病卫生专业人员协会在指南中[16]推荐阿达木单抗在围妊娠期和妊娠早期、中期可以使用，晚期避免使用。我国 2021 年发布的《风湿性疾病患者围妊娠期药物使用规范》[17]建议：妊娠期首选的肿瘤坏死因子（tumor necrosis factor, TNF）抑制剂为培塞利珠单抗，由于培塞利珠单抗不含 Fc 段，故其极少通过胎盘转运，也几乎不会进入母乳。其他 TNF 抑制剂（包括依那西普、重组人Ⅱ型肿瘤坏死因子受体-抗体融合蛋白、英夫利西单抗、阿达木单抗、戈利木单抗等）含 IgG1 Fc段，胎盘转运率较高（特别是在妊娠晚期），可在胎儿体内聚集，因此，含 Fc 段的 TNF 抑制剂需在妊娠晚期停药，具体停药时间依据药物半衰期的不同而有所差异。其中阿达木单抗晚期停用。妊娠期有 TNF 抑制剂暴露的新生儿，在出生后的 6 个月内应避免接种减毒活疫苗，以免继发感染。

（4）提出用药方案调整/建议等：根据末次月经及超声检查推算，替硝唑、头孢呋辛酯片用药时间均在胚胎发育"全或无"临界期，药物风险较低；一次 X 线的辐射剂量远远低于致畸阈值，且接受 X 线检查是在胚胎发育"全或无"时间内；根管治疗的材料一般为多聚甲醛干髓剂，使用后进入血液循环的量较少，风险较低；目前有限的数据表明妊娠期使用阿达木单抗未观察到明显致畸，但可能对新生儿的免疫系统产生影响，建议妊娠晚期停用。在婴儿出生后的 6 个月内应避免接种减毒活疫苗，以免感染。

3. 针对患者的用药指导和药学宣教

（1）妊娠期因为激素分泌水平及生活饮食习惯的改变，容易患各种口腔疾病。一方面，要加强日常保健，注意口腔卫生，饮食后注意漱口，如有口腔感染，不要因为担心对胎儿的影响而一直拒绝治疗，就口腔治疗使用的药物、辐射和材料而言，大多数被认为是安全的。在妊娠期用于根管麻醉的药物通常进入全身循环的量很少，不会损害发育中的胎儿。用于灌注患者口腔牙髓的材料量很少，且局限于根管内，不足以影响胎儿。根管治疗所做的 X 线检查拍片辐射剂量远低于致畸阈值；另一方面，拍片时可穿"铅衣围裙"，屏蔽射线对腹部胎儿的影响。为了母婴健康，妊娠期口腔疾病应给予积极治疗，并在专业医师或药师指导下用药。

（2）阿达木单抗注射液：患者妊娠期使用阿达木单抗，有可能增加患者严重感染的风险，在本品治疗期间和治疗后需密切监测患者感染的症状和体征，包括活动性结核，在使用本品治疗前和治疗期间需要进行结核潜伏感染（latent tuberculosis infection，LTBI）检测。此外要关注侵袭性真菌感染、细菌、病毒和其他机会致病菌，包括军团菌和李斯特菌导致的感染。妊娠晚期停止使用。患者使用阿达木单抗后有可能发生过敏反应，也可能导致全血细胞减少，建议如果发生这类症状患者应立即就诊，由医生评估是否需要停止阿达木单抗治疗。

咨询案例（二）

1. 主诉　患者 2022 年 8 月 5 日来院就诊，自述妊娠期因牙痛根管治疗服用多种抗菌药物，替硝唑片、头孢呋辛酯片、布洛芬缓释胶囊、拍 X 线片（口腔）及使用局部麻醉药，不知对胎儿是否有影响。

2. 用药分析

（1）了解患者信息：追问病史，患者女，32 岁，末次月经为 2022 年 6 月 24 日，月经规律，月经周期约为 28 日，每次持续 4～5 日，生育史孕 1 产 1。否认家族性遗传病史，否认宠物、烟酒、职业环境毒物暴露史，否认合并其他疾病。2022 年 8 月 5 日超声检查示宫内早期妊娠，芽长 0.3cm。2022 年 7 月 17日、19 日因牙龈脓肿、牙痛不适行根管治疗，共两次拍摄口腔 X 线片及使用局部麻醉药，于 7 月 19 日开始服用替硝唑片，每次 0.5g，每日 2 次，共服用 3.5g，服药至 7 月 22 日；头孢呋辛酯片，每次 0.25g，每日 2 次，共服用 1.75g，服药至 7 月 22 日；7 月 19 日因牙痛服用 0.3g 布洛芬缓释胶囊止痛。

（2）妊娠合并牙髓牙周疾病的常规治疗方案概述：见本节"咨询案例（一）"。

（3）评估妊娠期用药情况

替硝唑片：见本节"咨询案例（一）"。

头孢呋辛酯片：见本节"咨询案例（一）"。

局部麻醉药：见本节"咨询案例（一）"。

口腔 X 线片：见本节"咨询案例（一）"。

布洛芬缓释胶囊：妊娠前 30 周用药，FDA 原妊娠期药物安全性分级为C 级；妊娠 30 周后用药，则变为 D 级，人类数据提示妊娠早期和妊娠晚期有风险[9]。

2016 年英国风湿病学会和英国风湿病卫生专业人员协会在指南中[16]指出，妊娠前三个月的非甾体抗炎药（NSAID）使用提高了流产和畸形的风险；除低剂量阿司匹林外，所有非选择性 NSAID 均应在妊娠第 32 周停止使用，以避免动脉导管关闭。布洛芬说明书提示：在妊娠 20~30 周限制布洛芬的剂量和使用时间，并避免在妊娠约 30 周后使用布洛芬[18]。

2017 年一篇体外研究，使用离体培养和异种移植系统将人类胎儿睾丸（孕龄为 7~17 周）暴露于布洛芬。在与人类接触相关的浓度下，在孕龄为 8~9 周胎儿睾丸培养过程中，布洛芬会导致人类胎儿睾丸的直接内分泌紊乱和生殖细胞生物学的改变，孕龄小于 8 周、大于 10~12 周胎儿睾丸激素未受到抑制[19]。

2018 年，关于妊娠早期人类胎儿卵巢的体外研究试验表明，布洛芬对胎儿的发育是有害的：取 7~12 周胎儿卵巢器官型培养物（共纳入 185 个样本），在 1~100μmol/L 浓度剂量下暴露于布洛芬 2、4 或 7 日。无论胎儿的胚胎龄如何，暴露于 10μmol/L 和 100μmol/L 布洛芬后，细胞数量和增殖细胞数量明显减少，凋亡增加，生殖细胞数量急剧减少。在 10μmol/L 浓度的布洛芬共培养 7 日后也同样观察到此不良效果，且在停药 5 日后其影响仍未完全消除[20]。

2021 年，将 7~12 周龄的人胎儿肾外植体离体暴露于布洛芬、阿司匹林或对乙酰氨基酚 7 日，并通过组织学、免疫组织化学和流式细胞术进行分析后发现，这些 NSAID 在早期发育结构中引起了一系列异常，包括细胞死亡到分化肾小球密度的下降等。这些结果提示，妊娠前三个月使用 NSAID 时要非常谨慎[21]。

　　总之，多项体外研究提示布洛芬可能会造成胎儿异常，多种动物模型实验也发现布洛芬阻断胚泡植入，对啮齿动物和人类胎儿生殖细胞发育的影响[22]，但体外试验并不能完全预示人类结果。德国 2018 年的一项研究显示没有证据表明妊娠早期接触布洛芬后出现不良妊娠结局，没有发现重大出生缺陷的风险显著增加（4.8%∶4.1%；OR 调整为 1.11，95%CI∶0.75～1.64）或明显的出生缺陷模式[23]。布洛芬的 Micromedex 妊娠评级∶不能排除胎儿风险。

　　根管治疗∶根管治疗是治疗牙髓炎的首选和最有效的方法，根管治疗的材料一般为多聚甲醛干髓剂，局限于根髓而不超出根尖孔，使用后进入血液循环的量较少，风险较低。

　　（4）提出用药方案调整/建议等∶根据超声检查推算，用药结束时间处于胚胎发育"全或无"临界时期，头孢呋辛酯片妊娠期药物风险较低，妊娠期必要时可以使用；妊娠期牙周病如果需要使用镇痛药物，应首选对乙酰氨基酚，患者布洛芬缓释胶囊仅使用 0.3g，风险较低；口腔 X 线两次辐射剂量低于致畸阈值；局部麻醉药进入血液循环较少，风险较低；替硝唑人类资料有限，不足以确定主要出生缺陷、流产、孕产妇或胎儿不良结局的风险，美国和日本指南均不建议妊娠期使用替硝唑，但考虑替硝唑多数用药时间处于"全或无"的阶段，不是终止妊娠的指征。

　　3. 针对患者的用药指导和药学宣教　妊娠期因为激素分泌水平及生活饮食习惯的改变，容易患各种口腔疾病。告知患者加强日常保健，注意口腔卫生，饮食后注意漱口，如有口腔感染，不要因为担心对胎儿的影响而拒绝治疗，就口腔治疗使用的药物、辐射和材料而言，大多数被认为是安全的。为了母婴健康，妊娠期口腔疾病应给予积极治疗，并在专业医师或药师指导下用药。

（郑彩虹　汪凤梅）

参 考 文 献

[1]　HUGHES D. Oral health during pregnancy and early childhood∶ barriers to care and how to address them. J Calif Dent Assoc，2010，38（9）∶655-660.

[2]　吴亚菲. 女性牙周炎患者的临床诊疗. 中华口腔医学杂志，2017，52（2）∶75-79.

[3]　ARAÚJO L P，XAVIER S R，HARTWIG A D，et al. Endodontic treatment during pregnancy∶ case series and literature review. Rev Gaúch Odontol，2022，70∶e20220005.

[4]　PENFOLD J L，PEARSON C C，SAVAGE J P，et al. Iodide induced goitre and hypothyroidism in infancy and childhood. Aust Paediatr J，1978，14（2）∶69-73.

[5] SENIOR B, CHERNOFF H L. Iodide goiter in the newborn. Pediatrics, 1971, 47(3): 510-515.

[6] FATORI P S, LÜBBERS H T, VON MANDACH U. Pregnancy and lactation period: which local anesthetics and analgesics?Swiss Dent J, 2016, 126(4): 372-373.

[7] ANISIMOVA E N, AXAMIT L A, MANUKHINA E I, et al. Specific features of emergency dental care in pregnant women. Stomatologiia(Mosk), 2016, 95(2): 18-25.

[8] 叶畅畅, 赵蕾, 王冬青, 等. 妊娠期牙周疾病的防治策略. 国际口腔医学杂志, 2018, 45(5): 501-508.

[9] BRIGGS G G, TOWERS C V, FORINASH A B, et al. Briggs Drugs in pregnancy and lactation: a reference guide to fetal and neonatal risk. 21st ed. Philadelphia: Lippincott Williams & Wilkins, 2021.

[10] 替硝唑片药品说明书.

[11] WORKOWSKI K A, BACHMANN L H, CHAN P A, et al. Sexually transmitted diseases treatment guidelines, 2021. MMWR Recomm Rep, 2021, 70(4): 1-187.

[12] KAWAGUCHI R, MATSUMOTO K, AKIRA S, et al. Guidelines for office gynecology in Japan: Japan Society of Obstetrics and Gynecology(JSOG) and Japan Association of Obstetricians and Gynecologists(JAOG) 2017 edition. J Obstet Gynaecol Res, 2019, 45(4): 766-786.

[13] LEE J M, SHIN T J. Use of local anesthetics for dental treatment during pregnancy: safety for parturient. J Dent Anesth Pain Med, 2017, 17(2): 81-90.

[14] American College of Obstetricians and Gynecologists' Committee on Obstetric Practice. Committee opinion No. 656: guidelines for diagnostic imaging during pregnancy and lactation. Obstet Gynecol, 2016, 127(2): e75-e80.

[15] SHEIKH S, BHOWEER A K, ARYA S, et al. Evaluation of surface radiation dose to the thyroid gland and the gonads during routine full-mouth intraoral periapical and maxillary occlusal radiography. Contemp Clin Dent, 2010, 1(2): 83-87.

[16] FLINT J, PANCHAL S, HURRELL A, et al. BSR and BHPR guideline on prescribing drugs in pregnancy and breastfeeding-Part I: standard and biologic disease modifying anti-rheumatic drugs and corticosteroids. Rheumatology(Oxford), 2016, 55(9): 1693-1697.

[17] 张文, 李懿莎, 刘冬舟, 等. 风湿性疾病患者围妊娠期药物使用规范. 中华内科杂志, 2021, 60(11): 946-953.

[18] 布洛芬注射液药品说明书.

[19] BEN MAAMAR M, LESNÉ L, HENNIG K, et al. Ibuprofen results in alterations of human fetal testis development. Sci Rep, 2017, 7: 44184.

[20] LEVERRIER-PENNA S, MITCHELL R T, BECKER E, et al. Ibuprofen is deleterious for the development of first trimester human fetal ovary ex vivo. Hum Reprod, 2018, 33(3): 482-493.

[21] LEVERRIER-PENNA S, MICHEL A, LECANTE L L, et al. Exposure of human fetal kidneys to mild analgesics interferes with early nephrogenesis. FASEB J, 2021, 35(7): e21718.

[22] HURTADO-GONZALEZ P, ANDERSON R A, MACDONALD J, et al. Effects of exposure to acetaminophen and ibuprofen on fetal germ cell development in both sexes in rodent and human using multiple experimental systems. Environ Health Perspect, 2018, 126(4): 047006.

[23] DATHE K, FIETZ A K, PRITCHARD L W, et al. No evidence of adverse pregnancy outcome after exposure to ibuprofen in the first trimester: evaluation of the national embryotox cohort. Reprod Toxicol, 2018, 79: 32-38.

第九节　妊娠合并皮肤疾病

一、妊娠合并荨麻疹

咨询案例（一）

1. 主诉　患者 2022 年 7 月 22 日来院就诊，自述因荨麻疹服用多种药物，包括富马酸酮替芬片、盐酸西替利嗪片，后发现受孕，不知对胎儿是否有影响。

2. 用药分析

（1）了解患者信息：追问病史，末次月经为 2022 年 6 月 4 日，月经规律，月经周期约为 28 日，每次持续 6～7 日，2022 年 6 月 14 日开始因慢性荨麻疹服用富马酸酮替芬片，每次 1mg，间断服用，每 2～3 日 1 次，7 月 9 日起更换为盐酸西替利嗪片，每次 10mg，每日 1 次，7 月 13 日停药。7 月 14 日超声检查提示胚芽长 0.53cm。

（2）妊娠合并荨麻疹的一线治疗方案概述：对于出现荨麻疹的孕妇，应尽可能使用单一药物来治疗。大多数患者可单用第二代抗组胺药治疗；通常使用口服泼尼松控制急性和慢性荨麻疹的重度发作，但应尽可能避免在妊娠早期使用口服糖皮质激素；妊娠中晚期，泼尼松优于其他口服糖皮质激素药物。目前还没有关于患有荨麻疹的孕妇治疗安全性的系统性研究，现有的研究仅为西替利嗪的小样本研究和氯雷他定的荟萃分析，尚无由妊娠期间使用第二代抗组胺药导致新生儿出生缺陷的报道，因此在权衡利弊情况下可选择相对安全可靠的第二代抗组胺药，如氯雷他定、西替利嗪和左西替利嗪。另外，现有的临床试验也证实妊娠期使用奥马珠单抗具有安全性，无致畸性，可在抗组胺药疗效不佳时酌情使用[1-2]。

（3）评估妊娠期 / 哺乳期用药情况

1）富马酸酮替芬片：FDA 原妊娠期药物安全性分级为 C 级，说明书提示妊娠期慎用[3]。目前缺乏酮替芬在人类妊娠期和哺乳期用药的安全性证据，应首选其他安全性证据更充分的治疗药物。在动物研究中，器官形成期给予妊娠家兔和妊娠大鼠 15mg/（kg·d）和 100mg/（kg·d）口服剂量，未发现胎儿毒性，给予妊娠家兔 45mg/（kg·d）的酮替芬，胸骨骨化迟缓的发生率增加[4]。

2）盐酸西替利嗪片：西替利嗪为第二代抗组胺药，FDA 原妊娠期药物安全性分级为 B 级，目前人类研究数据显示，西替利嗪不增加胎儿出生缺陷的风险，是妊娠合并过敏性疾病的推荐治疗药物之一。多项观察性队列研究和荟萃分析评估了西替利嗪对胎儿的安全性，结果显示西替利嗪与胎儿致畸风险增加无关[5-6]。

（4）提出用药方案调整 / 建议等：根据月经及超声检查推算，用药时间超过胚胎发育"全或无"时期。酮替芬动物实验研究发现高剂量存在毒性作用，常规剂量使用可能不会引起发育毒性，人类安全性研究资料不足，说明书提示慎用。目前研究表明，西替利嗪与胎儿致畸风险增加无关，是妊娠合并过敏性疾病的推荐治疗药物，有必要时可选择使用。建议妊娠期尽量避免使用酮替芬，如病情需要可适当使用第一代（如氯苯那敏）、第二代抗组胺药（如西替利嗪），必要时至专科门诊进行相关病情评估。

3. 针对患者的用药指导和药学宣教

（1）盐酸西替利嗪片：偶有轻微和短暂不良反应，如激动不安、口干、腹部不适。与第一代抗组胺药相比，西替利嗪进入中枢神经系统的能力更弱。使用推荐剂量的西替利嗪会有轻微的中枢神经系统不良反应，包括嗜睡、疲劳、麻木、注意力障碍、头晕和头痛，因此服药期间不得驾驶机、车、船、从事高空作业、机械作业及操作精密仪器。

（2）酮替芬片：常见有嗜睡、倦怠、口干、恶心等不良反应，偶见头痛、头晕、迟钝以及体重增加。服药期间不得驾驶机、车、船、从事高空作业、机械作业及操作精密仪器。

咨询案例（二）

1. 主诉 患者 2022 年 7 月 4 日来院就诊，自述因荨麻疹服用多种药物，包括枸地氯雷他定片、依巴斯汀片，后发现受孕，不知对胎儿是否有影响。

2. 用药分析

（1）了解患者信息：追问病史，末次月经为 2022 年 5 月 20 日，月经规律，月经周期约为 30 日，每次持续 6～7 日，2022 年 5 月 26 日至 2022 年 6 月 14 日因慢性荨麻疹服用依巴斯汀片，每次 10mg，每日 1 次；枸地氯雷他定片，每次 8.8mg，每日 1 次。2022 年 7 月 3 日超声检查显示，宫腔内见卵黄囊及胚芽，芽长 0.2cm。

（2）妊娠合并荨麻疹的一线治疗方案概述：对于出现荨麻疹的孕妇，应尽可能使用单一药物来治疗。大多数患者可单用第二代抗组胺药治疗；通常使用口服泼尼松控制急性和慢性荨麻疹的重度发作，但应尽可能避免在妊娠早期使用口服糖皮质激素，妊娠中晚期，泼尼松优于其他口服糖皮质激素药物。在权衡利弊的情况下可选择相对安全可靠的氯雷他定、西替利嗪和左西替利嗪。另外，现有的临床试验也证实奥马珠单抗可在抗组胺药疗效不佳时酌情使用[1-2]。

（3）评估妊娠期 / 哺乳期用药情况

1）依巴斯汀片：依巴斯汀为第二代抗组胺药，暂无 FDA 原妊娠期药物安全性分级，动物实验研究表明，在妊娠早、中、晚期依巴斯汀对胚胎发育无直接或间接的有害作用，也未发现其具有致畸作用，大剂量给药时可能导致幼仔生长受限，体重减轻[7]。但人类安全性资料缺乏，所以依巴斯汀只能在绝对必需时才用于孕妇，一般妊娠期应避免使用。

2）枸地氯雷他定片：FDA 原妊娠期药物安全性分级为 C 级。氯雷他定的妊娠期研究数据未发现其致畸作用，地氯雷他定是氯雷他定的主要代谢物，因此推测地氯雷他定也不是主要的致畸剂。2020 年丹麦的一项研究显示妊娠期间使用地氯雷他定主要出生缺陷风险没有增加[8]。日本变态反应学会（Japanese Society of Allergology, JSA）发布的《日本过敏性鼻炎指南（2020）》推荐氯雷他定为妊娠期首选的第二代抗组胺药[9]。同时《EAACI/GA²LEN/EDF/WAO》指南指出：在治疗方面，迄今为止还没有关于在妊娠期间使用第二代抗组胺药后出现先天性缺陷的报告，但出于安全性考虑，妊娠期使用第二代抗组胺药的建议为氯雷他定，可能可以外推到地氯雷他定[1,8]，但由于尚未进行安全性研究，因此建议在妊娠期间应谨慎使用。

（4）提出用药方案调整 / 建议等：由于尚无孕妇使用地氯雷他定的临床资料，妊娠期内使用地氯雷他定的安全性尚未确定。除非潜在的益处超过可能的风险，妊娠期内不应使用地氯雷他定。如病情需要建议使用指南推荐的氯雷他定。依巴斯汀的动物研究未发现致畸作用，但人类妊娠期安全性资料不足，应尽量避免使用。根据超声检查和月经周期推断，用药时间仍处于胚胎发育"全或无"时期，总体用药风险相对较低。

3. 针对患者的用药指导和药学宣教

（1）枸地氯雷他定片：文献报道地氯雷他定的不良反应为恶心、头晕、头痛、困倦、口干、乏力，偶见嗜睡、健忘及晨起面部、肢端水肿。未见地氯雷他定对驾驶及操作机器的能力造成影响。然而有极少数的患者出现困倦现象，这样会影响他们的驾驶和机械操作的能力。应慎用于具有癫痫病史或家族史的患者。妊娠期间应尽量避免使用。

（2）依巴斯汀片：最常报告的不良反应为头痛、嗜睡和口干。有研究显示常规剂量下使用依巴斯汀对驾驶和机械操作的能力没有影响，但建议在驾驶或进行复杂活动前了解个体反应，对于对依巴斯汀反应异常的敏感患者可能出现嗜睡或头晕。因为依巴斯汀在服用后 1～3 小时起作用，所以不适用于急性过敏的单药治疗。在联用红霉素、利福平、伊曲康唑等药物时，应关注其相互作用。

（郑彩虹　赵梦丹）

参 考 文 献

[1] ZUBERBIER T，ABERER W，ASERO R，et al. The EAACI/GA²LEN/EDF/WAO guideline for the definition，classification，diagnosis and management of urticaria. Allergy，2018，73（7）：1393-1414.

[2] 中华医学会皮肤性病学分会荨麻疹研究中心. 中国荨麻疹诊疗指南（2022 版）. 中华皮肤科杂志，2022，55（12）：1041-1049.

[3] 富马酸酮替芬片药品说明书.

[4] 富马酸酮替芬滴眼液药品说明书.

[5] ETWEL F，DJOKANOVIC N，MORETTI M E，et al. The fetal safety of cetirizine：an observational cohort study and meta-analysis. J Obstet Gynaecol，2014，34（5）：392-399.

[6] GOLEMBESKY A，COONEY M，BOEV R，et al. Safety of cetirizine in pregnancy. J Obstet and Gynaecol，2018，38（7）：940-945.

[7] 依巴斯汀片药品说明书.

[8] ANDERSSON N W，POULSEN H E，ANDERSEN J T. Desloratadine use during pregnancy and risk of adverse fetal outcomes：a nationwide cohort study. J Allergy Clinl Immunol Pract，2020，8（5）：1598-1605.

[9] OKUBO K，KURONO Y，ICHIMURA K，et al. Japanese guidelines for allergic rhinitis 2020. Allergol Int，2020，69（3）：331-345.

二、妊娠期痤疮

咨询案例（一）

1. 主诉 患者 2022 年 4 月 14 日来院就诊，自述因面部痤疮外用维 A 酸乳膏和盐酸克林霉素乳膏治疗，使用期间意外受孕，不知对胎儿是否有影响。

2. 用药分析

（1）了解患者信息：追问病史，患者 2022 年 3 月 26 日同房，末次月经为 2022 年 3 月 13 日，月经规律，月经周期约 28～30 日，每次持续 5～6 日，2022 年 3 月 28 日因面部痤疮至外院就诊，予外用维 A 酸乳膏，每晚睡前 1 次；盐酸克林霉素乳膏，每日早晚各 1 次，使用至今。

（2）妊娠合并痤疮的一线治疗方案概述：当孕妇被诊断为痤疮时，主要治疗方案应以外用药物为主[1]。备孕女性痤疮：距离妊娠前 3 个月以上一般可安全用药，口服维 A 酸类药物治疗前 1 个月到治疗停药后 3 个月内应严格避孕。妊娠期痤疮：①轻度痤疮避免外用维 A 酸类药物，可以小面积谨慎使用过氧化苯甲酰，外用壬二酸和克林霉素是安全的；②中度及中重度痤疮外用治疗为主，必要时可配合短期口服大环内酯类抗生素（尽可能避开妊娠期前 3 个月），禁用口服四环素类药物；③重度痤疮除按照上述轻、中度和中重度痤疮外用或系统治疗外，严重的患者可以考虑短期系统使用泼尼松治疗[1-4]。

（3）评估妊娠期用药情况

1）维 A 酸乳膏：用于治疗寻常痤疮，可有效治疗粉刺型痤疮，能够纠正毛囊角化过度，并防止形成微小粉刺（痤疮的原发皮损），也可有效治疗炎症型丘疹脓疱型痤疮。本药是轻度痤疮的单独一线用药，中度痤疮的联合用药以及痤疮维持治疗的首选药物[5]。FDA 原妊娠期药物安全性分级为 D/C 级，即外用制剂为 C 级，口服制剂为 D 级，孕妇禁用[6-8]。动物实验显示，皮肤局部外用维 A 酸对处于胚胎敏感期的小鼠、大鼠、地鼠、兔母体有明确的胚胎毒性及致畸性，并可引起母体系统毒性[9]。一项研究对 654 例暴露于外用维 A 酸乳膏孕妇和 1 375 例未暴露孕妇进行了荟萃分析，结果显示：与未暴露于外用维 A 酸乳膏的孕妇相比，暴露的孕妇的重大先天性异常风险没有增加（OR：1.22，95%CI：0.65～2.29），同时自然流产、死产、选择性终止妊娠、低出生体重或早产的风险也没有显著升高[10]。2019 年 MacDonald 等人在外用维 A 酸类药物最新流行病学研究中同样发现，暴露于维 A 酸乳膏孕妇和未暴露孕妇新生儿出生缺陷无显著性差异[11]。但鉴于相关研究较少且病例报告显示妊娠期外用维 A 酸类药物的女性产下畸形胎儿，因此妊娠期仍应禁用维生素A 乳膏。

2）克林霉素凝胶 / 乳膏：用于治疗寻常痤疮，不推荐单独或长期使用[5]。对于丘疹、脓疱等浅表性炎性痤疮皮损，外用维 A 酸联合外用抗菌药物（克林霉素）疗效更好[1]。克林霉素动物实验显示对胎仔无影响，但孕妇尚缺乏相关研究，只有在明确需要时，才应在妊娠的前三个月使用克林霉素凝胶 / 乳膏，本药的 FDA 原妊娠期药物安全性分级为 B 级[8]。

（4）提出用药方案调整建议等：维 A 酸乳膏在 FDA 原妊娠期药物安全性分级为 C 级，C 级一般指动物繁殖性研究证明该药品对胎仔有毒副作用，但尚未对孕妇进行充分严格的对照研究，或者该药品尚未进行动物实验，也没有对孕妇进行充分严格的对照研究。一般不推荐孕妇外用维 A 酸乳膏，有病例报告显示，妊娠期间外用维 A 酸类药物的女性产下了畸形胎儿[3,8]。但一篇系统评价 / 荟萃分析并未发现妊娠早期时暴露于外用维 A 酸类药物会使重大先天畸形的风险显著增加，这表明，孕妇在妊娠早期无意中暴露于外用维 A 酸类药物是相对安全的[10]。

如果外用维 A 酸乳膏的患者在治疗过程中确实受孕，建议立即停止使用，并根据实际情况对患者进行生殖毒性评估。可替换成壬二酸乳膏[1,3]，每日 2次。壬二酸是一种天然的二羧酸，具有抗菌、溶解粉刺和轻度抗炎作用。FDA原妊娠期药物安全性分级为 B 级，相对安全。

建议用药方案：孕妇末次月经为 2022 年 3 月 13 日，2022 年 3 月 28 日外用维 A 酸乳膏至今，目前孕 4^{+5} 周，处于致畸敏感期，建议立即停用维 A 酸乳膏至皮肤科进一步就诊，评估病情及用药方案，如需继续治疗，可参考使用妊娠期相对安全的壬二酸乳膏，每日 2 次；盐酸克林霉素乳膏，每日 2 次；因患者妊娠有早期使用维 A 酸乳膏的情况，需严密产科筛查。

3. 针对患者的用药指导和药学宣教

（1）壬二酸乳膏

使用频率：依据医师医嘱使用，一般每日早晚使用。

使用方法：使用前需清洁皮肤并用柔软的毛巾按干水分，戴上手套或指套，挤出药膏适量涂抹在患处，须用力涂搓，务必使其深入皮肤，用药局部不要作封闭性包扎，只用于皮肤，要注意本品不触及双眼，若触及，立即用大量清水冲洗。

使用时长：壬二酸乳膏带来的初始改善可能在使用后数周内观察到，但起效到发挥最大疗效需要一定时间，需按照医嘱使用和复诊。

不良反应：发生的不良反应一般皆较轻微而且短暂。1%～5% 患者用药初期有瘙痒、灼热、刺激和刺痛感。其他不良反应有红斑、皮肤干燥、皮疹、脱屑及皮炎等，其总发生率不到 1%。本品有引起变态反应的潜在可能。极少数报告称因使用本品引起哮喘加重，皮肤色素减少、白斑、多毛、发红（毛囊角化病的征兆）及复发性嘴唇疱疹变化。

注意事项：使用本品过程中若出现过敏或严重刺激性反应，应马上停药，及时就医。

（2）克林霉素凝胶 / 乳膏

使用频率：每日早晚使用。

使用方法：使用前需清洁皮肤并用柔软的毛巾按干水分，戴上手套或指套，挤出药膏，薄层涂抹在患处，本品只用于皮肤，要注意本品不触及双眼，若触及，立即用大量清水冲洗。

不良反应：通常以轻度到中度的麻疹样皮疹最为多见，其次为水疱样皮疹和荨麻疹，偶见多形红斑，剥脱性皮炎，部分表现为史 - 约综合征（Stevens-Johnson 综合征）。

注意事项：①若为对克林霉素或林可霉素有过敏历史者，禁止使用本品；②若出现局部皮肤发红、脱皮、刺激、灼热感，先自行观察，一旦出现严重刺激性反应，应马上停药，及时就医。

咨询案例（二）

1. 主诉　患者 2022 年 3 月 19 日来院就诊，自述孕 21^{+5} 周开始因重度疼痛性痤疮至外院就诊，医嘱予外用壬二酸乳膏和盐酸克林霉素乳膏，口服醋酸泼尼松片，咨询三种药物对胎儿是否有影响。

2. 用药分析

（1）了解患者信息：追问病史，患者 2021 年 10 月 20 日同房，末次月经为 2021 年 10 月 11 日，月经规律，月经周期约为 28～30 日，每次持续 5～6 日，2022 年 3 月 14 日因面部痤疮至外院就诊，开始外用壬二酸乳膏，每日早晚各 1 次；盐酸克林霉素乳膏，每日早晚各 1 次；醋酸泼尼松片，口服每次 20mg，每日 1 次，使用至今。

（2）妊娠合并痤疮的一线治疗方案概述：详见本节二、妊娠期痤疮下的咨询案例（一）。

（3）评估妊娠期用药情况

1）壬二酸乳膏：用于治疗寻常痤疮，是一种天然的二羧酸，具有抗菌、溶解粉刺和轻度抗炎作用，对酪氨酸酶也有抑制作用，可改善痤疮诱发的炎症后色素沉着过度[5-6]。FDA 原妊娠期药物安全性分级为 B 级，采用局部给药途径，壬二酸血液吸收最小，孕妇使用该药物不会导致胎儿接触该药物。在动物生殖研究中，当大鼠、兔和猴在器官发育期口服壬二酸，剂量分别为人类最大推荐剂量的 162 倍、19 倍和 65 倍时，发现胚胎毒性。在这些剂量下出现了母体毒性，但在这些胚胎发育中没有观察到畸形，且对于临床上有重叠或不精确表现的妊娠患者来说是一个很好的选择，因此妊娠期外用壬二酸乳膏相对是安全的[8,12]。

2）克林霉素凝胶 / 乳膏：用于治疗寻常痤疮，不推荐单独或长期使用[6]。对于丘疹、脓疱等浅表性炎性痤疮皮损，外用维 A 酸联合外用抗菌药物（克林霉素）疗效更好[1]。克林霉素只有在明确需要时，才应在妊娠的前三个月使用克林霉素凝胶 / 乳膏，FDA 原妊娠期药物安全性分级为 B 级[8]。

3）泼尼松片：严重的痤疮患者可以考虑短期系统联合使用泼尼松治疗[1]。FDA 原妊娠期药物安全性分级为 C 级[8]。一项泼尼松在妊娠期的药代动力学研究结果显示，泼尼松在妊娠期表现出剂量和浓度依赖性的药代动力学特征，该研究还发现，接受泼尼松治疗的孕妇中，有近一半出现了早产现象[13]。因此，只有潜在的益处大于对胎儿的潜在风险时，才应在妊娠期使用皮质类固醇。《欧洲皮肤病学论坛循证指南：妊娠期局部应用糖皮质激素（2017 年更新版）》指出 11β-HSD2 在胎盘中可将具有生物活性的皮质类固醇催化为无生物活性的 11β- 脱氢皮质酮，可以限制母体皮质类固醇通过胎盘进入胎儿的量，从而保护胎儿免受不必要的伤害。研究发现，泼尼松的胎盘转移率仅 10%～12%，对胎儿影响较小[14]。但在妊娠期接受过大剂量皮质类固醇的母亲所生的婴儿应仔细观察是否有肾上腺功能减退的迹象。

（4）提出用药方案调整建议等：《中国痤疮治疗指南（2019 修订版）》指出，妊娠期外用壬二酸乳膏和克林霉素乳膏是安全的（FDA 原妊娠期药物安全性分级 B 级），且严重的妊娠患者可以考虑短期系统低剂量使用泼尼松治疗[1]。患者用药方案为壬二酸乳膏、克林霉素乳膏，早晚各 1 次，泼尼松片口服每次 20mg，每日 1 次，用药方案合理。

建议用药方案：孕妇末次月经为 2021 年 10 月 11 日，孕 21^{+5} 周起遵医嘱用药至今，现孕 22^{+3} 周，均属于妊娠中期，胎儿各主要器官基本分化完成，继续生长发育阶段。这段时间药物致畸可能性大大下降，且药物选择相对安全，因此无须调整用药方案，密切产科检查和皮肤科随诊。

3. 针对患者的用药指导和药学宣教

（1）壬二酸乳膏：详见本节二、妊娠期痤疮下咨询案例（一）。

（2）克林霉素乳膏：详见本节二、妊娠期痤疮下咨询案例（一）。

（3）泼尼松片

用法用量：口服，每次 20mg，建议每日 7—8 时给药 1 次。

不良反应：眩晕、头痛、恶心、呕吐、骨质疏松，较大剂量服用本品易引起糖尿病、消化道溃疡和类库欣综合征症状，对下丘脑 - 垂体 - 肾上腺轴抑制作用较强。并发感染为主要的不良反应。

注意事项：①服用本品突然停药有可能出现停药症状和停药反跳，需按医嘱服药，一周后门诊复诊，以便根据病情调整激素剂量及制订疗程；②在妊娠期接受过大剂量皮质类固醇的母亲所生的婴儿应仔细观察是否有肾上腺功能减退的迹象。

（王先利 汤 静）

参 考 文 献

[1] 中国痤疮治疗指南专家组. 中国痤疮治疗指南（2019 修订版）. 临床皮肤科杂志，2019，48（9）：583-588.

[2] CHIEN A L，QI J，RAINER B，et al. Treatment of acne in pregnancy. J Am Board Fam Med，2016，29（2）：254-262.

[3] OTLEWSKA A，BARAN W，BATYCKA-BARAN A. Adverse events related to topical drug treatments for acne vulgaris. Expert Opin Drug Saf，2020，19（4）：513-521.

[4] LY S，KAMAL K，MANJALY P，et al. Treatment of acne vulgaris during pregnancy and lactation：a narrative review. Dermatol Ther（Heidelb），2023，13（1）：115-130.

[5] EICHENFIELD D Z，SPRAGUE J，EICHENFIELD L F. Management of acne vulgaris：a review. JAMA，2021，326（20）：2055-2067.

[6] MURASE J E，HELLER M M，BUTLER D C. Safety of dermatologic medications in pregnancy and lactation：Part Ⅰ. Pregnancy. J Am Acad Dermatol，2014，70（3）：401-415.

[7] LEUNG A K，BARANKIN B，LAM J M，et al. Dermatology：how to manage acne vulgaris. Drugs Context，2021，10：2021-8-6.

[8] 卫生部合理用药专家委员会. 中国医师药师临床用药指南. 2 版. 重庆：重庆出版社，2014.

[9] WILLIAMS A L，PACE N D，DESESSO J M. Teratogen update：topical use and third-generation retinoids. Birth Defects Res，2020，112（15）：1105-1114.

[10] KAPLAN Y C，OZSARFATI J，ETWEL F，et al. Pregnancy outcomes following first-trimester exposure to topical retinoids：a systematic review and meta-analysis. Br J Dermatol，2015，173（5）：1132-1141.

[11] MACDONALD S C，COHEN J M，PANCHAUD A，et al. Identifying pregnancies in insurance claims data：methods and application to retinoid teratogenic surveillance.

Pharmacoepidemiol Drug Saf, 2019, 28（9）: 1211-1221.

[12] UpToDate: 药物专论 壬二酸. [2024-07-23]. https://www.uptodate.cn/contents/zh-Hans/
92628?kp_tab=drug_dxy&display_rank=1&search=%E5%A3%AC%E4%BA%8C%E9%8
5%B8&selectedTitle=1~17&source=panel_search_result.

[13] RYU R J, EASTERLING T R, CARITIS S N, et al. Prednisone pharmacokinetics during
pregnancy and lactation. J Clin Pharmacol, 2018, 58（9）: 1223-1232.

[14] European Dermatology Forum. Updated evidence-based（S2e）European Dermatology
Forum guideline on topical corticosteroids in pregnancy. J Eur Acad Dermatol Venereol,
2017, 31（5）: 761-773.

第十节　妊娠合并自身免疫性疾病

一、妊娠合并类风湿关节炎

1. 案例详情

主诉　患者因类风湿关节炎，服用来氟米特 4～5 年。近半年因病情稳定，更改至来氟米特每次 10mg、隔日一次口服，2020 年 11 月 19 日自行停药。2020 年 12 月 22 日来药学门诊咨询是否可以继续妊娠。

实验室及辅助检查　超声检查（2020-12-26）: 孕囊 25mm×16mm×16mm，胚芽 4mm×2mm，胎心搏动: 有。抽血检查（2020-12-28）: 血孕酮 105.5nmol/L，β-HCG 7 233IU/L。

2. 用药分析

（1）了解患者信息: 追问病史，患者 23 岁，平素月经规律，月经周期约为 25～30 日，每次持续 4～5 日，末次月经为 2020 年 11 月 3 日，孕 1 产 0。患者因"类风湿关节炎"服用来氟米特 4～5 年; 因病情稳定，近半年来氟米特每次 10mg、隔日一次口服，2020 年 11 月 19 日自行停药。

（2）妊娠合并类风湿关节炎的治疗方案概述: 类风湿关节炎（rheumatoid arthritis, RA）是一种以侵蚀性关节炎为主要临床表现的自身免疫病，可发生于任何年龄。RA 的发病机制目前尚不明确，基本病理表现为滑膜炎、血管翳形成，并逐渐出现关节软骨和骨破坏，最终导致关节畸形和功能丧失，可并发肺部疾病、心血管疾病、恶性肿瘤及抑郁症等。

流行病学调查显示，RA 的全球发病率为 0.5%～1%，中国发病率为 0.42%，男女患病比例约为 1:4。中国 RA 患者,病程 1～5 年、5～10 年、10～15 年及 ≥15 年的致残率分别为 18.6%、43.5%、48.1%、61.3%,随着病程的延长,残疾 及功能受限发生率升高。RA 不仅造成患者身体机能、生活质量和社会参与 度下降,也给患者家庭和社会带来巨大的经济负担[1]。

英国风湿病学会在指南中列出了各类药物的安全性。妊娠期可以使用的 药物:羟氯喹,妊娠期持续使用每日剂量应该 ≤400mg;泼尼松龙,妊娠期首 选的糖皮质激素类药物,使用时应监测血压和血糖,使用剂量应该 <20mg/d, 并逐渐减少到最低有效剂量,以控制孕妇的疾病;柳氮磺吡啶,妊娠期适用, 妊娠前和妊娠早期使用时应同时服用叶酸 5mg/d;硫唑嘌呤,每日使用剂量 ≤2mg/kg;环孢素,服用最低的有效剂量,血药浓度监测与血压、血糖和肾功 能的监测同等重要;他克莫司,妊娠期使用与环孢素一样应该监测血药浓度、 血压、血糖和肾功能;静脉注射免疫球蛋白在妊娠期可以使用。妊娠期避免 使用的药物:甲氨蝶呤,应在孕前的一个月停用,如果在孕前一个月内低剂量 使用(≤25mg/ 周),在妊娠早期应该补充叶酸 5mg/d;来氟米特,现有资料显 示其可能不是致畸物质,但资料有限,服用来氟米特准备怀孕的女性应停药, 并应进行标准的洗脱程序,同时更换为其他妊娠期可以使用的安全药物,意 外怀孕的女性应立即停药,进行洗脱同时进一步咨询;吗替麦考酚酯,至少应 在孕前六周停用,如果是意外暴露,孕妇应立即停药,并由专业人士进行风险 评估;环磷酰胺仅在产妇患有严重(危及生命或器官)疾病的情况下使用。在 生物制剂中,肿瘤坏死因子抑制剂研究较多,使用较广泛,安全性较高,一般 可以在妊娠早期和妊娠中期使用;英夫利西单抗应在孕 20 周停止使用,阿达 木单抗和戈利木单抗应在孕 28 周停止使用,依那西普在孕 32 周停止使用,培 塞利珠单抗在整个妊娠期均可以使用[2]。2019 年发布的亚太风湿病学联盟协 会(Asia-Pacific League of Associations for Rheumatology,APLAR)指出对于已 经确诊但疾病尚无法控制的 RA 患者,可以在整个妊娠期持续使用 TNF(首选 依那西普或培塞利珠单抗)[3]。2020 年美国风湿病学会(ACR)对 RA 女性患 者备孕、妊娠及哺乳期间药物的使用作了详细推荐与建议,为临床用药提供 了指导。对有怀孕意愿的 RA 患者进行咨询,以改善孕妇和胎儿的结局,建议 与产科、妇科、新生儿科和其他专家保持适当的沟通联系并行保健;在 RA 女 性患者有备孕计划时就要考虑到药物的影响,停用可能影响性腺功能的药物; 对于在妊娠期间接受妊娠禁忌药物治疗的 RA 女性,建议改为无妊娠禁忌的 药物,并用足够的时间观察对药物的耐受性;RA 女性患者的妊娠结局可受疾 病活动度影响,因此应至少每 3 个月监测一次疾病活动度并维持较低疾病活 动度;对于接触致畸药物意外妊娠者,应多学科联合诊治[4]。

（3）评估妊娠期用药情况

来氟米特：用于治疗成人类风湿关节炎，有改善病情的作用。

说明书建议：在妊娠期给予来氟米特，其活性代谢产物特立氟胺疑似会导致严重的出生缺陷。必须告知患者，如果月经延迟或任何其他原因怀疑妊娠，须马上通知医生进行妊娠试验，如果妊娠试验结果阳性，医生和患者必须讨论妊娠风险。在第一次月经延迟时施行下文所述的药物清除流程，有可能快速降低活性代谢产物的血药浓度水平，以降低来氟米特对胎儿的风险。

对于接受来氟米特治疗并计划怀孕的女性，建议采取措施以确保胎儿不会暴露于特立氟胺毒性浓度（目标浓度低于 0.02mg/L）。等待期：预计特立氟胺血药浓度可以长期高于 0.02mg/L。预计在停用来氟米特约 2 年后该浓度可以降低至 0.02mg/L 以下。经过 2 年的等待期后，首次测量特立氟胺血药浓度。此后，必须间隔至少 14 日再次测定特立氟胺血药浓度。如果两次血药浓度均低于 0.02mg/L，则预期不会有致畸风险。

应该告知育龄期女性，在停药治疗后需要等待 2 年才可怀孕。如果无法持续 2 年采取可靠的避孕措施，则建议提前采取清洗流程。说明书建议使用考来烯胺或活性炭粉末，但这两者可能会影响雌激素和孕激素的吸收，所以在使用考来烯胺时可能无法保证口服避孕药避孕效果的可靠性。建议使用其他避孕方法[5]。

在动物实验中，大鼠怀孕 7～19 日（器官形成期）给予来氟米特 15mg/（kg·d），观察到胎仔无眼或小眼畸形、梗阻性脑积水，以及母体体重减轻和胚胎死亡增加、存活胎仔重量减轻的胚胎毒性；在家兔的器官形成期给予来氟米特 10mg/（kg·d）时观察到头部畸形和双侧肩胛骨脊柱发育不良的畸形；来氟米特在剂量分别约为人类最大推荐剂量的 1/150 和 1/10 时对大鼠和家兔无致畸性[4]。在小鼠的研究中，在器官形成期给予 30mg/（kg·d）剂量的来氟米特观察到胎仔明显的颅面畸形和中轴骨骼、心脏和大血管畸形[6]。动物研究表明，在低于人类暴露水平时，来氟米特具有明显致畸性和胚胎毒性；同时其活性代谢产物仍可在体内残留长达 2 年之久。

来氟米特的胚胎毒性和致畸作用可能的机制是对二氢乳清酸脱氢酶（dihydroorotate dehydrogenase，DHODH）的抑制产生的抗增殖作用。这种抗增殖作用具有物种特异性和显著差异。来氟米特进入体内后可以迅速转化成活性代谢产物特立氟胺，该代谢产物能够抑制 DHODH，而 DHODH 能够介导嘧啶的合成。在大鼠中来氟米特对 DHODH 活性的抑制作用是人的 40 倍，对啮齿动物致畸性比人类更敏感[7]。这些物种差异和可能对安全范围造成的影响不能用于评估来氟米特对人类的生殖风险。

2010 年一项妊娠期服用过来氟米特妇女的妊娠结局的病例系列研究中，

64 例类风湿关节炎的患者在妊娠早期停用来氟米特并接受考来烯胺治疗，与108 例妊娠期不用来氟米特治疗的患者和 78 名健康孕妇比较，结果显示三组人群新生儿重要结构缺陷的发生率差异无统计学意义，且与一般人群中预期的3%～4% 的出生缺陷率相似；妊娠丢失率也未见增加。因此研究者认为，虽然样本量较小，但这些数据并不支持在妊娠早期由于来氟米特暴露接受了考来烯胺洗脱的妇女中，不良妊娠结局的风险显著增加[8]。2012 年一项前瞻性病例分析研究结果也显示，29 例孕前暴露于来氟米特的妇女中有 27 例活产婴儿，无重大先天性畸形报告，其中 21 例（72.4%）妇女接受了考来烯胺的洗脱；16 例妊娠早期暴露于来氟米特并接受考来烯胺治疗的妇女中有 2 例新生儿有严重畸形，但这些缺陷在之前发表的队列研究中都没有报道过，与动物研究中报道的也不相似。虽然该研究样本量较少，但是说明了来氟米特并非人类的强致畸剂[9]。

2017 年登记在德国胚胎毒性药物警戒中心数据库中的来氟米特的资料显示，在登记的 65 例孕妇中，47 例在妊娠早期暴露，18 例在孕前暴露。在 25 例孕妇中进行药物洗脱，且证实了洗脱的作用。有 10 例自然流产和 19 例选择性终止妊娠。在 39 名活产儿童（包括双胞胎）中，有 1 例严重畸形。回顾性数据库进行的单独分析显示，1 例暴露于来氟米特的病例没有发生畸形[10]。一项对 1 167 例妊娠期暴露于来氟米特的现状分析报道（数据截至 2017 年 12 月）[11]证实了来氟米特不是强效的人类致畸物。妊娠期暴露于来氟米特的妊娠结局与一般人群一致，畸形率没有显著差异，总的来说，现有的人类数据并未指出来氟米特是一种有效的人类致畸剂。然而数据库中的记录不能排除导致流产率增加的潜在胚胎毒性。在一项评估妊娠期间使用来氟米特与不良妊娠结局的风险的病例队列研究中，51 例妊娠早期暴露于来氟米特，21 例在妊娠中期 / 晚期暴露，结果显示妊娠期暴露于来氟米特与自然流产的风险增加无关；妊娠前三个月使用来氟米特与严重先天性畸形的风险无相关性，也未发现妊娠中期 / 晚期暴露于来氟米特与早产或低出生体重有关[12]。

2020 年的一篇有关于特立氟胺（来氟米特的活性代谢物）妊娠期生殖毒性的系统综述中报告了 222 例暴露在特立氟胺的孕妇的妊娠结局。有 107 例活产，63 例选择终止妊娠，47 例自然流产，3 例宫外孕，1 例死产，1 例孕妇死亡。在活产和死产中主要出生缺陷发生率为 3.6%[13]。这些研究共同表明，不论是否暴露于来氟米特的孕妇，妊娠结局的畸形率都没有显著差异。目前，积累的人类数据并未指出来氟米特是一种有效的人类致畸剂。

（4）提出用药方案调整建议等：根据该患者末次月经、超声检查结果等判断受孕时间约为 11 月 15 日—11 月 17 日，来氟米特长期口服至 2020 年 11 月 19 日停药，半衰期约为 10 日，因此该患者妊娠期暴露于来氟米特的时间约为胚胎龄 0～8 周。来氟米特的特殊性：其活性代谢物在体内进一步代谢，43%经肾脏从尿中排泄，48% 经胆汁从粪便排泄，因存在肠肝循环，长达 2 年均可在血清中检测到。

根据目前的循证学资料来氟米特并不是明确的致畸因子；但是动物实验显示了较强的致畸作用。同时告知，妊娠期胎儿所受的影响来自多方面因素（父母双方基因、环境因素等）。充分告知的情况下自行决定是否继续妊娠。若决定继续妊娠，妊娠期应补充叶酸，定期产检，妊娠中期做大排畸筛查等检查。

同时进一步去风湿免疫科就诊，如果需要使用药物，可以使用羟氯喹、柳氮磺吡啶等妊娠期推荐的药物。自身免疫性疾病治疗药物妊娠安全性总结见表 2-10-1。

表 2-10-1　自身免疫性疾病治疗药物妊娠安全性总结

风险等级	药品名称	使用风险
相对安全 （可以使用）	羟氯喹	多种疾病均可使用
	柳氮磺吡啶	活动性炎症性疾病，风险低，补充叶酸（多种维生素）
	阿司匹林（小剂量）	多种疾病治疗，但没有报道不同剂量相对应的结局
	硫唑嘌呤	免疫制剂中相对安全
	秋水仙碱	妊娠期哺乳期均可使用
选择性使用	非甾体抗炎药	不建议妊娠早期和妊娠晚期使用。早期使用有争议，晚期使用风险更大
	糖皮质激素类药物	尽可能使用最低剂量
	TNF 抑制剂（依那西普、英夫利西单抗、阿达木单抗等）	妊娠期可以使用，部分建议妊娠中期的后期，和妊娠晚期的早期避免使用。必要时可用药至更大孕龄
	静脉用免疫球蛋白	多种疾病使用
	环孢素	最低剂量，监测血药浓度、血糖、血压和肾功能
	他克莫司	可以替代其他更激进的免疫抑制药
风险等级高 （禁用）	环磷酰胺	一般不会使用，早期使用致畸风险高
	甲氨蝶呤	使用期间应避孕。说明书建议停药、避孕半年后再妊娠
	吗替麦考酚酯	至少避孕 6 周
	来氟米特	证实血液中药物浓度低于 0.02mg/L 方可妊娠。说明书提示若不采取标准的洗脱程序预计停药 2 年后血药浓度可降低至 0.02mg/L
资料有限	生物制剂	贝利尤单抗、利妥昔单抗、阿巴西普、托珠单抗等

（虞燕霞　李静静）

参 考 文 献

[1] 中华医学会风湿病学分会. 2018 中国类风湿关节炎诊疗指南. 中华内科杂志, 2018, 57(4): 242-251.

[2] RUSSELL M D, DEY M, FLINT J, et al. British Society for Rheumatology guideline on prescribing drugs in pregnancy and breastfeeding: immunomodulatory anti-rheumatic drugs and corticosteroids. Rheumatology(Oxford), 2023, 62(4): e48-e88.

[3] LAU C S, CHIA F, DANS L, et al. 2018 update of the APLAR recommendations for treatment of rheumatoid arthritis. Int J Rheum Dis, 2019, 22(3): 357-375.

[4] SAMMARITANO L R, BERMAS B L, CHAKRAVARTY E E, et al. 2020 American College of Rheumatology guideline for the management of reproductive health in rheumatic and musculoskeletal diseases. Arthritis Rheumatol, 2020, 72(4): 529-556.

[5] 来氟米特片药品说明书.

[6] FUKUSHIMA R, KANAMORI S, HIRASHIBA M, et al. Teratogenicity study of the dihydroorotate-dehydrogenase inhibitor and protein tyrosine kinase inhibitor leflunomide in mice. Reprod Toxicol, 2007, 24(3/4): 310-316.

[7] PFALLER B, PUPCO A, LEIBSON T, et al. A critical review of the reproductive safety of leflunomide. Clin Rheumatol, 2020, 39(2): 607-612.

[8] CHAMBERS C D, JOHNSON D L, ROBINSON L K, et al. Birth outcomes in women who have taken leflunomide during pregnancy. Arthritis Rheum, 2010, 62(5): 1494-1503.

[9] CASSINA M, JOHNSON D L, ROBINSON L K, et al. Pregnancy outcome in women exposed to leflunomide before or during pregnancy. Arthritis Rheum, 2012, 64(7): 2085-2094.

[10] WEBER-SCHOENDORFER C, BECK E, TISSEN-DIABATÉ T, et al. Leflunomide: a human teratogen? A still not answered question. An evaluation of the German Embryotox-pharmacovigilance database. Reprod Toxicol, 2017, 71: 101-107.

[11] HENSON L J, AFSAR S, DAVENPORT L, et al. Pregnancy outcomes in patients treated with leflunomide, the parent compound of the multiple sclerosis drug teriflunomide. Reprod Toxicol, 2020, 95: 45-50.

[12] BÉRARD A, ZHAO J P, SHUI I, et al. Leflunomide use during pregnancy and the risk of adverse pregnancy outcomes. Ann Rheum Dis, 2018, 77(4): 500-509.

[13] VUKUSIC S, COYLE P K, JURGENSEN S, et al. Pregnancy outcomes inpatients with multiple sclerosis treated with teriflunomide: clinical study data and 5 years of post-marketing experience. MultScler, 2020, 26(7): 829-836.

二、妊娠合并系统性红斑狼疮

1. 主诉　患者 2021 年 6 月 5 日来院就诊，自述有系统性红斑狼疮，一直在服用甲氨蝶呤、羟氯喹、甲泼尼龙。一个月前停止服用甲氨蝶呤和甲泼尼龙，目前在服用羟氯喹和泼尼松，不知对胎儿是否有影响。

2. 用药分析

（1）了解患者信息：追问病史，患者末次月经为 2021 年 5 月 2 日，月经规律，月经周期约为 30 日，每次持续 7 日左右，三年前诊断为系统性红斑狼疮，一直服用甲氨蝶呤、羟氯喹、甲泼尼龙。2021 年 5 月份开始备孕，停服甲氨蝶呤和甲泼尼龙。目前一直服用羟氯喹片，每次 200mg，每日 2 次；泼尼松片，每次 7.5mg，每日 1 次。

（2）妊娠合并系统性红斑狼疮的常规治疗方案概述：系统性红斑狼疮（systemic lupus erythematosus，SLE）是一种系统性自身免疫病，以全身多系统多脏器受累、反复的复发与缓解、体内存在大量自身抗体为主要临床特点，如不及时治疗，会造成受累脏器的不可逆损害，最终导致患者死亡。SLE 的病因复杂，与遗传、性激素、环境（如病毒与细菌感染）等多种因素有关。SLE 患病率地域差异较大，目前全球 SLE 患病率为（0～241）/10 万，中国 SLE 患病率为（30～70）/10 万，男女患病比为 1:（10～12）。由于性激素在 SLE 发病中的作用，SLE 患者在妊娠期间会出现病情复发或加重，有约 1/3 的患者最终以剖宫产方式终止妊娠，1/3 以上的患者出现早产，20% 以上的患者发生子痫，有近 30% 的患者胎儿出现宫内发育迟缓。此外有半数以上的 SLE 患者在妊娠期间会出现病情复发或加重，危及胎儿及孕妇的安全[1-2]。

SLE 患者必须同时满足下述条件才可以考虑妊娠：SLE 病情稳定≥6 个月、口服泼尼松≤15mg/d（或等效剂量的非含氟类糖皮质激素）、停用可能致畸药物（如环磷酰胺、甲氨蝶呤、吗替麦考酚酯、来氟米特、雷公藤等）至所需时间、24 小时尿蛋白定量＜0.5g 且无重要脏器损害。不推荐有如下任意情况者妊娠：肺动脉高压、重度限制性肺疾病[如用力肺活量（forced vital capacity，FVC）＜1L]、严重心力衰竭、慢性肾衰竭（血肌酐≥247μmol/L）、既往严重的子痫或子痫前期以及难以控制的溶血肝功能异常血小板减少综合征（hemolysis elevated liver function and low platelet count syndrome，HELLP syndrome）导致胎儿丢失、既往 6 个月曾出现 SLE 病情活动、卒中[3]。

对 SLE 育龄期女性，若病情稳定至少 6 个月，无重要脏器损害，停用可能致畸的药物至足够安全的时间，才可考虑妊娠；如果计划妊娠，备孕前应向风湿免疫科、妇产科医生进行生育咨询并进行相关评估；对妊娠的 SLE 患者，应密切监测 SLE 疾病活动度及胎儿生长发育情况；若无禁忌，推荐妊娠期全程服用羟氯喹，如出现疾病活动，可考虑使用糖皮质激素及硫唑嘌呤等控制病情。羟氯喹、糖皮质激素、硫唑嘌呤、环孢素和他克莫司可用于预防或控制妊娠期间的 SLE 复发，但不应使用吗替麦考酚酯、环磷酰胺、来氟米特和甲氨蝶呤等 [1-4]。

（3）评估妊娠期用药情况

1）羟氯喹（hydroxychloroquine，HCQ）：适应证为类风湿关节炎，青少年慢性关节炎，盘状和系统性红斑狼疮，以及由阳光引发或加剧的皮肤病变。

说明书提示：HCQ 的临床前数据有限。HCQ 可通过胎盘。HCQ 属于 4- 氨基喹啉类药物，治疗剂量的 4- 氨基喹啉与中枢神经系统损害有关，包括耳毒性（听觉和前庭毒性、先天性耳聋）、视网膜出血和视网膜色素沉着。孕妇应避免应用 HCQ，除非根据医生的评估个体潜在治疗益处大于潜在风险，否则不可应用。哺乳期妇女应慎用 HCQ，因为在母乳中可分泌有少量的 HCQ（校正体重后，不足母体剂量的 2%），并且已知婴儿对 4- 氨基喹啉的毒性作用非常敏感。有关 HCQ 长期治疗期间母乳喂养婴儿的安全性数据非常有限；处方者应根据适应证和治疗持续时间评估母乳喂养期间用药的潜在风险和获益 [5]。

动物实验仅有氯喹的相关报道。鼠、兔和猴中，氯喹可以透过胎盘到胎仔，在胎鼠和胎猴中，药物长期积累，在小鼠中可达 5 个月以上，积聚在眼睛的黑色素结构和内耳中。氯喹对猴致畸性的研究还未见报道。然而在大鼠中，只有大剂量氯喹才能致畸，可导致骨骼和眼睛的缺陷。在妊娠小鼠中，单用氯喹没有致畸作用，但当加上射线的作用后，腭裂和尾部的畸形明显增加。关于 HCQ，无相关资料可利用 [6]。

2019 年欧洲抗风湿病联盟（EULAR）更新了系统性红斑狼疮的管理指南，指南指出"除非存在禁忌，推荐所有的 SLE 患者使用 HCQ，但每日剂量不超过 5mg/kg 实际体重 [4]。"EULAR 对系统性红斑狼疮伴或不伴抗磷脂综合征女性患者在计划生育、辅助生殖、妊娠及绝经期管理等方面的建议指出"在怀孕期间如果停止 HCQ 的治疗与 SLE 加重的风险增加相关；安慰剂对照研究表明妊娠期间 HCQ 对母体疾病活动期有益 [7]。"

多项研究证实对大多数 SLE 妊娠患者继续使用 HCQ 可以降低 SLE 加重的风险，并且结局更好。2004—2018 年有 837 例孕妇符合纳入标准，其中 279 例暴露于 HCQ，279 例患有 SLE 但未暴露于 HCQ，还有 279 例为健康人群。其中 60 例失访。在出生婴儿中，妊娠早期暴露于 HCQ 有主要出生缺陷的比例为 20/232（8.6%），疾病群体为 19/256（7.4%），健康群体为 13/239（5.4%）。

在≥400mg/d 的剂量下，风险没有差异，出生缺陷的模式没有差别，自然流产率和早产率没有差别。妊娠期服用 HCQ 安全[8]。

一项包含 197 例女性、257 次妊娠的大型前瞻性研究发现，相比妊娠期继续使用或从未使用过 HCQ 的患者，妊娠期停用 HCQ 的患者疾病加重率更高[9]。而且，妊娠期停用 HCQ 组出现高疾病活动度的妊娠数是继续使用 HCQ 组的 2 倍。另外一项研究对 133 次妊娠（均有 HCQ 暴露）相关子女随访平均 26 个月，发现生长速率无显著差异，也没有视觉或发育异常的证据[10]。

虽然 HCQ 长期以来被认为在妊娠期使用是安全的，但一项研究显示，在妊娠早期阶段以超过 400mg/d 的剂量使用时，发生先天性异常的风险小幅增加（OR：1.3），但剂量在 400mg/d 以下时未见此关联。主要研究如下：2 045 例接触 HCQ 的孕妇和 3 198 589 例未连续接触 HCQ 的孕妇，参加调查时间为最后一次月经期前 3 个月至产后至少 1 个月；婴儿出生后至少 3 个月。比较了在妊娠早期使用 HCQ 妇女胎儿先天性畸形的风险。结果判定标准是：婴儿出生后 90 日内诊断出的主要先天性畸形。观察到的特定畸形类型：口腔裂、心脏畸形、呼吸异常、胃肠畸形、生殖器畸形、泌尿系统缺陷、肌肉骨骼和肢体缺陷。每 1 000 例婴儿中有 54.8 例接触 HCQ 出生时有严重先天畸形，每 1 000 例未暴露的婴儿有 35.3 例存在畸形，对应未经调整的相对风险为 1.51（95%CI：1.27～1.81）。调整后相对风险为 1.26（95%CI：1.04～1.54）。剂量≥400mg/d 调整后相对风险是 1.33，剂量 <400mg/d 调整后相对风险是 0.95。研究发现妊娠早期阶段接触 HCQ，婴儿患唇裂、呼吸异常和泌尿系统缺陷的风险会增加，尽管估计不准确，但没有确定畸形模式[11]。

总之，虽然大多数研究证实 HCQ <400mg/d 的剂量是安全的，但临床仍然应该重视其在妊娠期的安全性，特别是剂量较大的时候。同时在患者使用时应该全面考虑利弊风险。

2）醋酸泼尼松：适应证主要为过敏性与自身免疫性炎症性疾病，适用于结缔组织病、系统性红斑狼疮、重症多肌炎、严重的支气管哮喘、皮肌炎、血管炎等过敏性疾病、急性白血病、恶性淋巴瘤。

说明书建议[12]"妊娠期妇女使用可增加胎盘功能不全、新生儿体重减少或死胎的发生率，动物实验有致畸作用，应权衡利弊使用。哺乳期接受大剂量给药，则不应哺乳，防止药物经乳汁排泄，造成婴儿生长抑制、肾上腺功能抑制等不良反应。"

临床最常用的中效糖皮质激素是泼尼松、泼尼松龙和甲泼尼龙。最常用的长效药物是地塞米松和倍他米松。泼尼松和泼尼松龙可穿过胎盘，但脐带血中的含量很少[13]，因此在治疗自身免疫性疾病时，小剂量情况下整个妊娠期都可以使用。相比之下，地塞米松和倍他米松在胎盘中代谢的效率更低，所以在胎儿中的浓度更高。因此一般只用于产前的促胎肺成熟。

《糖皮质激素在系统性红斑狼疮患者合理应用的专家共识》中指出，对于妊娠前及妊娠期患者激素的应用：

A. 妊娠前无重要脏器损害，病情稳定1年或1年以上，细胞毒免疫抑制剂停药半年，激素仅用泼尼松≤10mg/d维持时不影响妊娠。

B. 妊娠期间应慎用激素，应用最低有效剂量，最好泼尼松<20mg/d：①当出现病情活动时，重度危及生命则需立即终止妊娠；②如病情评估后仍可继续妊娠，则酌情加大激素剂量（泼尼松≤30mg/d），建议使用泼尼松、泼尼松龙、甲泼尼龙，不推荐使用地塞米松和倍他米松；③妊娠3个月内使用激素可能增加胎儿唇腭裂风险，因此不推荐妊娠3个月内使用中高剂量激素；④长期使用激素进行治疗的患者在分娩时应使用应激剂量；⑤疾病复发时可考虑静脉滴注甲泼尼龙冲击治疗。妊娠后期，为促进胎肺成熟，可选用地塞米松[14]。

动物实验显示，在以人体使用剂量水平10～100倍短期注射泼尼松龙的妊娠大鼠的子代观察到了动脉导管收缩[15]。高剂量的泼尼松龙可导致鼠和兔的腭裂[16]。

关于妊娠早期的糖皮质激素暴露是否会增加腭裂风险，依然存在争议。早期证据表明，妊娠早期宫内糖皮质激素暴露会增加腭裂的风险。1999年的报道研究了妇女在围受孕期（受孕前1个月至受孕后3个月）使用皮质类固醇与分娩先天性畸形婴儿之间的关系。数据来自一项基于人群的病例对照研究，其中包括口面部裂（$n=662$）、心脏圆锥动脉干缺损（$n=207$）、神经管缺损（$n=265$）和肢体复位缺损（$n=165$）。药物使用信息通过产妇电话采访收集。使用皮质类固醇与单发性唇裂（有或没有腭裂）的风险增加相关（OR：4.3，95%CI：1.1～17.2）和单发性腭裂（OR：5.3，95%CI：1.1～26.5）相关。在研究的其他异常组中未观察到风险增加。这些数据结合其他流行病学数据表明唇腭裂与皮质类固醇使用之间可能存在因果关系[17]。2000年发表的一项研究显示，妊娠期使用糖皮质激素确实增加了婴儿腭裂的风险（OR：3.4，95%CI：1.97～5.69）；该研究包括两部分：一部分为队列研究，另一部分是针对相关流行病学研究的荟萃分析[18]。然而，2011年丹麦一项全国队列研究并不认为糖皮质激素的使用与胎儿的唇腭裂相关。该研究共纳入了832 636例活产儿，共发现1 232例单纯口面裂，妊娠早期糖皮质激素暴露组（$n=51\ 973$）有84例唇腭裂婴儿，与未暴露组相比口面裂并没有增加[19]。

此外，妊娠期糖皮质激素治疗可能增加胎膜早破和胎儿宫内生长受限的风险[20-21]，另外还会增加孕妇的妊娠高血压、妊娠糖尿病、骨质疏松和感染风险[22]。

为了避免这些风险，我们推荐在妊娠期尽可能使用最低剂量的糖皮质激素来控制疾病。高剂量糖皮质激素应仅限于病情危及器官且治疗很可能利大于弊的女性。应与孕妇详细讨论妊娠期应用高剂量糖皮质激素的潜在利弊。

3）甲氨蝶呤（methotrexate，MTX）：适应证主要是抗肿瘤的治疗。作为超说明用药可以用于系统性红斑狼疮、类风湿关节炎以及异位妊娠的治疗。

说明书建议妊娠期禁用 MTX。MTX 具有致畸性。孕妇使用 MTX 可导致胚胎毒性、流产、死胎和 / 或先天性畸形。MTX 不推荐用于可能受孕的妇女，除非有适当的医学证据证明潜在的获益大于被评估的风险。有受孕可能的妇女在排除受孕之前不能使用 MTX（如：开始治疗前进行妊娠试验）。要充分告知男性和女性患者如果在治疗期间受孕对胎儿有严重的风险。尽管MTX 治疗停止与受孕之间的最佳间隔时间还没有确定，但是配偶任意一方正在接受 MTX 治疗或治疗结束后至少 6 个月内都应该避孕并采取可靠有效的避孕措施[23]。

动物研究表明，妊娠早期使用 MTX 具有胚胎毒性，后期使用则可引起骨骼畸形和腭裂[24]。在人类的数据中，MTX 具有致畸性，可导致流产。妊娠期间暴露于 MTX 可导致多种先天畸形，如腭裂、脑积水、无脑畸形、脑膜脑膨出、先天性管状长骨狭窄、异常面容（低位耳、小颌畸形）和骨化延迟[25-26]。MTX 广泛分布于孕妇的组织中，暴露后在肝脏中可持续存在达 4 个月。因此说明书提示配偶双方在接受 MTX 治疗或治疗结束后至少 6 个月内应该避孕并采取可靠有效的避孕措施。

妊娠期使用 MTX 相关不良事件的数据大多来自接受抗癌治疗的患者。据估计，先天畸形的发生率为 9%～17%[27]。2006 年一篇综述显示，在 63 例妊娠早期 MTX 暴露中，19 例被择期终止妊娠，其余 44 例妊娠的结果如下：健康婴儿 29 例（66%）；自然流产 11 例（25%）；先天异常 4 例（9%）；在妊娠早期暴露中，先天异常的风险可能低于 9%[22]。

国外指南建议男性和女性在计划受孕前至少停用 3 个月，整个妊娠期和哺乳期禁用[28]。有研究报道，在受孕后或妊娠早期服用 MTX（<30mg/ 周），与一组有相同疾病和一组无自身免疫性疾病的女性群体（两者都没有 MTX 暴露）进行比较。结果：324 例暴露于 MTX（188 例于孕后暴露，136 例孕前暴露），459例相同疾病和 1 107 例没有自身免疫性疾病女性。在孕后暴露组中继发性流产率为 42.5%，明显高于两个对照组；出生缺陷率为 6.6%，其他两组分别为 3.6%和 2.9%。而孕前服用 MTX 组自发性流产以及出生缺陷率均没有显著增加[29]。该研究也进一步证实了孕前 3 个月停用 MTX 相对比较安全。英国风湿病学会在指南中指出，至少应在计划受孕前的一个月停用甲氨蝶呤，如果在孕前一个

月内低剂量使用（≤25mg/周），在妊娠早期应该补充叶酸 5mg/d[30]。

尽管指南和研究建议停用 MTX 3 个月就可以受孕，但笔者建议按照说明书的规定，建议停用 6 个月后才可妊娠，做好充分告知工作。

（4）提出用药方案调整/建议等：羟氯喹和泼尼松应该按照医生制订的治疗方案继续服用，不应随意减量或者停药。目前的使用剂量对孕妇来说是相对安全的。停用甲氨蝶呤一个月受孕，可能会存在一定的风险，一般建议停用 3～6 个月再妊娠。同时告知，妊娠期胎儿所受的影响来自多方面因素（比如双方父母基因、环境因素等）。充分告知的情况下自行决定是否继续妊娠。若决定继续妊娠，妊娠期应补充叶酸，定期产检，妊娠中期做大排畸筛查等检查。同时应该定期去专科就诊，注意观察病情的进展情况。

3. 针对患者的用药指导和药学宣教

（1）羟氯喹片：可能引起的不良反应有头痛、眩晕、脸部潮红、疲倦、牙龈肿大、末梢水肿。这些症状会随时间慢慢减弱，上述症状若持续且加重，或有下列少见的情形：心悸、心脏不适感、皮肤红疹，请来医院就诊。此外，由于长期使用羟氯喹会导致眼部角膜、视网膜的病变，因此患者需要定期进行眼部的检查。本药可与食物或牛奶并服，以减低肠胃道的不适。

（2）泼尼松片：长期服用糖皮质激素可能会出现较多不良反应，应该注意。此外不能随意停药。妊娠期应该注意补充钙剂。建议每日可在早晨 7—8 时服用泼尼松。

（虞燕霞　李静静）

参 考 文 献

[1] 中华医学会风湿病学分会，国家皮肤与免疫疾病临床医学研究中心，中国系统性红斑狼疮研究协作组. 2020 中国系统性红斑狼疮诊疗指南. 中华内科杂志，2020，59（3）：172-185.

[2] JAMES D K，STEER P J，WELNER C P, et al. 高危妊娠：第 3 版. 段涛，杨慧霞，译. 北京：人民卫生出版社，2008.

[3] 国家皮肤与免疫疾病临床医学研究中心，国家妇产疾病临床医学研究中心，中国风湿免疫病相关生殖及妊娠研究委员会，等. 2022 中国系统性红斑狼疮患者生殖与妊娠管理指南. 中华内科杂志，2022，61（11）：1184-1205.

[4] FANOURIAKIS A，KOSTOPOULOU M，ALUNNO A，et al. 2019 update of the EULAR recommendations for the management of systemic lupus erythematosus. Ann Rheum Dis，2019，78（6）：736-745.

[5] 硫酸羟氯喹片药品说明书.

[6] GERALD G B，ROGER K F，CRAIG V T，et al. Drugs in pregnancy and lactation: a

reference guide to fetal and neonatal risk. 11th ed. Philadelphia: Lippincott Williams & Wilkins, 2017.

[7] ANDREOLI L, BERTSIAS G K, AGMON-LEVIN N, et al. EULAR recommendations for women's health and the management of family planning, assisted reproduction, pregnancy and menopause in patients with systemic lupus erythematosus and/or antiphospholipid. Ann Rheum Dis, 2017, 76(3): 476-485.

[8] CHAMBERS C D, JOHNSON D L, XU R. Birth outcomes in women who have taken hydroxycholoroquine during pregnancy: a prospective cohort study. Arthritis Rheumatol, 2022, 74(4): 711-724.

[9] CLOWSE M E, MAGDER L, WITTER F, et al. Hydroxychloroquine in lupus pregnancy. Arthritis Rheum, 2006, 54(11): 3640-3647.

[10] COSTEDOAT-CHALUMEAU N, AMOURA Z, DUHAUT P, et al. Safety of hydroxy-chloroquine in pregnant patients with connective tissue diseases: a study of one hundred thirty-three cases compared with a control group. Arthritis Rheum, 2003, 48(11): 3207-3211.

[11] HUYBRECHTS K F, BATEMAN B T, ZHU Y, et al. Hydroxychloroquine early in pregnancy and risk of birth defects. Am J ObstetGynecol, 2021, 224(3): 290.e1-290.e22.

[12] 醋酸泼尼松片药品说明书.

[13] BEITINS I Z, BAYARD F, ANCES I G, et al. The transplacental passage of prednisone and prednisolone in pregnancy near term. J Pediatr, 1972, 81(5): 936-945.

[14] 中国系统性红斑狼疮研究协作组专家组. 糖皮质激素在系统性红斑狼疮患者合理应用的专家共识. 中华内科杂志, 2014, 53(6): 502-504.

[15] MOMMA K, NISHIHARA S, OTA Y. Constriction of the fetal ductus arteriosus by glucocorticoid hormones. Pediatr Res, 1981, 15(1): 19-21.

[16] WALKER B E. Induction of cleft palate in rats with anti-inflammatory drugs. Teratology, 1971, 4(1): 39-42.

[17] CARMICHAEL S L, SHAW G M. Maternal corticosteroid use and risk of selected congenital anomalies. Am J Med Genet, 1999, 86(3): 242-244.

[18] PARK-WYLLIE L, MAZZOTTA P, PASTUSZAK A, et al. Birth defects after maternal exposure to corticosteroids: prospective cohort study and meta-analysis of epidemiological studies. Teratology, 2000, 62(6): 385-392.

[19] HVIID A, MØLGAARD-NIELSEN D. Corticosteroid use during pregnancy and risk of orofacial clefts. CMAJ, 2011, 183(7): 796-804.

[20] GULLER S, KONG L, WOZNIAK R, et al. Reduction of extracellular matrix protein expression in human amnion epithelial cells by glucocorticoids: a potential role in preterm rupture of the fetal membranes. J Clin Endocrinol Metab, 1995, 80(7): 2244-2250.

[21] LOCKWOOD C J, RADUNOVIC N, NASTIC D. Corticotropin-releasing hormone and related pituitary-adrenal axis hormones in fetal and maternal blood during the second half

of pregnancy. J Perinat Med，1996，24（3）：243-251.

[22] ØSTENSEN M，KHAMASHTA M，LOCKSHIN M. Anti-inflammatory and immunosuppressive drugs and reproduction. Arthritis Res Ther，2006，8（3）：209.

[23] 甲氨蝶呤注射液药品说明书.

[24] SKALKO R G，GOLD M P. Teratogenicity of methotrexate in mice. Teratology，1974，9（2）：159-163.

[25] BUCKLEY L M，BULLABOY C A，LEICHTMAN L，et al. Multiple congenital anomalies associated with weekly low-dose methotrexate treatment of the mother. Arthritis Rheum，1997，40（5）：971-973.

[26] MILUNSKY A，GRAEF J W，GAYNOR M F J R. Methotrexate-induced congenital malformations. J Pediatr，1968，72（6）：790-795.

[27] CHAKRAVARTY E F，SANCHEZ-YAMAMOTO D，BUSH T M. The use of disease modifying antirheumatic drugs in women with rheumatoid arthritis of childbearing age：a survey of practice patterns and pregnancy outcomes. J Rheumatol，2003，30（2）：241-246.

[28] VISSER K，KATCHAMART W，LOZA E，et al. Multinational evidence-based recommendations for the use of methotrexate in rheumatic disorders with a focus on rheumatoid arthritis：integrating systematic literature research and expert opinion of a broad international panel of rheumatologists in the 3E initiative. Ann Rheum Dis，2009，68（7）：1086-1093.

[29] WEBER-SCHOENDORFER C，CHAMBERS C，WACKER E，et al. Pregnancy outcome after methotrexate treatment for rheumatic disease prior to or during early pregnancy：a prospective multicenter cohort study. Arthritis Rheumatol，2014，66（5）：1101-1110.

[30] RUSSELL M D，DEY M，FLINT J，et al. British Society for Rheumatology guideline on prescribing drugs in pregnancy and breastfeeding：immunomodulatory anti-rheumatic drugs and corticosteroids. Rheumatology（Oxford），2023，62（4）：e48-e88.

第十一节　妊娠合并其他疾病

一、妊娠合并生殖道沙眼衣原体感染

咨询案例

1. 案例详情

主诉　患者于 2020 年 9 月 30 日来院就诊，自述妊娠期发现阴道分泌物增多、色黄，检查发现宫颈沙眼衣原体感染，需要服用阿奇霉素治疗，咨询药

物对胎儿是否有影响。

既往史 否认高血压、糖尿病等病史。否认遗传病、癌症等家族史。否认药物、食物过敏史。否认手术、外伤、输血史。

月经生育 孕1产0,平素月经规律,周期30日,经期4～5日。

专科查体 女性外阴,外观未见明显异常。阴道检查:阴道通畅,黏膜色泽正常,阴道内可见较多黄色分泌物,无异味,宫颈不肥大,光滑。

实验室及辅助检查 宫颈拭子沙眼衣原体RNA呈阳性。

2. 用药分析

(1)了解患者信息:追问病史,患者28岁,末次月经为2020年8月5日,月经规律,月经周期约为30日,每次持续4～5日,2020年9月30日因"停经8周,阴道分泌物增多、色黄伴外阴不适1周"就诊,医院检查宫颈拭子沙眼衣原体RNA呈阳性,诊断妊娠合并宫颈沙眼衣原体感染。于2020年10月7日开始服用阿奇霉素,每晚500mg,每日1次,共3日,配偶同法治疗。于2020年11月4日复查宫颈拭子沙眼衣原体RNA呈阴性。

(2)妊娠合并生殖道沙眼衣原体感染的常规治疗方案概述:大多数患有衣原体感染的个体是无症状的,然而部分女性感染后可能伴有阴道分泌物增多、性交后和月经间期出血、排尿困难、下腹痛等[1]。沙眼衣原体感染的治疗目标包括:预防衣原体相关感染并发症及其后遗症,降低传播给性伴侣和新生儿的风险,改善症状和预防再感染。当孕妇被诊断出生殖道沙眼衣原体感染时,建议选用适宜的抗菌药物进行治疗,除了能降低母亲发生衣原体感染并发症的风险外,还可防止婴儿在通过产道时被感染,进而防止新生儿结膜炎或肺炎的发生。妊娠期感染首选治疗方案:阿奇霉素1g顿服[2-3]或第1日1g,之后每日0.5g,共3日[4];对于不能使用阿奇霉素的患者,可以给予500mg阿莫西林,每日3次,连用7日[2-4]。孕妇忌用四环素类及氟喹诺酮类药物。在取得药物敏感试验结果前,推荐阿奇霉素作为妊娠期沙眼衣原体感染的首选治疗药物,初步的临床资料显示其安全、有效[5]。

(3)评估妊娠期用药情况

阿奇霉素:属于大环内酯类抗菌药物,FDA原妊娠期药物安全性分级为B级,可通过胎盘[6]。在国内批准的生殖系统感染相关适应证包括:沙眼衣原体及非多种耐药淋病奈瑟菌所致的尿道炎和宫颈炎,杜克雷嗜血杆菌引起的男性生殖器溃疡病。临床研究发现在妊娠期间使用阿奇霉素具有较好的安全性[7-9]。

阿奇霉素片药品说明书【孕妇及哺乳期妇女用药】部分提示:动物实验未发现致畸作用。然而,尚未在孕妇中进行严格、充分的研究,由于动物生殖实验并不总是能预测人体的反应,故只有在明确需要使用阿奇霉素的情况下才能在妊娠期给药[10]。2015 年我国中华医学会妇产科分会感染协作组发布的《女性生殖道沙眼衣原体感染诊治共识》中提出,孕妇生殖道感染沙眼衣原体后可引起流产、早产、胎膜早破以及新生儿感染,在未经治疗的沙眼衣原体感染孕妇所分娩的新生儿中,20%～50% 的新生儿出现结膜炎,10%～20% 出现衣原体肺炎,因此孕妇可选用适宜的抗菌药物有效杀灭沙眼衣原体,防止并发症及新生儿感染,美国相关组织也有类似建议[11-12]。UpToDate"沙眼衣原体感染的治疗"中提出:在妊娠期治疗沙眼衣原体感染可防止婴儿在通过产道时被感染,进而防止新生儿结膜炎或肺炎,认为在这种情况下使用阿奇霉素的益处大于潜在风险[13]。根据现有证据,认为该患者可使用阿奇霉素治疗生殖道沙眼衣原体感染,以缓解症状、防止并发症产生及降低传播给新生儿的风险,其获益可能大于潜在的风险。

阿莫西林:可用于治疗泌尿生殖道感染、急性单纯性淋病、沙眼衣原体感染等。目前妊娠期沙眼衣原体感染首选阿奇霉素治疗,而对于对阿奇霉素过敏的患者来说,可考虑使用在妊娠期疗效和安全性都较好的阿莫西林。阿莫西林 FDA 原妊娠期药物安全性分级为 B 级,能够通过胎盘[14]。然而孕妇中沙眼衣原体感染的治愈率通常低于非妊娠女性[15],特别是使用阿莫西林治疗后,在动物和体外研究中都检出了持续存在的衣原体[16-18]。因此,患者需在判愈试验后进行生殖道沙眼衣原体筛查。另外需要注意的是,除阿莫西林外,目前并未有足够证据推荐其他青霉素类药物用于治疗沙眼衣原体。

当孕妇口服阿莫西林时,母体血清浓度显著高于脐带、胎盘和羊水浓度[19]。虽然大多数研究表明妊娠期使用本药并未显示与先天性畸形之间的显著相关性。但有研究提示,在妊娠早期使用本药物,有新生儿轻微畸形风险[20]。另外,有几项研究表明,在妊娠早期使用阿莫西林也可能与唇腭裂风险增加有关[21]。

(4)提出用药方案调整 / 建议等:该患者可采用阿奇霉素治疗方案:1g 顿服或第 1 日 1g,之后每日 0.5g,共服药 3 日。当使用阿奇霉素出现过敏等不良反应时,可考虑换用阿莫西林等药物治疗。

3. 针对患者的用药指导和药学宣教

(1)阿奇霉素:应每日 1 次服药,整片吞服,可与食物同时服用。阿奇霉素主要经肝脏排泄,可能影响肝功能,故用药期间建议密切监测肝功能。抗酸药(如碳酸氢钠等)可能降低阿奇霉素疗效,用药期间服用这类药,请间隔1～4 小时。阿奇霉素与治疗相关最常见的不良反应是:恶心、呕吐、腹泻、腹痛、消化不良、头晕、皮疹、头痛等。如果出现肝炎症状(如发热、乏力、食欲差、皮肤或眼睛发黄等)或皮肤过敏症状,请立即停药就诊。

（2）性伴侣的治疗：原则上建议性伴侣同时检查和治疗，方案同孕妇，在孕妇及其性伴侣在完成疗程前应避免性行为，其中完成疗程是指阿奇霉素方案或阿莫西林治疗方案的7日内。

（3）建议在妊娠期间治疗完成后约4周进行判愈试验，记录衣原体根除情况。判愈试验时间安排：抗原检测试验为疗程结束后2周，核酸扩增试验为疗程结束后4周。在行判愈试验后3个月和妊娠后3个月还应重复做生殖道沙眼衣原体检测，以减少或避免胎儿或新生儿感染[3]。

（林　卫　苏留莉　李月妍）

参 考 文 献

[1] NWOKOLO N C, DAGOVIC B, PATEL S, et al. 2015 UK national guideline for the management of infection with Chlamydia trachomatis. Int J STD AIDS, 2016, 27（4）: 251-267.

[2] WORKOWSKI K A, BACHMANN L H, CHAN P A, et al. Sexually transmitted infections treatment guidelines. MMWR Recomm Rep, 2021, 70（4）: 1-187.

[3] 谢幸, 孔北华, 段涛. 妇产科学. 9版. 北京: 人民卫生出版社, 2018.

[4] 中国疾病预防控制中心性病控制中心, 中华医学会皮肤性病学分会性病学组, 中国医师协会皮肤科医师分会性病亚专业委员会. 梅毒、淋病和生殖道沙眼衣原体感染诊疗指南（2020年）. 中华皮肤科杂志, 2020, 53（3）: 168-179.

[5] World Health Organization. WHO guidelines for the treatment of Chlamydia trachomatis. （2016-01-01）[2023-11-22]. https://www.who.int/publications/i/item/978-92-4-154971-4.

[6] RAMSEY P S, VAULES M B, VASDEV G M, et al. Maternal and transplacental pharmacokinetics of azithromycin. Am J Obstet Gynecol, 2003, 188（3）: 714-718.

[7] JACOBSON G F, AUTRY A M, KIRBY R S, et al. A randomized controlled trial comparing amoxicillin and azithromycin for the treatment of Chlamydia trachomatis in pregnancy. Am J Obstet Gynecol, 2001, 184（7）: 1352-1354.

[8] PITSOUNI E, IAVAZZO C, ATHANASIOU S, et al. Single-dose azithromycin versus erythromycin or amoxicillin for Chlamydia trachomatis infection during pregnancy: a meta-analysis of randomised controlled trials. Int J Antimicrob Agents, 2007, 30（3）: 213-221.

[9] CLUVER C, NOVIKOVA N, ERIKSSON D O, et al. Interventions for treating genital Chlamydia trachomatis infection in pregnancy. Cochrane Database Syst Rev, 2017, 9（9）: CD010485.

[10] 阿奇霉素片药品说明书.

[11] 中华医学会妇产科分会感染协作组. 女性生殖道沙眼衣原体感染诊治共识. 中国实用妇科与产科杂志, 2015, 31（9）: 791-793.

[12] DAVIDSON K W, BARRY M J, MANGIONE C M, et al. Screening for chlamydia and

gonorrhea: US Preventive Services Task Force recommendation statement. JAMA, 2021, 326(10): 949-956.

[13] KATHERINE H. Treatment of Chlamydia trachomatis infection. [2023-11-22]. https://www.uptodate.com/contents/treatment-of-chlamydia-trachomatis-infection.

[14] JEPSEN P, SKRIVER M P, FLOYD A, et al. A population-based study of maternal use of amoxicillin and pregnancy outcome in Denmark. Br J Clin Pharmacol, 2003, 55(2): 216-221.

[15] FAN H, LI L, WIILAARS L, et al. Associations between use of macrolide antibiotics during pregnancy and adverse child outcomes: a systematic review and meta-analysis. PloS one, 2019, 14(2): e0212212.

[16] PHILLIPS C P, KINTNER J, WHITTIMORE J, et al. Chlamydia muridarum enters a viable but non-infectious state in amoxicillin-treated BALB/c mice. Microbes Infect, 2012, 14(13): 1177-1185.

[17] WYRICK P B. Chlamydia trachomatis persistence in vitro: an overview. J Infect Dis, 2010 (Suppl 2): S88-S95.

[18] PANZETTA M E, VALDIVIA R H, SAKA H A. Chlamydia persistence: a survival strategy to evade antimicrobial effects in-vitro and in-vivo. Front Microbiol, 2018, 9: 3101.

[19] BUCKINGHAM M, WELPLY G, MILLER J M, et al. Gastro-intestinal absorption and transplacental transfer of amoxycillin during labour and the influence of metoclopramide. Curr Med Res Opin, 1975, 3(6): 392-396.

[20] ERIĆ M, LEPPÉE M, SABO A, et al. Beta-lactam antibiotics during pregnancy: a cross-sectional comparative study Zagreb-Novi Sad. Eur Rev Med Pharmacol Sci, 2012, 16(1): 103-110.

[21] LIN K J, MITCHELL A A, YAU W P, et al. Maternal exposure to amoxicillin and the risk of oral clefts. Epidemiology, 2012, 23(5): 699-705.

二、妊娠合并带状疱疹

咨询案例（一）

1. 主诉 患者 2022 年 5 月 25 日来院就诊，自述妊娠期因带状疱疹服用多种药物，盐酸伐昔洛韦片、甲钴胺片、普瑞巴林胶囊，不知对胎儿是否有影响。

2. 用药分析

（1）了解患者信息：追问病史，末次月经为 2022 年 4 月 14 日，月经规律，月经周期约 30 日，每次持续 7 日，2022 年 5 月 21 日 HCG 4 908.7IU/L。2022 年

5月15日至2022年5月19日因带状疱疹服用盐酸伐昔洛韦片，每次1 000mg，每日3次；甲钴胺片，每次0.5mg，每日3次；普瑞巴林胶囊，每次75mg，每日2次。

（2）妊娠合并带状疱疹的一线治疗方案概述：对于有早期带状疱疹的孕妇，无论皮损面积有多大，给予治疗可以加快皮损愈合，减轻疼痛并缩短疼痛持续时间。然而，目前并没有证据表明孕妇发生并发症的风险增加，一些专家建议仅治疗有严重带状疱疹感染（如，皮损 >50处）的孕妇和有急性神经炎的孕妇[1]。一般来说优选口服阿昔洛韦（800mg，一日5次），而不是其他抗病毒药物，这是因为口服阿昔洛韦在孕妇中的使用经验最丰富，有相对较多的临床证据支持。尽管目前尚无临床试验评估特异性抗病毒药物在妊娠期带状疱疹感染女性中的应用，但阿昔洛韦在单纯疱疹感染和水痘肺炎中的经验提示该药物在妊娠期使用是安全的[2]。2018年《带状疱疹中国专家共识》建议，妊娠晚期患者可口服阿昔洛韦或伐昔洛韦，严重者静脉滴注阿昔洛韦，但妊娠20周前应慎用[3]。

（3）评估妊娠期 / 哺乳期用药情况

1）伐昔洛韦片：伐昔洛韦的FDA原妊娠期药物安全性分级为B级，是阿昔洛韦的前体药物，在体内代谢为阿昔洛韦。最早的登记于1995—1999年进行，伐昔洛韦共111例妊娠暴露，出生缺陷与一般人群出生缺陷的基线风险相似[4]。此外，多项妊娠期研究显示，妊娠早期暴露于阿昔洛韦或伐昔洛韦与主要出生缺陷风险的增加无关[5-6]。

2）甲钴胺片：FDA原妊娠期药物安全性分级为C级。维生素 B_{12} 是一种水溶性的复合维生素，可穿过胎盘，经主动转运至胎儿，是核蛋白和磷脂合成、细胞增殖、增生以及正常红细胞生成所必需的营养素。目前尚无维生素 B_{12} 水平过高引起母体或胎儿并发症的报道。

3）普瑞巴林胶囊：妊娠大鼠于器官发育期经口给予普瑞巴林 500mg/kg、1 250mg/kg 或 2 500mg/kg，剂量≥1 250mg/kg 时异常提前骨化（颧骨及鼻骨间缝过早融合）导致的特异性颅骨异常发生率增加，各剂量下均可见骨骼变异及骨化延迟[7]。2017年美国的一项队列研究中，477例婴儿的母亲在妊娠期前三个月服用普瑞巴林，没有显示胎儿的先天性畸形发生率增加，但这并不能排除普瑞巴林对于先天性畸形的影响[8]。2022年北欧的一项观察性研究对2 700多例妊娠期前三个月使用普瑞巴林的孕妇进行分析，结果显示胎儿重大先天性畸形的风险有轻微增加[9]。由于数据相互矛盾，对普瑞巴林的潜在致畸风险还不能得出确切的结论，除非有明确的必要，否则应避免在妊娠期间使用普瑞巴林[10]。

（4）提出用药方案调整/建议等：根据患者月经周期推算，服用药物在妊娠前3个月期间，此时间段是药物致畸的高度敏感期，甲钴胺用药风险相对较低。多项人类研究资料显示，孕妇使用阿昔洛韦未发现药物相关重大出生缺陷风险，伐昔洛韦是阿昔洛韦的前体药物，妊娠期使用伐昔洛韦相对安全。普瑞巴林用药处于胚胎发育敏感期，动物研究表明有胚胎毒性，人类研究结果不一致，大多数研究结果显示不增加出生缺陷率，也有研究认为可能会增加胎儿畸形风险，总体风险不能完全排除。

3. 针对患者的用药指导和药学宣教

（1）伐昔洛韦片：常见的不良反应包括头痛、头晕、恶心、呕吐，在药物治疗期间应保证足够的水分，以防止阿昔洛韦（活性药物）在肾小管中沉淀。

（2）甲钴胺片：偶有食欲缺乏、恶心、呕吐、腹泻等不良反应；少见皮疹等过敏反应。

（3）普瑞巴林胶囊：可能引起头晕、视力模糊以及嗜睡，药物起效期间患者应避免从事需要保持精神警觉或肢体协调的活动。可能引起便秘、口干、共济失调、复视、体重增加、水肿、集中注意困难。由于突然停药可能使不良反应增加，应避免突然停药。由于酒精或中枢神经系统（central nervous system，CNS）抑制剂可能导致镇静作用增强，用药期间患者应避免摄入酒精或使用CNS抑制剂。

咨询案例（二）

1. 主诉　患者2021年8月30日来院就诊，自述因带状疱疹服用多种药物，包括阿昔洛韦分散片，外用喷昔洛韦乳膏，后发现受孕，不知对胎儿是否有影响。

2. 用药分析

（1）了解患者信息：追问病史，末次月经为2021年7月25日，末次同房时间为2021年8月10日，月经规律，月经周期约为30日，每次持续7日，2021年8月26日HCG 4 882IU/L。2021年7月29日至2021年8月5日服用阿昔洛韦分散片，每次250mg，每日2次，外用喷昔洛韦乳膏，每日3次。

（2）妊娠合并带状疱疹的一线治疗方案概述：见本节"二、妊娠合并带状疱疹"下的"咨询案例（一）"。

（3）评估妊娠期/哺乳期用药情况

1）阿昔洛韦分散片：FDA原妊娠期药物安全性分级为B级，是治疗妊娠期疱疹病毒感染的首选药物。一项分析纳入1984—1998年共来自24个国家的 1 234 次暴露于阿昔洛韦的妊娠和 1 246 项结果，结果显示与一般人群出生缺陷的基线风险相似 [11]。2010 年丹麦一项观察性队列研究中，有 1 804 例孕妇在妊娠早期暴露于阿昔洛韦、伐昔洛韦或泛昔洛韦，结果发现与先天畸形风险增加并无直接相关性 [5]。

2）喷昔洛韦乳膏：局部给药后，喷昔洛韦几乎不会被全身吸收，预计母亲的使用不会导致胎儿暴露于该药物 [12]。评估使用阿昔洛韦和喷昔洛韦乳膏与重大出生缺陷之间的关联，丹麦的研究显示妊娠早期暴露于阿昔洛韦乳膏和喷昔洛韦乳膏的婴儿的畸形率，与未暴露组无显著差异 [5]，妊娠期间喷昔洛韦的局部抗病毒制剂不会导致重大出生缺陷的发生率增加。

（4）提出用药方案调整 / 建议等：阿昔洛韦是治疗妊娠期疱疹病毒感染的首选药物，喷昔洛韦乳膏属于外用药物，全身吸收量低，两种药物都不太可能导致出生缺陷的发生率增加。根据月经周期、同房时间推断，用药时间尚处于胎盘发育"全或无"时期，总体药物致畸风险低。

3. 针对患者的用药指导和药学宣教

（1）阿昔洛韦分散片：偶有头晕、头痛、关节痛、恶心、呕吐、腹泻、胃部不适、食欲减退、口渴、白细胞下降、蛋白尿及尿素氮轻度升高、皮肤瘙痒等，长程给药偶见痤疮、失眠、月经紊乱等不良反应。进食对血药浓度影响不明显。但在给药期间应给予患者充足的水，防止本品在肾小管内沉淀。

（2）喷昔洛韦乳膏：未见全身不良反应，偶见用药局部灼热感、疼痛、瘙痒等。因存在一定的刺激性，应避免药物与黏膜和眼睛接触。

（郑彩虹　赵梦丹）

参 考 文 献

[1] DWORKIN R H, JOHNSON R W, BREUER J, et al. Recommendations for the management of herpes zoster. Clin Infect Dis, 2007, 44（Supplement_1）: S1-S26.

[2] American College of Obstetricians and Gynecologists. Practice bulletin No. 151: cytomegalovirus, parvovirus B19, varicella zoster, and toxoplasmosis in pregnancy. Obstet Gynecol, 2015, 125（6）: 1510-1525.

[3] 中国医师协会皮肤科医师分会带状疱疹专家共识工作组. 带状疱疹中国专家共识. 中华皮肤科杂志, 2018, 51（6）: 403-408.

[4] 盐酸伐昔洛韦片药品说明书.

[5] PASTERNAK B, HVIID A. Use of acyclovir, valacyclovir, and famciclovir in the first trimester of pregnancy and the risk of birth defects. JAMA, 2010, 304（8）: 859-866.

[6] DRAKE A L, ROXBY A C, KIARIE J, et al. Infant safety during and after maternal valacyclovir therapy in conjunction with antiretroviral HIV-1 prophylaxis in a randomized

clinical trial. PLoS One，2012，7（4）：e34635.

[7] 普瑞巴林胶囊药品说明书.

[8] PATORNO E, BATEMAN B T, HUYBRECHTS K F, et al. Pregabalin use early in pregnancy and the risk of major congenital malformations. Neurology，2017，88（21）：2020-2025.

[9] TOFT G, EHRENSTEIN V, ASOMANING K, et al. A population-based cohort study of pregabalin to characterize pregnancy outcomes. [2023-11-22]. https://www.encepp.eu/encepp/openAttachment/studyResult/36878.

[10] WISE J. Avoid prescribing pregabalin during pregnancy if possible，says UK drug regulator. BMJ，2022，377：o1010.

[11] KANG S H, CHUA-GOCHECO A, BOZZO P, et al. Safety of antiviral medication for the treatment of herpes during pregnancy. Can Fam Physician，2011，57（4）：427-428.

[12] 喷昔洛韦乳膏药品说明书.

三、妊娠合并阴道感染

咨询案例（一）

1. 案例详情

主诉　患者于 2022 年 1 月来院就诊，自述被诊断为"妊娠合并细菌性阴道病"，因了解到妊娠合并细菌性阴道病的治疗药物有甲硝唑或克林霉素，给药方式包括口服或阴道给药，希望临床药师能给出建议，以确认本人是否需用药，用药能否推荐兼顾有效性和安全性的药物。

既往史　否认高血压、糖尿病等病史。否认遗传病、癌症等家族史。否认药物、食物过敏史。否认手术、外伤、输血史。

月经生育史　孕 2 产 0，2 年前有自然流产史 1 次。平素月经规律，周期 28～30 日，经期 4～6 日，月经量正常，无痛经。

专科查体　女性外阴，未见异常。阴道通畅，黏膜局部充血，阴道分泌物多，呈淡黄色，伴鱼腥味，宫颈光滑，不肥大。

实验室检查　白带常规提示：清洁度Ⅲ度，白细胞 >30 个 /HP，线索细胞 >20%。

2. 用药分析

（1）了解患者信息：追问病史，患者 28 岁，孕 2 产 0，2 年前有自然流产史 1 次，自然流产的具体病因不详，自述是妊娠期黄体功能不足，此次因"孕 9+4 周，白带异味伴外阴不适 1 周"来院就诊，查血 HCG 和孕酮正常，无腹痛阴道流血,行白带常规检查,诊断为"妊娠合并细菌性阴道病",妇产科医生建议口服甲硝唑,每次 400mg,每日 2 次,持续一周。孕妇因为既往有自然流产史,所以顾虑较多来找临床药师进行用药咨询。咨询甲硝唑是口服好还是阴道用药好,如果选择阴道用药是用甲硝唑好还是克林霉素更好。

(2)妊娠合并细菌性阴道病治疗方案概述:关于妊娠合并细菌性阴道病(bacterial vaginosis,BV),目前中华医学会妇产科学分会感染性疾病协作组 2021 年发布的《细菌性阴道病诊治指南(2021 修订版)》[1] 提出,无须对无症状孕妇常规进行细菌性阴道病筛查和治疗。有症状的、无症状但既往有感染相关流产和早产病史等高危孕妇均需筛查,筛查阳性者需要药物治疗。对妊娠合并 BV 进行治疗明确的获益是缓解阴道感染症状和体征,潜在可能益处是减少妊娠合并 BV 导致的不良妊娠结局和降低其他性传播疾病感染风险。BV 的治疗药物主要是硝基咪唑类药物。妊娠合并 BV 推荐治疗用药是甲硝唑及克林霉素。阴道局部用药可能存在胎膜早破的风险,建议口服用药治疗妊娠合并 BV。推荐治疗方案[1]:①口服甲硝唑,每次 400mg,每日 2 次,共 7 日;②口服克林霉素,每次 300mg,每日 2 次,共 7 日。目前研究数据未发现甲硝唑及克林霉素存在明显致畸作用,尽管属于妊娠期相对安全药物,仍建议妊娠期应用时需遵循知情选择原则,妊娠早期应尽量避免应用硝基咪唑类药物。2021 年美国疾病控制与预防中心(CDC)指南认为[2],在实现症状性 BV 的治愈或预防妊娠的不良后果方面,没有报道显示口服优于阴道内用药,因此指南认为除了使用替代方案中的口服克林霉素(克林霉素,每次 300mg,每日 2 次,共 7 日)和克林霉素阴道栓(克林霉素阴道栓,每次 100mg,每日 1 次,共 3 日)外,孕妇还可使用任何推荐的非孕妇方案进行治疗,包括:口服甲硝唑,每次 500mg,每日 2 次,共 7 日;0.75% 甲硝唑凝胶,每次 5g,阴道用,每日 1 次,共 5 日。2% 克林霉素软膏,每次 5g,阴道用,每日 1 次,共 7 日。

(3)评估妊娠期用药情况

1)甲硝唑:属于硝基咪唑类药物,国内批准用于治疗和预防厌氧菌感染,用于治疗细菌性阴道病。美国食品药品管理局(FDA)对本药的妊娠期药物安全性分级为 B 级[3],澳大利亚药品评价委员会(ADEC)对本药的妊娠期药物安全性分级为 B2 级[4]。妊娠早期禁用于治疗妊娠合并 BV,其他时期仅在需要时使用[1]。

风险评估及临床试验:①甲硝唑可通过胎盘,并迅速进入胎儿血液循环[3]。②动物实验未观察到本药有致畸性或其他胎仔毒性,但观察到对睾丸和精液的生成有影响,以及致癌性[3,5],目前尚不能根据本药的致癌性评估其对胎仔的影响[6]。③多数研究显示妊娠期使用本药不增加先天畸形或其他不良事件

（如早产、低出生体重或小于胎龄儿）的风险。但有研究发现妊娠早期暴露于本药增加伴或不伴腭裂的唇裂风险，以及自然流产的风险 [5]。有妊娠晚期使用本药导致新生儿脑损伤的个案报道 [7]。④研究显示本药影响母体和新生儿的血液系统 [8]。

2）克林霉素：属于林可酰胺类药物，国内批准可用于妇科感染：细菌性阴道病等治疗。美国食品药品管理局（FDA）对本药的妊娠期药物安全性分级为 B 级 [9]，澳大利亚药品评价委员会（ADEC）对本药的妊娠期药物安全性分级为 A 级 [10]。建议孕妇仅当明确需要时可使用本药 [11]。

风险评估及临床试验：①本药可通过胎盘，可在脐带血和胎儿组织中检测到 [12-13]。②动物实验未观察到本药有致畸性或对动物交配、生育力有影响，也未观察到对后代发育有不良影响 [9]。③有研究发现妊娠早期使用本药增加先天畸形的风险 [14]，妊娠中晚期使用本药未增加先天畸形或分娩小于胎龄儿的风险 [9]。④妊娠中期孕妇阴道使用本药后阴道念珠菌病、异常分娩、真菌感染、非用药部位瘙痒的发生率较安慰剂组高。但经阴道给药后全身吸收较少，不太能导致胎儿暴露 [15]。⑤部分克林霉素磷酸酯注射液含有苯甲醇，而苯甲醇可通过胎盘，可能引起早产儿致命性喘息综合征 [16]。⑥有孕妇使用本药后出现急性泛发性发疹性脓疱病（acute generalized exanthematous pustulosis，AGEP）的个案报道 [17]。

（4）提出用药方案调整 / 建议等：妊娠合并 BV 治疗的明确获益是缓解阴道感染症状和体征，潜在可能的益处是减少妊娠合并 BV 导致的不良妊娠结局和降低其他性传播疾病感染风险。本例中患者早期妊娠，既往有自然流产史，本次因"白带异味伴外阴不适"就诊，白带检查结果诊断"细菌性阴道病"，具有用药指征。妊娠合并 BV 国内外指南推荐治疗方案包括口服甲硝唑（每次 400mg，每日 2 次，共 7 日）或克林霉素（每次 300mg，每日 2 次，共 7 日）。目前没有证据表明阴道给药优于口服，且阴道用药可能存在胎膜早破的风险，建议口服给药。目前研究数据未发现甲硝唑及克林霉素存在明显致畸作用，因此妊娠期使用甲硝唑或克林霉素治疗 BV 是相对安全的。甲硝唑属于硝基咪唑类药物，尽管妊娠期使用相对安全，但国内厂家在说明书中均标注为妊娠早期禁用。结合患者病史，患者现孕 9⁺⁴ 周，若无相关药物过敏史，可调整方案为口服克林霉素 300mg，每日 2 次，共 7 日。

3. 针对患者的用药指导和药学宣教

（1）甲硝唑：用药后可能出现胃肠道反应，如恶心、呕吐等，通常不需要治疗，可与食物同服减轻胃肠道反应。药物还可能引起神经系统症状，如头痛、眩晕、感觉异常等，大剂量可引起抽搐。目前，对于服用甲硝唑期间是否禁酒仍有争议,部分厂家说明书注明应用甲硝唑 3 日内禁止饮酒,《细菌性阴道病诊治指南(2021 修订版)》[1] 指出服用甲硝唑后 24 小时避免饮酒,《阴道毛滴虫病诊治指南(2021 修订版)》[18] 指出服用甲硝唑 48 小时内应禁酒,而 CDC 2021 年指南 [2] 指出服用甲硝唑或替硝唑时避免饮酒是不必要的。甲硝唑可能引起头晕、嗜睡、幻觉、抽搐、意识混乱或暂时的视觉障碍,如出现异常症状,应尽量避免驾驶或操作机器。甲硝唑缓释剂应在餐前 1 小时或餐后 2 小时空腹状态下服用。

(2)克林霉素:用药后可能出现胃肠道反应,如恶心、呕吐等,通常不需要治疗,可与食物同服减轻胃肠道反应。严重副作用包括:严重过敏反应、艰难梭菌性腹泻、结肠炎等。用药期间可能出现肝肾功能损害,建议长期用药患者定期查肝肾功能及血常规。

咨询案例(二)

1. 案例详情

主诉　患者于 2022 年 5 月 23 日来院就诊,自述妊娠期因治疗阴道毛滴虫病需要口服甲硝唑,后查看药品说明书上有孕妇禁用,咨询是否可以服用该药物,是否会对胎儿造成不利影响,是否可以延缓治疗。

既往史　无药物过敏史,无手术史,否认外伤、输血史。否认高血压、糖尿病、心脏病、哮喘等疾病史,否认肝炎、结核等传染病史。

婚育史　2020 年结婚,配偶体健。

体格检查　体温(T):36.5℃,脉搏(P):82 次 /min,呼吸(R):18 次 /min,血压:117/72mmHg。一般状态良好,生命体征平稳,心肺查体无明显异常,四肢活动自如,双下肢无水肿。身高 163cm,体重 63kg。妊娠期体重增长 4kg。

实验室及辅助检查　血常规无明显异常。产科检查宫体软,无压痛,无宫缩,胎心 156 次 /min。阴道检查:阴道黏膜充血,宫口未开,白带呈黄绿色泡沫状。阴道分泌物检查:清洁度Ⅳ度,阴道 pH≥4.6,过氧化氢≥2μmol/L,白细胞酯酶(+),唾液酸苷酶(−),线索细胞(−),霉菌(−),滴虫(+)。

2. 用药分析

(1)患者基本信息:追问病史,患者末次月经为 2022 年 2 月 13 日,平素月经规律,月经周期约为 30 日,每次持续 6～7 日,经量中等,无痛经。预产期为 2022 年 11 月 20 日。自然受孕,停经 40 余日自测尿妊娠试验阳性,后行超声提示宫内早期妊娠,大小符合孕龄。现孕 14^{+2} 周。2022 年 5 月 20 日因外阴瘙痒,白带增多症状于产科门诊就诊。临床诊断为妊娠合并阴道毛滴虫病。

医生处方为甲硝唑片，2g，顿服，3周后复诊。

（2）妊娠合并阴道毛滴虫病的一线治疗方案概述：妊娠合并阴道毛滴虫病患者早产、胎膜早破、低出生体重儿、新生儿滴虫感染和新生儿死亡发生率增高[19-21]。对妊娠合并阴道毛滴虫病进行治疗可以缓解孕妇阴道症状和体征，避免阴道毛滴虫病传播，且可以预防新生儿的呼吸道和生殖器感染[22-23]。甲硝唑是治疗妊娠合并阴道毛滴虫病的首选药物。除阴道外，阴道毛滴虫常感染尿道、尿道旁腺、前庭大腺，所以需要全身用药治疗，达到永久治愈效果[24]。对于妊娠期有症状的阴道毛滴虫病患者，无论处于妊娠哪个阶段，都应接受检测和治疗。各国最新指南都推荐口服甲硝唑进行治疗，对于甲硝唑给药方案剂量和疗程有所差异，主要有两种给药方案：①单次高剂量给药方案——顿服甲硝唑2g；②7日给药方案——甲硝唑，400～500mg/次，口服，2次/d，共7日[2,18,25-28]。中国《阴道毛滴虫病诊治指南（2021修订版）》妊娠期推荐给药方案为：甲硝唑，400mg/次，口服，2次/d，共7日；或甲硝唑，2g，单次口服[18]。

（3）评估妊娠期/哺乳期用药情况

甲硝唑：属于硝基咪唑类药物，美国FDA原妊娠期药物安全性分级为B级。中国部分甲硝唑说明书注明妊娠期禁用，给孕妇用药带来较大的心理负担，部分患者会因此选择推迟治疗。多项研究表明，虽然甲硝唑可以通过胎盘，但它对发育中的胎儿风险很低，妊娠期应用甲硝唑并不增加致畸风险[29-32]。Burtin P[29]等人做了一项关于甲硝唑在妊娠期安全性的荟萃分析，研究表明妊娠早期接触甲硝唑没有增加致畸风险。需要用药的孕妇应该放心使用，而在妊娠期暴露于甲硝唑的患者不必要终止妊娠。Piper J M[30]等人研究发现暴露和未暴露于甲硝唑的孕妇妊娠结局相似，暴露于甲硝唑的孕妇的后代总体出生缺陷率没有超过未暴露队列，也没有发现任何类别的出生缺陷的超额风险。Czeizel A E[31]等人做了一项按妊娠月份分组接受口服甲硝唑治疗后先天畸形的病例对照分析，最终结论是妊娠期口服甲硝唑治疗与先天畸形无重要临床联系。而Ajiji P[32]等人研究发现在妊娠前三个月主要畸形与甲硝唑暴露之间没有统计学的显著关联。关于特定畸形，妊娠早期甲硝唑暴露与先天性脑积水有关。需要进一步研究确认妊娠早期应用甲硝唑与先天性脑积水的风险。

妊娠期应用甲硝唑治疗阴道毛滴虫病时机：关于妊娠期应用甲硝唑治疗阴道毛滴虫病的时机，中国《阴道毛滴虫病诊治指南（2021修订版）》指出妊娠期应用硝基咪唑类药物需权衡利弊，知情选择，尽量避免在妊娠早期应用硝基咪唑类药物，在妊娠中晚期应用甲硝唑通常是安全的[18]。而2021年英国性健康与艾滋病协会（BASHH）发表的《阴道毛滴虫国家管理指南》，2021年美国 CDC 发表的《性传播感染诊疗指南》以及《2018 欧洲国际性病控制联盟 / 世界卫生组织关于阴道分泌物（阴道炎症）管理指南》均指出无证据表明在妊娠前三个月使用甲硝唑会致畸，明确指出有症状的孕妇，在妊娠期任何阶段，都应进行治疗 [2,25-26]。Caro-Paton T[33] 等人研究分析未发现妊娠期前三个月甲硝唑暴露与出生缺陷之间的关系。Koss C A[34] 等人分析发现妊娠早期或者晚期甲硝唑治疗与早产、低出生体重或者先天性异常之间没有关联。密歇根医疗补助计划（1980—1983 年）的数据显示，1 020 例孕妇在妊娠前三个月应用甲硝唑，婴儿患心血管缺陷、唇腭裂以及脊柱裂的风险并没有增加 [35]。

妊娠期阴道毛滴虫病甲硝唑给药方案：关于妊娠期阴道毛滴虫病治疗甲硝唑给药方案，各国指南推荐给药方案包括两种：①单剂量给药方案——顿服甲硝唑 2g；②7 日给药方案——口服甲硝唑 400～500mg/ 次，2 次 /d，共 7日 [2,18,25-27]。在接受甲硝唑两种给药方案治疗的孕妇的多项横断面和队列研究中，没有发现婴儿致畸或致突变的证据 [34-37]。中国《阴道毛滴虫病诊治指南（2021 修订版）》以及 2021 年美国 CDC《性传播感染诊疗指南》对于治疗妊娠期阴道毛滴虫病，单次高剂量（甲硝唑 2g）以及多次低剂量（甲硝唑 400 或 500mg/ 次，2 次 /d，共 7 日）两种给药方案均推荐，中国推荐的多次给药方案甲硝唑用量为 400mg/ 次，而美国推荐剂量为 500mg/ 次。

值得注意的是，2021 年英国性健康与艾滋病协会（BASHH）发表的《阴道毛滴虫国家管理指南》推荐妊娠期阴道毛滴虫病治疗方案是口服甲硝唑 400mg/ 次，每日 2 次，连续 7 日，而不建议在妊娠期间使用单次高剂量给药方案（1A 级）。尽管有荟萃分析研究指出，没有证据表明在妊娠前三个月使用甲硝唑有致畸性 [29-34]。英国指南仍强调虽然没有迹象表明甲硝唑是一种人类致畸物质，但是对于孕妇的一般处方建议是使用最低有效剂量的药物，从而降低超过特定接触阈剂量可能产生致畸作用的风险，虽然这可能受到药物代谢个体间差异的影响。目前还没有研究对单次高剂量甲硝唑与多次低剂量甲硝唑治疗给药方案的胎儿 - 孕妇结局进行比较或评论，也没有甲硝唑致畸性的阈剂量被证实。在缺乏妊娠期使用单次高剂量统计数据以及超过阈剂量可能致畸的理论风险下，不建议使用单次高剂量给药方案 [25]。

2017 年 Howe K 等对两种不同剂量甲硝唑治疗滴虫病的荟萃分析发现，2g 单剂量甲硝唑给药方案比多剂量甲硝唑给药方案治疗失败的可能性高 1.87倍。该研究纳入五项报告，提示与多剂量给药方案相比，2g 剂量给药方案副作用更多 [38]。2018 年 Kissinger P 等做了一项关于甲硝唑单次 2g 剂量和甲硝唑每次 500mg 剂量，每日 2 次，连续 7 日两种给药方案治疗女性滴虫病的随机、平行、多地区、开放标签试验，该研究结果显示与单次剂量相比，7 日给药方案治疗失败减少 45%。研究推荐，女性感染阴道毛滴虫病应首选甲硝唑 7 日给药方案[39]。

（4）提出用药方案调整 / 建议等：目前国内部分厂商甲硝唑药品说明书标注为"妊娠期禁用"或"妊娠早期禁用"，但是大量研究证实甲硝唑对孕妇的影响为低风险，目前尚未发现其对胎儿有致畸性或致突变性，且多国指南均推荐口服甲硝唑为治疗妊娠期阴道毛滴虫病首选方案。中国《阴道毛滴虫病诊治指南（2021 修订版）》指出妊娠期用药应遵循药物说明书。妊娠期应用硝基咪唑类药物需权衡利弊，知情选择，尽量避免在妊娠早期应用硝基咪唑类药物，在妊娠中晚期应用甲硝唑通常是安全的。该患者目前孕 14^{+2} 周，属于妊娠中期，可以使用甲硝唑。根据中国《阴道毛滴虫病诊治指南（2021 修订版）》，甲硝唑单剂量 2g 顿服和多剂量给药方案均是妊娠期阴道毛滴虫病治疗的一线方案，所以该患者应用甲硝唑 2g 顿服的方案是合理的。

甲硝唑 2g 单次给药方案是近 30 年来治疗阴道毛滴虫病的首选一线方案，但是近年的多项荟萃分析发现甲硝唑多剂量给药方案比单剂量给药方案成功率更高，而各个国家在阴道毛滴虫病诊治指南上也做了相应调整。2020 年美国妇产科医师学会的《非妊娠期阴道炎管理指南》及 2021 年美国 CDC《性传播感染诊疗指南》都将甲硝唑多剂量给药方案推荐给非妊娠女性作为治疗阴道毛滴虫病的首选方案。

2021 年英国性健康与艾滋病协会（BASHH）发表的《阴道毛滴虫国家管理指南》则强调从妊娠期用药安全性考虑，不建议使用单次高剂量给药方案，更推荐甲硝唑 400mg/ 次，2 次 /d，7 日给药方案。

甲硝唑两种给药方案均为一线方案，但从妊娠期用药安全性以及两种给药方案治疗效果比较，最新研究结果更推荐患者应用甲硝唑 400mg/ 次，口服，2 次 /d，共 7 日的给药方案。该建议仅作为临床用药参考，最终用药方案由医师确定。

3. 针对患者的用药指导和药学宣教

（1）甲硝唑：15%～30% 病例出现不良反应，以消化道反应最为常见，包括恶心、呕吐、食欲缺乏、腹部绞痛、便秘等，一般不影响治疗；口腔可能有金属味、口炎等；神经系统症状常见头痛、眩晕，偶有感觉异常、肢体麻木、共济失调、多发性神经炎等。建议餐后服用药物，以减少胃肠道反应。用药过程中如出现运动失调或其他中枢神经系统症状如癫痫发作、手足麻木、皮肤异常时，应停药。甲硝唑的代谢产物可使尿液变深红色，停药后可恢复。由于甲硝唑和酒精联合使用可能引起双硫仑样反应，可引起腹部痉挛、面部潮红或呕吐等反应，故在服用甲硝唑 48 小时内不得饮酒。

（2）性伴侣治疗与管理：患者性伴侣应同时服用甲硝唑进行治疗。由于阴道毛滴虫病是性传播疾病，未治疗的性伴侣是患者再次感染的主要原因。故患者性伴侣应进行常规治疗，且在患者及其性伴侣治愈前避免无保护性接触。性伴侣治疗推荐给药方案为甲硝唑或替硝唑单剂量2g顿服。

（3）复诊与随访：患者应按疗程用药，不可因症状减轻或消失就停止用药。由于在接受阴道毛滴虫病治疗的妇女中再次感染率很高，患者需要在治疗后2～4周重复监测评价疗效。

（4）其他注意事项：为避免重复感染，对密切接触用品如内裤、毛巾等建议高温消毒。

咨询案例（三）

1. 案例详情

主诉　患者于2022年5月14日来院就诊，自述妊娠期未知受孕情况下使用了克霉唑阴道膨胀栓，曲安奈德益康唑乳膏，后确诊受孕后又使用了硝酸咪康唑栓，现在想咨询这些药物是否会对胎儿造成不利影响。

既往史　否认食物药物过敏史，否认手术、外伤、输血史。否认高血压、糖尿病、心脏病、甲状腺病史，否认肝炎、结核等传染病史。

婚育史　28岁结婚，配偶体健，孕2产0。

体格检查　体温（T）：36.7℃，脉搏（P）：85次/min，呼吸（R）：20次/min，血压（BP）：121/72mmHg。一般状态可，心肺听诊未闻及明显异常，腹软，无压痛、反跳痛及肌紧张，双下肢无水肿，双侧腓肠肌无深压痛。身高158cm，体重73kg。

实验室及辅助检查　血常规无明显异常。产科检查：腹部膨隆，腹软，无压痛及反跳痛，无宫缩，胎心167次/min。阴道检查：外阴潮红有抓痕，阴道黏膜潮红，宫口未开，阴道内见白色豆渣样分泌物。阴道分泌物检查：清洁度Ⅳ度，阴道pH≤4.5，过氧化氢≥2μmol/L，白细胞酯酶（+），唾液酸苷酶（-），霉菌（+），线索细胞（-），滴虫（-）。

2. 用药分析

（1）患者基本信息：追问病史，患者末次月经为2022年1月8日，平素月经不规律，月经周期约为28～60日，每次持续3～5日，经量中等，无痛经。预产期为2022年10月15日，现孕18⁺¹周。2022年3月22日因外阴瘙痒伴白带量多10日，偶有下腹不适于当地社区医院就诊，检查后诊断为外阴阴道假丝酵母菌病，给患者开具克霉唑阴道膨胀栓，150mg/次，睡前阴道上药，每晚

1 次，连续 7 晚；外阴外用曲安奈德益康唑乳膏涂抹，早晚各一次，连用 7 日。患者用药 4 日后，患者自觉症状好转，予以停药。2022 年 4 月 7 日因月经不调于妇科门诊就诊，测 HCG 阳性，超声检查显示宫内孕，孕龄相符。2022 年 4 月 25 日患者因外阴瘙痒伴白带量增多 5 于产科门诊就诊，临床诊断为妊娠合并外阴阴道假丝酵母菌病。医生开具硝酸咪康唑栓，200mg/ 次，睡前阴道上药，每晚 1 次，连续 7 晚。嘱患者忌口甜食，穿宽松透气衣物。用药结束后两周复诊。

（2）妊娠合并外阴阴道假丝酵母菌病的一线治疗方案概述：妊娠合并外阴阴道假丝酵母菌病（vulvovaginal candidiasis，VVC）各国指南推荐一线治疗方案均是局部应用唑类制剂 [2,24,26-27,40-41]。妊娠期口服氟康唑会增加法洛四联症以及自然流产的风险 [42-43]，故禁止妊娠期口服氟康唑制剂治疗。我国妊娠期推荐局部给药方案有：①咪康唑栓剂 200mg/ 次，每晚 1 次，连用 7 日；或 400mg/ 次，每晚 1 次，连用 3 日；或 1 200mg/ 次，单次用药。②克霉唑栓剂 150mg/ 次，每晚 1 次，连用 7 日；或 150mg/ 次，早晚各 1 次，连用 3 日；或 500mg/ 次，单次用药。③制霉菌素栓剂 10 万 U/ 次，每晚 1 次，连用 10～14 日 [24,40]。妊娠期用药以局部给药途径为主，小剂量、长疗程为佳，禁用口服唑类抗真菌药 [24]。

2021 年美国 CDC《性传播感染诊疗指南》推荐妊娠期用药方案有：1% 克霉唑乳膏 5g，每日阴道上药，连续 7～14 日；2% 咪康唑乳膏 5g，每日阴道上药，连续 7 日；咪康唑阴道栓 100mg/ 支，每日 1 次，连续 7 日；0.4% 特康唑乳膏 5g，每日阴道上药，连续 7 日 [2]。

英国性健康与艾滋病协会（BASHH）发表的《外阴阴道假丝酵母菌病国家管理指南（2019）》推荐妊娠期急性外阴阴道假丝酵母菌病首选克霉唑阴道栓 500mg/ 次，睡前阴道给药，连续 7 晚；替代方案有 10% 克霉唑阴道用乳膏 5g，睡前阴道给药，连续 7 晚；克霉唑阴道栓 200mg/ 次，睡前阴道给药，连续 7 晚；益康唑阴道栓 150mg/ 次，睡前阴道给药，连续 7 晚；咪康唑胶囊 1 200mg/ 次或 400mg/ 次，睡前阴道给药，连续 7 晚；2% 咪康唑乳膏 5g，睡前阴道给药，连续 7 晚 [41]。一项系统综述发现，4 日疗程的治愈率略高于 50%，而 7 日疗程的治愈率超过 90%[44]，因而指南推荐妊娠期应用长疗程方案效果更佳。

（3）评估妊娠期用药情况

1）克霉唑阴道膨胀栓：克霉唑阴道给药 FDA 原妊娠期药物安全性分级为 B 级 [45]，阴道用药仅 3%～10% 发生全身吸收 [46-47]。啮齿类妊娠动物研究结果显示是安全的，尽管使用的剂量高于临床应用剂量，未显示致畸性或胎仔宫内发育迟缓的迹象 [46-48]。克霉唑剂量为 200mg/（kg·d）对小鼠、大鼠和家兔没有致畸性或胚胎毒性作用[49-50]。Czeizel A E 等[49] 研究发现克霉唑的使用与先天性畸形患病率的增加没有明显的关联，且克霉唑治疗妊娠期外阴阴道念珠菌病有益于预防早产以及降低隐睾患病率[51-52]。在一项对密歇根医疗补助接受者的监测研究中发现，2 624 例新生儿暴露于克霉唑并没有增加先天性畸形如心血管缺陷、脊柱裂、多指畸形和尿道下裂的发病率[47]。

2）曲安奈德益康唑乳膏：该药物含有曲安奈德和益康唑两种成分。

A．曲安奈德：局部 / 皮肤外用 FDA 原妊娠期药物安全性分级为 C 级[45]。尚无人体胎儿使用该药的大量病例报道或严格对照研究，啮齿类妊娠动物模型中，曲安奈德可以引起胚胎腭裂[46]。Walker B E[53] 研究发现按体重给予妊娠小鼠与人类常用治疗剂量成正比的用药剂量，可以引起小鼠胚胎腭裂。Rowland J M 等[54] 对妊娠大鼠在不同妊娠时期（妊娠 9～11 日、12～14 日、15～17 日），肌内注射不同剂量（0.125mg/kg、0.25mg/kg、0.5mg/kg）的曲安奈德。研究发现，任何治疗组均未引起母体死亡。在妊娠 12～14 日给予 0.25mg/kg、0.5mg/kg 剂量组和妊娠 15～17 日给予 0.5mg/kg 剂量组大鼠的胎仔活力下降。这三个治疗组的畸形胎仔比例显著增加，最常见的畸形是腭裂，可以检测到完整和部分腭裂。在 12～14 日给予 0.5mg/kg 剂量实验组中，胎仔脐疝和隐睾的发生率也明显增高。所有用药组骨化程度降低，但未发现特异性骨骼畸形。胎仔体重均显著降低。研究表明，曲安奈德影响大鼠多种发育过程，导致腭裂、脐疝、隐睾、骨化减少和胎仔生长迟缓，但引起这些致畸效应的剂量并不造成母体死亡。Hendrickx A G 等[55] 给予妊娠 21～43 日的恒河猴、冠毛猕猴、草原狒狒不同剂量（5～20mg/kg）的曲安奈德进行治疗。研究发现，中枢神经系统以及颅骨是这三种动物最常见的致畸部位。严重缺陷如颅裂、脑膨出、脑膜膨出、脑积水在多日治疗组中发生率增加。轻度异常如先天性皮肤发育不全、隐性颅裂、枕叶发育不全在单日治疗组中更为常见。鉴于目前动物实验数据，而目前尚无曲安奈德对人类致畸风险的临床证据，在妊娠 3 个月内妇女使用该药物应谨慎[46,53-55]。

B．益康唑：局部 / 皮肤外用 FDA 原妊娠期药物安全性分级为 C 级，阴道给药为 C 级，妊娠早期不推荐使用[45]。在使用 10～40 倍最大人类皮肤剂量口服的动物研究中，没有观察到致畸性的证据，但是观察到了胎仔毒性或胚胎毒性作用[47]。Czeizel A E 等[56] 应用匈牙利先天性畸形病例对照监测（1980—1996 年）的数据开展病例对照研究分析妊娠各个时期阴道用益康唑的致畸风险。配对的病例对照分析在妊娠第 2 个月和第 3 个月，即发生大多数重大先天性畸形的关键时期，应用益康唑未显示有任何致畸潜力。该研究认为妊娠期使用益康唑对胎儿无致畸风险。Goormans E 等[57] 进行的一项评价妊娠期阴道用益康唑治疗念珠菌感染的开放性、多中心研究,纳入了 117 例孕妇。对其给予益康唑阴道栓,1 次 1 枚(150mg),1 日 1 次,连续 3 日。新生儿未见先天性异常。该研究认为妊娠期给予益康唑治疗对妊娠期、分娩持续时间、分娩过程以及分娩结局均无影响。尽管如此,在有更多的临床研究和数据之前,应尽量避免在妊娠早期局部应用益康唑,在妊娠中晚期评估对孕妇可能的受益大于对胎儿可能的风险时才可以小范围使用[47]。

3)硝酸咪康唑栓:咪康唑阴道给药 FDA 原妊娠期药物安全性分级为 C 级[45]。密歇根医疗补助计划(1980—1983 年)的数据显示,2 236 例孕妇在妊娠前三个月应用咪康唑,婴儿患心血管缺陷、唇腭裂以及脊柱裂的风险并没有增加[35]。在密歇根医疗补助计划(1985—1990 年)获得进一步的数据,研究了 7 266 例在妊娠早期暴露于咪康唑的新生儿,未发现咪康唑与先天性缺陷如心血管缺陷、唇腭裂、脊柱裂、多指畸形或尿道下裂之间的关系[47]。McNellis D[58] 等人开展一项比较制霉菌素与咪康唑治疗妊娠期外阴阴道酵母菌病疗效的研究,硝酸咪康唑用药组应用 2% 硝酸咪康唑乳膏 5g,每晚睡前阴道用药,连续 14 日,结果显示胎儿或新生儿死亡人数并未增加。Czeizel A E[59] 等做了一项病例对照研究,分析妊娠期间局部应用咪康唑的致畸潜力。该研究使用了匈牙利先天性异常病例监控 1980—1996 年的数据,纳入了产有 22 843 例有先天性异常或胎儿的妇女作为病例组,38 151 例没有出生缺陷新生儿的孕妇作为对照组,进行分析研究。病例组有 24 例(0.11%)孕妇接受了咪康唑治疗,对照组有 46 例(0.12%)孕妇接受了咪康唑治疗。分析结果显示在妊娠期间局部使用咪康唑治疗不会增加先天性异常的风险。值得注意的是,Kazy Z[60] 等人做的一项病例对照研究,同样应用匈牙利先天性异常病例监控(1980—1996 年)的数据,分析妊娠各个时期联合应用甲硝唑和咪康唑治疗对人体的致畸潜力。该研究分析了 21 组先天性畸形病例及其匹配的对照组,包括 38 151 例新生儿没有任何先天性异常的孕妇(对照组)和 22 843 例新生儿或胎儿有先天性异常的孕妇(病例组)。病例组妊娠期联合应用甲硝唑和咪康唑的使用率为 2.5%(576 例),对照组为 2.2%(846 例)。分析表明,在妊娠第 2~3 个月联合应用甲硝唑和咪康唑与多趾 / 并趾之间存在相关性。

(4)用药方案调整 / 建议等:克霉唑和咪康唑均是妊娠期外阴阴道酵母菌病推荐应用的一线方案。克霉唑 FDA 原妊娠期药物安全性分级为 B 级,该药物的啮齿动物实验研究结果显示是安全的,有较大量的妊娠期临床应用分析和研究未发现其对胎仔有致畸性,且研究发现应用克霉唑治疗妊娠期外阴阴道酵母菌病有益于预防妊娠期早产,从而降低隐睾的患病率。妊娠期应用克霉唑安全性较高。咪康唑 FDA 原妊娠期药物安全性分级为 C 级,目前大量临床应用研究未发现在妊娠期局部应用咪康唑有致畸风险，仅有一篇报道发现在妊娠 2～3 个月联合应用甲硝唑和咪康唑与多趾 / 并趾发生存在相关性。患者应在医师指导下应用该药物。

而曲安奈德益康唑乳膏并不是妊娠期外阴阴道酵母菌病推荐的一线用药方案，其含有的两种药物 FDA 原妊娠期药物安全性分级均为 C 级，其中曲安奈德在动物实验中有腭裂、脐疝、隐睾、胎仔生长迟缓、中枢神经缺陷、颅骨畸形等致畸作用，而益康唑在动物实验中观察到了胎仔毒性或胚胎毒性作用。虽然这个药物尚无人类致畸性的证据，但基于动物实验数据，不推荐妊娠期应用该药物，尤其是妊娠早期。即使在妊娠中、晚期应用，也需要在明确孕妇受益大于对胎儿可能产生的风险才可以小范围使用。根据患者月经周期推算，应用该药物时间是孕 10^{+4} 周，处于妊娠早期，也是药物致畸的高度敏感期，继续妊娠致畸风险较常规高。

3. 针对患者的用药指导和药学宣教

（1）克霉唑阴道膨胀栓：常见不良反应为局部刺激，如瘙痒或烧灼感。用药部位如有烧灼感、红肿等情况应停药，并将局部药物洗净，必要时向医师咨询。用药期间注意个人卫生，为防止重复感染，使用避孕套或避免性生活。注意避光、密封，置于阴凉（不超过20℃）干燥处保存。

（2）曲安奈德益康唑乳膏：常见不良反应为局部过敏反应，如出现皮肤烧灼感、瘙痒、针刺感等。用药注意避免接触眼睛和其他黏膜（如口腔内、鼻等）。如用药部位出现烧灼感、红肿等情况应停药，并将局部药物洗净，必要时向医师咨询。外阴等部位连续使用不能超过 2 周。益康唑是 CYP3A4/2C9 抑制剂，如与其他药物联用可能会发生药物相互作用。同时应用其他药物，应咨询医师或药师。避免妊娠早期使用，在妊娠期使用，避免长期或大面积或过量使用。

（3）硝酸咪康唑栓：常见不良反应为局部刺激、瘙痒和灼烧感，尤其在治疗开始时。盆腔痉挛、荨麻疹、皮肤丘疹也有发生。偶有恶心、呕吐等胃肠道反应。硝酸咪康唑栓为油性制剂，使用期间避免与乳胶制品的避孕套接触以降低其作用，用药期间注意个人卫生，防止重复感染。给药时应洗净双手或戴指套或手套。如用药部位出现烧灼感、红肿等情况应停药，并将局部药物洗净，必要时向医师咨询。本药在高温季节可能出现轻微融化现象，只需放入阴凉环境或冰箱冷藏室中，恢复原状即可使用，不影响药物疗效。

（4）性伴侣的管理：无须对性伴侣进行常规治疗。有龟头炎症者，需要进行假丝酵母菌病检查及治疗，以预防女性重复感染。男性伴侣包皮过长者，需要每日清洗，建议择期手术。

（5）复诊与随访：在治疗结束 7～14 日后，建议追踪复查。若症状持续存在或治疗后复发，可作真菌培养同时行药敏试验。

（6）其他注意事项：在药物治疗疗程结束前，即便不适症状已经缓解或者消失，也不可随意中断药物治疗。因温暖潮湿的环境适合真菌的生长和繁殖，平日尽量避免穿紧身衣或不透气的内裤和牛仔裤。

咨询案例（四）

1. 案例详情

主诉 患者于 2022 年 4 月 7 日来院就诊，自述妊娠期使用硝呋太尔制霉菌素阴道软胶囊，阴道用乳杆菌胶囊以及克林霉素，是否会增加流产的风险，使用的这些药物是否会影响胎儿发育。

既往史 否认高血压、糖尿病史，否认甲状腺病史，否认肝炎病史，否认传染病史，否认输血史。否认食物、药物过敏史，无烟酒等不良嗜好。

婚育史 26 岁初婚，40 岁再婚，妊娠 3 次，自然分娩 1 次。2005 年自然分娩一男活婴，3 400g，现体健。计划外妊娠人工流产 2 次，无不良孕产史。

体格检查 体温（T）：36.6℃，脉搏（P）：78 次 /min，呼吸（R）：18 次 /min，血压（BP）：115/65mmHg。一般状态可，心肺听诊未闻及明显异常，腹软，无压痛、反跳痛及肌紧张，双下肢无水肿，双侧腓肠肌无深压痛。身高 168cm，体重 62kg。妊娠期体重增长 7kg。

实验室及辅助检查 血常规：血红蛋白 112g/L，白细胞 $9.8×10^9$/L，其余无明显异常。肝肾功能、凝血功能：无明显异常。产科检查腹部膨隆，无压痛，无宫缩，胎心 150 次 /min。阴道检查：外阴正常，分泌物稀薄，呈灰白色，伴有鱼腥臭味。阴道分泌物检查：清洁度Ⅳ度，阴道 pH≥4.6，过氧化氢 <2μmol/L，白细胞酯酶（+），唾液酸苷酶（+），线索细胞（+），霉菌（-），滴虫（-）。

2. 用药分析

（1）患者基本信息：追问病史，患者末次月经为 2021 年 10 月 8 日，平素月经规律，月经周期约为 28～30 日，每次持续 3～4 日，经量中等，无痛经。预产期为 2022 年 7 月 15 日，现孕 26 周。2022 年 3 月 15 日因外阴瘙痒，白带量多，于产科门诊就诊，临床诊断为妊娠合并细菌性阴道病。患者 3 月 6 日自行于药店购买硝呋太尔制霉菌素阴道软胶囊使用，3 月 6 日至 3 月 11 日每晚睡前阴道用硝呋太尔制霉菌素阴道软胶囊一枚，用药后自觉效果不佳。3 月 15 日于产科门诊就诊。医生检查诊断后，开具处方克林霉素口服，300mg/ 次，每日 2 次，连续 7 日。克林霉素口服后，应用阴道用乳杆菌胶囊，每日 1 粒

（0.25g/粒），睡前阴道上药，连续 10 日。患者遵医嘱使用了所有治疗药物。

（2）妊娠合并细菌性阴道病的一线治疗方案概述：妊娠合并细菌性阴道病可引起胎膜早破、早产、流产、绒毛膜羊膜炎、新生儿感染、产褥感染等不良结局[1,61]。对妊娠合并细菌性阴道病的管理应充分权衡患者筛查、治疗的获益与潜在风险[1]。无症状和无早产风险的孕妇不建议进行细菌性阴道病的筛查[2,26,62-64]。有症状的孕妇以及无症状但既往有感染相关流产或早产的病史的高风险孕妇均需筛查，筛查阳性者需进行治疗[1,61,63]。对妊娠合并细菌性阴道病进行治疗的明确获益是能缓解阴道感染症状和体征，潜在益处是减少妊娠期细菌性阴道病所导致的不良妊娠结局和减少其他性传播疾病的感染风险[1]。

对于妊娠合并细菌性阴道病的一线治疗方案，各国指南推荐主要有甲硝唑和克林霉素，推荐给药途径有所差别[1-2,26,63]。2021 年美国 CDC《性传播感染诊疗指南》认为在治愈有症状的妊娠期细菌性阴道病或预防不良妊娠结局方面，口服用药方案并不比局部用药方案效果更佳。妊娠期细菌性阴道病患者可以应用非孕妇方案进行治疗：①甲硝唑 500mg/次，口服，每日 2 次，共 7日；②或 0.75% 甲硝唑凝胶 5g，阴道给药，每日 1 次，共 5 日；③或 2% 克林霉素乳膏 5g，每日 1 次，睡前阴道给药，连续 7 日；④还可以使用替代方案：克林霉素 300mg/次，口服，每日 2 次，共 7 日；⑤或克林霉素栓剂 100mg/次，睡前阴道给药，连续 3 日[2]。加拿大妇产科学会 2017 年发布的《妊娠期细菌性阴道病的筛查和管理指南》指出，对于患有有症状但产后预后不良风险较低的细菌性阴道炎孕妇，口服或者阴道应用抗生素治疗都可以。但是如果要预防不良妊娠结局，推荐给药方案为甲硝唑 500mg/次，口服，每日 2 次，连续 7 日或者克林霉素 300mg/次，口服，每日 2 次，连续 7 日，不推荐局部（阴道）治疗[63]。《2018 欧洲国际性病控制联盟 / 世界卫生组织关于阴道分泌物（阴道炎症）管理指南》则推荐克林霉素是治疗妊娠期细菌性阴道病的最佳治疗方案[26]。

中国《细菌性阴道病诊治指南（2021 修订版）》推荐给药方案是：甲硝唑 400mg/次，口服，每日 2 次，共 7 日或者克林霉素 300mg/次，口服，每日 2 次，共 7 日。该指南指出，由于阴道局部用药可能存在胎膜早破等风险，因此建议口服用药。此外，该指南强调，尽管目前研究数据未发现甲硝唑及克林霉素有明显致畸作用，属于妊娠期相对安全药物，妊娠期应用时仍建议充分告知应用药物的利弊[1]。妊娠早期尽量避免应用硝基咪唑类药物。

中国《细菌性阴道病诊治指南（2021 修订版）》指出，微生态制剂如阴道局部乳杆菌制剂对于辅助细菌性阴道病患者恢复阴道微生态平衡、巩固疗效及预防复发具有一定的作用[1]。虽然阴道用乳杆菌活菌胶囊不是治疗妊娠期细菌性阴道病的一线治疗药物，但传统抗生素治疗存在耐药性、复发率较高等问题[64]，越来越多的学者致力于乳杆菌用于细菌性阴道炎的治疗结果的研究[64-68]。研究证实，阴道局部应用乳杆菌制剂可以帮助阴道恢复正常菌群环境，抗生素治疗后外源性应用乳酸菌阴道菌群的恢复显著增强[65-66]，同时可以降低细菌性阴道病复发率[67-68]。

（3）评估妊娠期用药情况

1）硝呋太尔制霉菌素阴道软胶囊：该药含有硝呋太尔以及制霉菌素两种药物。硝呋太尔在三种动物上进行了致畸性实验，分别是小鼠、大鼠和兔，结果表明硝呋太尔在这些物种中没有致畸风险[69-70]。受孕小鼠和兔分别口服100mg/（kg•d）、200mg/（kg•d），没有发生致畸或生育的变化[71]。

制霉菌素阴道用药 FDA 原妊娠期药物安全性分级为 C 级[45]。制霉菌素在人类妊娠中积累了相当多的安全记录，未见动物人类致畸报道，在整个妊娠期阴道应用是安全的[44,48,72-73]。Rosa F W[35] 等人在 842 例妊娠早期应用制霉菌素的孕妇中未发现先天性畸形风险增加。McNellis D[58] 等人开展一项比较制霉菌素与咪康唑治疗妊娠期外阴阴道酵母菌病疗效的研究，制霉菌素用药组应用制霉菌素片 10 万 U，阴道用药，每日 2 次，连续 15 日，结果显示胎儿或新生儿死亡人数并未增加。在一项对密歇根医疗补助受惠者的监测研究中，有 489 例新生儿在妊娠前三个月和 1 881 例新生儿在妊娠期间暴露于制霉菌素，分析结果显示妊娠期暴露于制霉菌素与唇腭裂、心血管缺陷、脊柱裂、多指／趾畸形、肢体缺失和尿道下裂等先天性畸形没有关联[47]。然而Czeizel A E[74] 等人做了一项妊娠期口服制霉菌素治疗致畸病例的对照研究，结果发现妊娠期口服制霉菌素对胎儿的致畸风险较小，但是分析显示尿道下裂组患者在整个妊娠期或妊娠第二至第三个月期间使用制霉菌素的母亲较多，而尿道下裂发生的关键时期是妊娠的第三至第四个月。尿道下裂与制霉菌素之间的可能联系有待进一步研究。Mavrogenis S[75] 研究发现妊娠期口服制霉菌素是孤立性尿道下裂高风险因素之一。Gujral J[76] 等报道了一例母亲在妊娠期接受长时间和高剂量制霉菌素治疗后产下 1 名严重男性化不足的男婴。婴儿出生时患有小阴茎、阴茎下弯、会阴阴囊尿道下裂。患儿母亲在妊娠第 8 周开始至 31 周分娩期间使用了 60 粒阴道用胶囊（每粒胶囊含制霉菌素 100 000IU，硫酸新霉素 35 000IU，多黏菌素 B 35 000IU）治疗阴道分泌物异常。制霉菌素治疗阴道念珠病的标准剂量是每日 100 000IU，持续 7～14日，但该患者母亲使用总剂量超过 600 万 IU，累计剂量远超于推荐的安全剂量。该报告表明，产前长时间使用高剂量制霉菌素可能会导致雄激素合成和／或作用的严重但短暂的缺陷，需要进一步研究来证实。

2）克林霉素片：FDA 原妊娠期药物安全性分级为 B 级[45]。克林霉素可以穿过胎盘，胎儿血药浓度可能达到最小杀菌浓度。目前尚无克林霉素致畸的报道。啮齿动物研究表明，没有致畸或胎仔宫内发育迟缓的证据[46]。Subtil D[77]等开展了一项妊娠早期应用克林霉素治疗妊娠期细菌性阴道病的多中心、双盲、随机对照试验，实验组纳入妊娠小于14周的孕妇接受600mg剂量克林霉素不同口服疗程的治疗。结果显示，在早产低风险组（16周至21周6天无晚期流产史或22周至36周6天无早产史），克林霉素治疗组主要结局（晚期流产或自发性早产）发生率为1.2%，对照组为1.0%，差异无统计学意义（P=0.82）。克林霉素治疗组与对照组胎儿与新生儿的次要结局等也无差异。胎儿和新生儿次要结局主要包括：≥22周胎儿死亡、收入新生儿重症病房、新生儿肺部疾病、新生儿败血症、经囟门超声显示严重病变以及≥22周新生儿死亡。各组均未见严重不良事件报告。

3）阴道用乳杆菌活菌胶囊：乳杆菌活菌为阴道内的正常菌群，可定植于阴道并生长繁殖。其代谢产物乳酸和过氧化氢能保证阴道正常酸性环境，抑制并消除有害菌的生长，维持正常的阴道菌群[78-79]。一些乳杆菌菌株和种类已被评价为治疗或预防细菌性阴道病的阴道益生菌[80-81]。乳杆菌发挥保护作用的机制主要有：刺激免疫系统；与其他微生物争夺营养和黏附阴道上皮细胞；产生有机酸，尤其是乳酸来降低阴道pH，产生抗菌物质如过氧化氢和细菌素[82]。Dugoua J J[83]等研究认为乳杆菌栓剂是治疗妊娠期细菌性阴道病安全有效的药物。Neri A等人[84]研究发现妊娠期局部应用含乳杆菌酸奶治疗细菌性阴道病可以纠正阴道pH和恢复阴道菌群，没有全身性影响。妊娠期口服乳杆菌制剂的研究较多，未见致畸报告[85-87]。李美娇[88]等研究显示乳酸杆菌活菌制剂治疗妊娠期细菌性阴道病不良妊娠结局发生率低于甲硝唑。

（4）用药方案调整／建议等：目前动物研究表明硝呋太尔对胚胎发育没有毒性作用。制霉菌素FDA原妊娠期药物安全性分级为B级，在妊娠期应用安全性较高，仅有少量文献报道提示妊娠期应用制霉菌素与胎儿尿道下裂风险相关。且硝呋太尔制霉菌素阴道用软胶囊并不是妊娠期细菌性阴道炎的一线用药方案。应用硝呋太尔制霉菌素阴道软胶囊时应明确需要并在医生的直接监督下才能在妊娠期使用该药物。

克林霉素片FDA原妊娠期药物安全性分级为B级，患者应用的给药方案是目前国内推荐的一线给药方案，《2018欧洲国际性病控制联盟／世界卫生组织关于阴道分泌物（阴道炎症）管理指南》亦推荐克林霉素是治疗妊娠期细菌性阴道病的最佳治疗方案，妊娠期应用相对安全。

乳杆菌活菌胶囊在妊娠期阴道应用相关报道较少，但乳杆菌口服制剂在妊娠期相关研究报道较多，未见其动物或人类致畸风险。多个研究证实，阴道用乳杆菌对于改善阴道菌群环境，降低细菌性阴道病的复发率有效果，可以作为传统抗生素治疗后的补充。中国《细菌性阴道病诊治指南（2021 修订版）》也指出微生态制剂如阴道局部乳杆菌制剂对于辅助细菌性阴道病患者恢复阴道微生态平衡、巩固疗效及预防复发具有一定的作用。患者应在医师指导下应用该药物。

3. 针对患者的用药指导和药学宣教

（1）硝呋太尔制霉菌素软胶囊：不良反应较少，用药期间可能出现轻度外阴灼热、阴道干涩和恶心，长期使用可能引起过敏反应。治疗期间应避免性生活，使用硝呋太尔制霉菌素软胶囊治疗期间勿饮用酒精饮料，酒精会引起不适或恶心。

（2）克林霉素片：克林霉素常见不良反应为胃肠道反应，包括恶心、呕吐、腹泻、腹痛等症状。口服用药期间需要密切注意大便次数，如出现排便次数增多，应注意假膜性结肠炎的可能。克林霉素与红霉素有拮抗作用，应避免联合使用。中度以上肝损害患者应避免使用克林霉素，如确有指征使用应减量。

（3）阴道用乳杆菌活菌胶囊：该药物应于2～8℃处避光保存，用药期间应避免性生活，用药期间不可冲洗阴道。治疗期间勿同时使用抗生素类药物。

（4）性伴侣管理：细菌性阴道病的发生与性生活密切相关，且细菌性阴道病病原体也可在男性生殖器部位检出。但由于治疗男性性伴侣对于细菌性阴道病患者复发无明确获益，故男性性伴侣无须常规治疗。

（5）复诊与随访：妊娠合并细菌性阴道病治疗后需随访治疗效果，建议患者1个月后复查，有条件者可复查阴道微生态监测，评估阴道菌群恢复情况及疗效。

（林　卫　苏留莉　李月妍　李　玲　邓　多）

参 考 文 献

[1] 中华医学会妇产科学分会感染性疾病协作组. 细菌性阴道病诊治指南（2021 修订版）. 中华妇产科杂志, 2021, 56（1）: 3-6.

[2] WORKWSKI K A, BACHMANN L H, CHAN P A, et al. Sexually transmitted diseases treatment guidelines, 2021. MMWR Recomm Rep, 2021, 70（4）: 1-187.

[3] 甲硝唑片药品说明书.

[4] Australian Drug Evaluation Committee: prescribing medicines in pregnancy: an Australian categorisation of risk of drug use in pregnancy. Therapeutic Goods Administration. Australian Capita I Territory, Australia. 1999. [2024-07-12] http://ww.tga.gov.au/hp/medicines-pregnancy.htm.

[5] 甲硝唑阴道凝胶药品说明书.

[6] BRIGGS G G，TOWERS C V，FORINASH A B，et al. Briggs Drugs in pregnancy and lactation：a reference guide to fetal and neonatal risk. 21st ed. Philadelphia: Lippincott Williams & Wilkins，2021.

[7] BATES J E，ALMAST J，AUGUSTINE E F. Neonatal dentate nucleus T_2 hyperintensity after in utero metronidazole exposure. Neurology，2015，85（11）：1006.

[8] KOTCHER E，FRICK C A，GIESEL LO. The effect of metronidazole on vaginal microbiology and maternal and neonatal hematology. Am J Obstet Gynecol，1964（88）：184-9.

[9] 克林霉素注射液药品说明书.

[10] Therapeutic Goods Administration. Prescribing medicines in pregnancy database. [2023-11-22]. https://www.tga.gov.au/products/medicines/find-information-about-medicine/prescribing-medicines-pregnancy-database.

[11] 盐酸克林霉素胶囊药品说明书.

[12] PHILIPSON A，SABATH L D，CHARLES D. Transplacental passage of erythromycin and clindamycin. N Engl J Med，1973，288（23）：1219-21.

[13] MULLER A E，MOUTON J W，OSTVOGEL P M，et al. Pharmacokinetics of clindamycin in pregnant women in the peripartum period. Antimicrob Agents Chemother，2010，54（5）：2175-81.

[14] MUANDA F T，SHEEHY O，BERARD A. Use of antibiotics during pregnancy and the risk of major congenital malformations：a population based cohort study. Br J Clin Pharmacol，2017，83（11）：2557-71.

[15] 克林霉素磷酸酯阴道凝胶药品说明书.

[16] 克林霉素磷酸酯注射液药品说明书.

[17] CRUZ R，FEGUSON J，WEE J S，et al. Acute localised exanthematous pustulosis（ALEP）induced by clindamycin in pregnancy. Australas J Dermatol，2015，56（3）：e55-e58.

[18] 中华医学会妇产科学分会感染性疾病协作组. 阴道毛滴虫病诊治指南（2021 修订版）. 中华妇产科杂志，2021，56（1）：7-10.

[19] 张岱. 妊娠期阴道毛滴虫病的筛查与诊治. 中国实用妇科与产科杂志，2021，37（10）：1005-1007.

[20] SILVER B J，GUY R J，KALDOR J M，et al. Trichomonas vaginalis as a cause of perinatal morbidity：a systematic review and meta-analysis. Sex Transm Dis，2014，41（6）：369-376.

[21] VAN GERWEN O T，CRAIG-KUHN M C，JONES A T，et al. Trichomoniasis and adverse birth outcomes：a systematic review and meta-analysis. BJOG，2021，128（12）：1904-1915.

[22] CARTER J E，WHITHAUS K C. Neonatal respiratory tract involvement by Trichononas vaginalis：a case report and review of the literature. Am J Trop Med Hyg，2008，78（1）：17-19.

[23] TRINTIS J，EPIE N，BOSS R，et al. Neonatal Trichomonas vaginalis infection：a case

report and review of literation. Int J STD AIDS, 2010, 21(8): 606-607.

[24] 谢幸, 孔北华, 段涛. 妇产科学. 9版. 北京: 人民卫生出版社, 2018.

[25] SHERRARD J, PIRR R, HOBBS K R, et al. British Association for Sexual Health and HIV(BASHH)United Kingdom national guideline on the management of Trichomonas vaginalis 2021. Int J STD AIDS, 2022, 33(8): 740-750.

[26] SHERRARD J, WILSON J, DONDERS G, et al. 2018 European(IUSTI/WHO)International Union against sexually transmitted infections(IUSTI)World Health Organisation(WHO) guideline on the management of vaginal discharge. Int J STD AIDS, 2018, 29(13): 1258-1272.

[27] VAN SCHALKWYK J, YUDIN M H. Vulvovaginitis: screening for and management of trichomoniasis, vulvovaginal candidiasis and bacterial vaginosis. J Obstet Gynaecol Can, 2015, 37(3): 266-274.

[28] 王辰, 王慧慧, 李焕荣, 等. 《2018 欧洲国际性病控制联盟 / 世界卫生组织关于阴道分泌物(阴道炎症)管理指南》解读. 中国实用妇科与产科杂志, 2018, 34(12): 1360-1365.

[29] BURTIN P, TADDIO A, ARIBURNU O, et al. Safety of metronidazole in pregnancy: a meta-analysis. Am J Obstet Gynecol, 1995, 172(2 Pt 1): 525-529.

[30] PIPER J M, MITCHEL E F, RAY W A. Prenatal use of metronidazole and birth defects: no association. Obstet Gynecol, 1993, 82(3): 348-352.

[31] CZEIZEL A E, ROCKENBAUER M. A population based case-control teratologic study of oral metronidazole treatment during pregnancy. Brit J Obstet Gynaec, 1998, 105(3): 322-327.

[32] AJIJI P, UZUNALI A, RIPOCHE E, et al. Investigating the efficacy and safety of metronidazole during pregnancy: a systematic review and meta-anlysis. Eur J Obeset Gynecol Reprod Biol X, 2021, 11: 100128.

[33] CARO-PATON T, CARVAJAL A, MARTIN DE DIEGO I, et al. Is metronidazole teratogenic? A meta-analysis. Brit J Clin Pharmaco, 1997, 44(2): 179-182.

[34] KOSS C A, BARAS D C, LANE S D, et al. Investigation of metronidazole use during pregnancy and adverse birth outcomes. Antimicrob Agents Chemother, 2012, 56(9): 4800-4805.

[35] ROSA F W, BAUM C, SHAW M. Pregnancy outcomes after first-trimester vaginitis drug therapy. Obstet Gynecol, 1987, 69: 751-755.

[36] MANN J R, MCDERMOTT S, ZHOU L, et al. Treatment of trichomoniasis in pregnancy and preterm birth: an observational study. J Womens Health, 2009, 18(4): 493-497.

[37] SHEELY O, SANTOS F, FERREIRA E, et al. The use of metronidazole during pregnancy: a review of evidence. Curr Drug Saf, 2015, 10(2): 170-179.

[38] HOWE K, KISSINGER P J. Single-dose compared with multidose metronidazole for the treatment of trichomoniasis in women: a meta-analysis. Sex Transm Dis, 2017, 44: 29-34.

[39] KISSINGER P，MUZNY C A，MENA L A，et al. A randomized trial of metronidazole in a single 2 g dose versus 500 mg twice daily for 7 days for the treatment of trichomoniasis in women. Lancet Infect Dis，2018，18（11）：1251-1259.

[40] 刘朝晖，廖秦平. 外阴阴道假丝酵母菌病（VVC）诊治规范修订稿. 中国实用妇科与产科杂志，2012，28（6）：401-402.

[41] SAXON C，EDWARDS A，RAUTEMAA-RICHARDSON R，et al. British Association for Sexual Health and HIV national guideline for the management of vulvovaginal candidiasis （2019）. Int J STD AIDS，2020，31（12）：1124-1144.

[42] MOLGAARD-NIELSEN D，PASTERNAK B，HVIID A. Use of oral fluconazole during pregnancy and the risk of birth defects. N Eng J Med，2013，369（9）：830-839.

[43] MØLGARD-NIELSEN D，SVANSTRÖM H，MELBYE M，et al. Association between use of oral fluconazole during pregnancy and risk of spontaneous abortion and stillbirth. JAMA，2016，315（1）：58-67.

[44] YOUNG G L，JEWELL D. Topical treatment for vaginal candidiasis（thrush）in pregnancy. Cochrane Database Syst Rev，2001，4：CD000225.

[45] 国家药典委员会. 中华人民共和国药典临床用药须知化学药和生物制品卷. 北京：中国医药科技出版社，2015.

[46] WEINER C P，BUHIMSCHI C. 妊娠哺乳期用药指南：第 2 版. 孙路路，译. 北京：人民军医出版社，2014.

[47] PATEL V M，SCHWARTZ R A，LAMBERT W C. Topical antiviral and antifungal medications in pregnancy：a review of safety profiles. J Eur Acad Dermatol，2017，31（9）：1440-1446.

[48] KING C T，ROGERS P D，CLEARY J D，et al. Antifungal therapy during pregnancy. Clin Infect Dis，1998，27（5）：1151-1160.

[49] CZEIZEL A E，TOTH M，ROCKENBAUER M. No teratogenic effect after clotrimazole therapy during pregnancy. Epidemiology，1999，10（4）：437-440.

[50] TETTENBORN D. Toxicity of clotrimazole. Postgrad Med J，1974，50（1）：17-20.

[51] CZEIZEL A E. The role of pharmacoepidemiology in pharmacovigilance：rational drug use in pregnancy. Pharmacoepidemiol Drug Saf，1999，8（Suppl 1）：55-61.

[52] CZEIZEL A E，ERODI E，TOTH J. An epidemiological study on undescended testis. J Urology，1981，126（4）：524-527.

[53] WALKER B E. Cleft palate produced in mice by human-equivalent dosage with triamcinolone. Science，1965，149（3686）：862-863.

[54] ROWLAND J M，HENDRICKX A G. Teratogenicity of triamcinolone acetonide in rats. Teratology，1983，27（1）：13-18.

[55] HENDRICKX A G，PELLEGRINI M，TARARA R，et al. Craniofacial and nervous system malformation induced by triamcinolone acetonide in nonhuman primates：Ⅰ. General

teratogenicity. Teratology，1980，22（1）：103-114.

[56] CZEIZEL A E，KAZY Z，VARGHA P. A population-based case-control teratological study of vaginal econazole treatment during pregnancy. Eur J Obstet Gynecol Reprod Biol，2003，111（2）：135-140.

[57] GOORMANS E，BEEK J M，DECLERCQ J A，et al. Efficacy of econazole（'Gyno-Pevaryl' 150）in vaginal candidosis during pregnancy. Curr Med Res Opin，1985，9（6）：371-377.

[58] MCNELLIS D，MCLEOD M，LAWSON J，et al. Treatment of vulvovaginal candidiasis in pregnancy：a comparative study. Obstet Gynecol，1977，50（6）：674-678.

[59] CZEIZEL A E，KAZY Z，PUHO E. Population-based case-control teratologic study of topical miconazole. Congenit Anom（Kyoto），2004，44（1）：41-45.

[60] KAZY Z，PUHÓ E，CZEIZEL A E. The possible association between the combination of vaginal metronidazole and miconazole treatment and poly-syndactyly population-based case-control teratologic study. Reprod Toxicol，2005，20（1）：89-94.

[61] 汪燕兰，樊尚荣. 妊娠期细菌性阴道病的筛查与诊治. 中国实用妇科与产科杂志，2021，37（10）：999-1001.

[62] US Preventive Services Task Force. Screening for bacterial vaginosis in pregnant persons to prevent preterm delivery：recommendation statement. Am Fam Physician，2020，102（2）：105-109.

[63] YUDIN M A，MONEY D M. No. 211-Screening and management of bacterial vaginosis in pregnancy. J Obstet Gynaecol Can，2017，39（8）：e184-e191.

[64] YA W，REIFER C，MILLER L E. Efficacy of vaginal probiotic capsules for recurrent bacterial vaginosis：a double-blind，randomized，placebo-controlled study. Am J Obstet Gynecol，2010，203（2）：120.

[65] MASTROMARINO P，MACCHIA S，MEGGIORINI L，et al. Effectiveness of Lactobacillus-containing vaginal tablets in the treatment of symptomatic bacterial vaginosis. Clin Microbiol Infec，2009，15（1）：67-74.

[66] PETRICEVIC L，WITT A. The role of Lactobacillus casei rhamnosus Lcr35 in restoring the normal vaginal flora after antibiotic treatment of bacterial vaginosis. BJOG，2008，115（11）：1369-1374.

[67] LARSSON P G，STRAY-PEDERSEN B，RYTTIG K R，et al. Human lactobacilli as supplementation of clindamycin to patients with bacterial vaginosis reduce the recurrence rate：a 6-month，double-blind，randomized，placebo-controlled study. BMC Womens Health，2008，8：3.

[68] COHEN C R，WIERZBICKI M R，FRENCH A L，et al. Randomized trial of Lactin-V to prevent recurrence of bacterial vaginosis. New Engl J Med，2020，382（20）：1906-1915.

[69] MENDLING W，MAILAND F. Microbiological and pharmaco-toxicological profile of

nifuratel and its favourable risk/benefit ratio for the treatment of vulvo-vaginal infections. Arzneimittel Forsch，2002，52（1）：8-13.

[70] TYNAN A P，MACIS F R，WARD-MCQUAID J N. Nifuratel in urinary infections. Brit J Urol，1969，41（3）：271-279.

[71] 硝呋太尔制霉菌素阴道软胶囊药品说明书.

[72] PILIMS B，JULLIEN V，SOBEL J，et al. Antifungal drugs during pregnany：an updated review. J Antimicrob Chemoth，2015，70（1）：14-22.

[73] KAYSER H L，EISENBERG G M，SHAPIRO J，et al. The use of nystatin in the treatment of vaginal candidiasis in pregnancy. Am J Obstet Gynecol，1957，74（1）：167-169.

[74] CZEIZEL A E，KAZY Z，PUHO E. A population-based case-control teratological study of oral nystatin treatment during pregnancy. Scand J Infect Dis，2003，35（11/12）：830-835.

[75] MAVROGENIS S，URBAN R，CZEIZEL A E，et al. Maternal risk factors in the origin of isolated hypospadias：a population-based case-control study. Congenit Anom，2014，54（2）：110-115.

[76] GUJRAL J，COSTIN G，KHURANA D，et al. Undervirilized male infant with in utero exposure to maternal use of high dose antifungal therapy. Int J Pediatr Endocrinal，2020，2020：16.

[77] SUBTIL D，BRABANT G，TILLOY E，et al. Early clindamycin for bacterial vaginosis in pregnancy（PREMEVA）：a multicenter，double-blind，randomized controlled trial. Lancet，2018，392（101060）：2171-2179.

[78] TACHEDJIAN G，ALDUNATE M，BRADSHAW C S，et al. The role of lactic production by probiotic Lactobacillus species in vaginal health. Res Microbiol，2017，168（9/10）：782-792.

[79] SARAF V S，SHEIKH S A，AHMAD A，et al. Vaginal micriobiome：normalcy vs dysbiosis. Arch Microbiol，2021，203（7）：3793-3802.

[80] BORGES S，SILVA J，TEIXEIRA P. The role of lactobacilli and probiotics in maintain vaginal health. Arch Gynecol Obstet，2014，289（3）：479-489.

[81] MAC PHEE R A，HUMMELEN R，BISANZ J E，et al. Probiotic strategies for the treatment and prevention of bacterial vaginosis. Expert Opin Phamaco，2010，11（18）：2985-2995.

[82] MASTROMARINO P，VITALI B，MOSCA L. Bacterial vaginosis：a review on clinical trials with probiotics. New Microbiol，2013，36（3）：229-238.

[83] DUGOUA J J，MACHADO M，ZHU X，et al. Protiotic safety in pregnancy：a systematic review and meta-analysis of randomized controlled trials of Lactobacillus，Bifidobacterium and Saccharomyces spp. J Obstet Gynaecol Can，2009，31（6）：542-552.

[84] NERI A，SABAH G，SAMRA Z. Bacterial vaginosis in pregnancy treated with yoghurt. Acta Obstet Gynecol Scand，1993，72（1）：17-19.

[85] AFIFIRAD R，DARB EMAMIE A，GOLMORADI ZADEH R，et al. Effects of pro/

prebiotics alone over pro/prebiotics combined with conventional antibiotic therapy to treat bacterial vaginosis: a systematic review. Int J Clin Pract, 2022, 2022: 4774783.

[86] HUSAIN S, ALLOTEY J, DRYMOUSSI Z, et al. Effects of oral probiotic supplements on vaginal microbiota during pregnancy: a randomized, double-blind, placebo-controlled trial with microbiome analysis. BJOG, 2020, 127(2): 275-284.

[87] GILLE C, BOER B, MARSCHAL M, et al. Effect of probiotics on vaginal health in pregnancy. EFFPRO, a randomized controlled trial. Am J Obstet Gynecol, 2016, 215(5): 608.e1-608.e7.

[88] 李美娇, 王业丰, 黄海溶, 等. 乳酸杆菌活菌制剂治疗妊娠期细菌性阴道病疗效的 Meta 分析. 中国循证医学杂志, 2020, 20(8): 950-955.

第三章

哺乳期用药咨询案例与分析

第一节　哺乳期乳腺炎

咨询案例（一）

1. 案例详情

主诉　患者 2022 年 3 月 20 日因哺乳期发热来院就诊，诊断乳腺炎。开具口服药物阿奇霉素胶囊、对乙酰氨基酚混悬液，外用药物硫酸镁粉和碘甘油。来院咨询这些药物是否影响婴儿哺乳。

既往史　平素体健，无肝炎、结核等传染病史；无高血压、糖尿病、血液病、心脏病、脑血管疾病等慢性疾病史；无手术史、外伤史；无输血史、献血史。

过敏史　幼时曾对花粉过敏，对青霉素过敏，输注后四肢散在皮疹。

婚育史　25 岁结婚，配偶体健。孕 2 产 2，2019 年 3 月顺产一男活婴，2022 年 1 月顺产一女活婴，产后至今母乳喂养。无难产、流产及产褥感染史。

体格检查　体温（T）：38.5℃，脉搏（P）：86 次 /min，呼吸（R）：21 次 /min，血压（BP）：115/70mmHg，心律齐，未闻杂音，双肺呼吸音清，未闻及干湿啰音。腹软，无压痛，肝脾肋下未及，双下肢不肿。左乳房 9 点钟方向红肿，伴压痛。身高 165cm，体重 65kg。

实验室及辅助检查　血常规：白细胞 14.6×10^9/L，中性粒细胞百分比 80%，红细胞 4.43×10^{12}/L，血红蛋白 133g/L，血小板 240×10^9/L。C 反应蛋白 19mg/L。

2. 用药分析

（1）了解患者信息：追问病史，患者 32 岁。近几日孩子吸奶时左侧乳头疼痛且后背疼痛，前日夜间被熟睡的儿子踢到左侧乳房，今日上午开始四肢酸痛无力，畏冷，测体温 39.2℃，诊断为急性乳腺炎、乳头皲裂，开具阿奇霉素胶囊每次 0.5g，每日 1 次，饭前 1 小时口服；对乙酰氨基酚混悬液需要时 15ml/ 次，口服，每日不超过 4 次；硫酸镁粉，适量外敷，每日 3 次；碘甘油，乳头皲裂处外涂，每日 3 次。另嘱其定时排奶。

（2）哺乳期乳腺炎的常规治疗方案概述：哺乳期乳腺炎是在各种原因造成的乳汁淤积基础上，引发的乳腺炎症反应，伴或不伴细菌感染。临床表现为排乳不畅，乳房疼痛，乳腺局部出现肿块，可伴皮温升高和压痛；全身症状包括发热，体温可高达 39～40℃，伴有寒战、全身出汗、头晕、乏力等症状[1]。哺乳期乳腺炎病因及发病机制虽然仍存在争议，但一般认为其发生与乳汁淤积及感染性致病菌密切相关。随着细菌培养技术的发展，研究者从患者标本中主要分离出感染性致病菌——金黄色葡萄球菌、凝固酶阴性葡萄球菌和链球菌等革兰氏阳性菌，而大肠埃希菌和阴沟肠杆菌等革兰氏阴性菌少见[2]。当哺乳期妇女被诊断为乳腺炎时，治疗原则为保证充分休息，不中断母乳喂养，有效移除乳汁，合理使用抗生素、镇痛药物，必要时适当补液。在取得药物敏感试验结果前，推荐使用耐酶青霉素类、第一代或第二代头孢菌素，备选大环内酯类。退热止疼药物推荐对乙酰氨基酚、布洛芬[1]。

（3）评估哺乳期用药情况

1）阿奇霉素胶囊：由于患者对青霉素过敏，故使用第一代头孢菌素类药物有 10% 的交叉过敏反应率，使用第二代头孢菌素类药物有 2%～3% 的交叉过敏反应率[3]，所以选择备选的阿奇霉素。阿奇霉素为大环内酯类抗菌药物，FDA 原妊娠期药物安全性分级为 B 级，口服生物利用度为 40%[4]；本品的哺乳期药物安全性分级为 L2 级（L2 级：对哺乳母亲用药的有限研究中，无证据显示副作用增加，和 / 或哺乳母亲使用该药有危险的证据很少），乳汁 / 血浆比值不详，转运进入乳汁的量极低，母乳喂养的婴儿暴露量不大可能引起临床相关症状，目前尚无本品经乳汁引起不良反应的报道[5]。阿奇霉素对甲氧西林敏感的金黄色葡萄球菌、凝固酶阴性葡萄球菌和链球菌的敏感率为 30%～60%[6]。在患者对青霉素过敏的情况下，可以选择阿奇霉素。

2）对乙酰氨基酚混悬液：对乙酰氨基酚为非甾体抗炎药，具有很强的解热镇痛作用，可用于缓解多种疾病引起的发热和疼痛症状。本品的口服剂型 FDA 原妊娠期药物安全性分级为 B 级，口服生物利用度 >85%，乳汁 / 血浆比值为 0.91～1.442，哺乳期药物安全性分级为 L1 级（L1 级：许多哺乳母亲用药后未观察到对婴儿的副作用增加。在哺乳期妇女的对照研究中未证实对婴儿有危害，可能对婴儿的危害甚微，或者该药婴儿不能口服吸收利用）。哺乳母亲口服后，仅有少量药物分泌进入乳汁中，可认为剂量太小而不至于有害，目前没有经乳汁导致婴儿不良反应的报道[5]。美国儿科学会和世界卫生组织均认为母亲服用本药期间可以哺乳 [7]。

3）硫酸镁粉：硫酸镁口服可以泻下、利胆，静脉使用可以抗惊厥，外用可以消炎去肿。本品哺乳期药物安全性分级为 L1 级 [5]。静脉给药后乳汁镁浓度仅轻微升高，且婴儿口服镁吸收差，故母亲外敷使用硫酸镁治疗对婴儿血清镁浓度影响小。所以哺乳期妇女可外用硫酸镁热敷。

4）碘甘油：碘甘油为消毒防腐剂，对细菌、真菌和病毒均有杀灭作用 [8]。婴儿吸收后，大剂量碘可使甲状腺功能受到严重抑制 [5]，故每次外用完本品，喂奶时都要清洗乳头。也可每次排乳后以母乳或羊脂膏外涂，并注意母乳喂养时正确含接。

（4）提出用药方案调整 / 建议等：对乙酰氨基酚和硫酸镁的哺乳期用药分级为 L1 级，这类药品在哺乳期妇女的对照研究中没有证实对婴儿有危险，对母乳喂养婴儿的可能危害很小或者婴儿口服该药物后不能吸收利用，是哺乳期用药风险最低的。这两种药物均为对症使用的药物，在热退、不疼、不肿后可以自行停药。阿奇霉素的哺乳期药物安全性分级为 L2 级，有限数量的对哺乳期妇女用药的研究证据显示，药物对婴儿的不良反应没有增加，患者对青霉素过敏，可以选择阿奇霉素，抗菌药物应足量、足疗程使用，推荐使用疗程为 10～14 日。碘甘油外用理论上不影响哺乳，但建议使用后喂奶前清洗乳头；或者不用本品，在每次排乳后以母乳或羊脂膏外涂，并注意母乳喂养时正确含接；也可以使用亲密接触型乳头护罩贴覆盖乳头后再行哺乳，避免乳头反复受损。

3. 针对患者的用药指导和药学宣教

（1）阿奇霉素胶囊：最常见的不良反应包括腹泻 / 稀便、恶心和腹痛。若出现肝炎症状（如发热、乏力、食欲差、皮肤或眼睛发黄、瘙痒、上腹痛等）或皮肤过敏症状，请立即停药就诊。由于食物可减少阿奇霉素胶囊的吸收，所以要求饭前至少一小时或饭后至少两小时服用，应整粒吞服。每日 1 次，每次 2 粒（0.5g）口服。

（2）对乙酰氨基酚混悬液：用药后可能出现皮疹、荨麻疹、药物热及粒细胞减少，极罕见转氨酶升高。如果发热（≥38.5℃）或疼痛持续存在，可间隔 4～6 小时重复用药一次，24 小时内用药不能超过 4 次，由于本品胃肠道刺激较大，请在餐后 15～30 分钟服药。服药期间饮酒可叠加肝损伤，请避免饮酒或饮用含有酒精的饮料。

（3）硫酸镁粉：本品外用极少见到不良反应。可用浓度为 25% 的硫酸镁热敷，每次可用本品 100g 加热水至 400ml 溶解后，放置温度至手可耐受后，用干净的毛巾浸透后敷于患处，每次 20 分钟，每日 3 次。

（4）碘甘油：本品使用时偶见过敏反应。可在喂完奶后，用棉签蘸取少量本品涂于患处，每日 3 次。为防止婴儿吮吸到本品，在喂奶前清洗乳头。

咨询案例（二）

1. 案例详情

主诉　患者 2022 年 6 月 16 日入院后诊断为右侧化脓性乳腺炎。给予头孢唑林和甲硝唑抗感染治疗，住院期间因"右乳肿块核芯针穿刺活检术"，局部麻醉使用利多卡因和肾上腺素，咨询使用这些药物后多久可以哺乳。

既往史　平素体健，无肝炎、结核等传染病史；无高血压、糖尿病、血液病、心脏病、脑血管疾病等慢性疾病史；无手术史、外伤史；无输血史、献血史。

婚育史　28 岁结婚，配偶体健。孕 1 产 1，2022 年 3 月顺产一女活婴，产后至今母乳喂养。无难产、流产及产褥感染史。

体格检查　体温（T）：36.5℃，脉搏（P）：75 次 /min，呼吸（R）：16 次 /min，血压（BP）：105/65mmHg，心律齐，未闻杂音，双肺呼吸音清，未闻及干湿啰音。腹软，无压痛，肝脾肋下未及，双下肢不肿。右乳 2 点钟方向可触及肿块，大小约为 8cm×7cm，边界欠清，质软，活动度一般，局部可触及明显的波动感。

实验室及辅助检查　血常规：白细胞 12.1×10^9/L，中性粒细胞百分比 78.7%，红细胞 4.28×10^{12}/L，血红蛋白 130g/L，血小板 377×10^9/L。C 反应蛋白 17.7mg/L。

2. 用药分析

（1）了解患者信息：追问病史，患者 29 岁，3 个月余前顺产一女活婴，产后 10 日发现右乳肿块，伴发热，体温最高 39℃，伴疼痛，局部无红肿，双乳头无溢液溢血，诊断为哺乳期乳腺炎，给予头孢拉定 0.5g/ 次，每 8 小时 1 次，治疗 3 日后肿块缩小，体温正常，疼痛消失。2 日前发现右乳肿块较前增大，伴发热，体温最高为 38.4℃，服用柴胡口服液 10ml 后体温恢复正常。入院后给予头孢唑林联合甲硝唑注射液治疗，其间因"右乳肿块核芯针穿刺活检术"，局部麻醉使用利多卡因和肾上腺素。

（2）哺乳期乳腺炎的常规治疗方案概述：哺乳期乳腺炎是在各种原因造成的乳汁淤积基础上，引发的乳腺炎症反应，伴或不伴细菌感染。从患者标本中主要分离出的感染性致病菌包括金黄色葡萄球菌等革兰氏阳性菌，而大肠埃希菌等革兰氏阴性菌少见 [2]。当哺乳期妇女被诊断乳腺炎时，治疗原则为保证充分休息，不中断母乳喂养，有效移除乳汁，合理使用抗生素、镇痛药物，必要时适当补液[1]。在取得药物敏感试验结果前，推荐使用耐酶青霉素类、第一代或第二代头孢菌素，备选大环内酯类[1]。如果已发展为乳腺脓肿，超声引导下脓肿穿刺冲洗术已成为哺乳期乳腺脓肿的首选治疗方案，二线方案为小切口置管冲洗引流术，三线方案为乳腺脓肿切开引流术[1]。

（3）评估哺乳期用药情况

1）注射用头孢唑林：头孢唑林为第一代头孢菌素，对敏感的金黄色葡萄球菌等需氧革兰氏阳性球菌有较强的抗菌活性。FDA 原妊娠期药物安全性分级为 B 级，哺乳期药物安全性分级为 L1 级，半衰期为 1.5～2.5 小时，乳汁 / 血浆比值为 0.023，提示本品乳汁转运的量很小，目前没有经乳汁导致婴儿不良反应的报道[5]。美国儿科学会和世界卫生组织认为哺乳期妇女可使用本药[7]。哺乳期妇女使用本药可能对婴儿的潜在影响有过敏反应、肠道菌群失调等[9]。

2）甲硝唑注射液：甲硝唑为硝基咪唑类抗菌药物，对拟杆菌属、梭杆菌属、普雷沃菌属等厌氧菌有高度抗菌活性[10]。FDA 原妊娠期药物安全性分级为 B 级，哺乳期药物安全性分级为 L2 级，乳汁 / 血浆比值为 1.15[5]。本品乳汁中的浓度与母体血药浓度相似，乳儿血药浓度与婴儿治疗浓度接近或相似，世界卫生组织认为哺乳期妇女使用本品时应避免哺乳。本品血清半衰期为 9～11 小时，生物利用度 >80%[4]，建议输液期间停止哺乳，在停药 45～55 小时后恢复哺乳。

3）利多卡因注射液：利多卡因是酰胺类局部麻醉药，FDA 原妊娠期药物安全性分级为 B 级，哺乳期药物安全性分级为 L2 级，乳汁 / 血浆比值为 0.4，半衰期为 1.8 小时，生物利用度 <35%，目前没有经乳汁导致婴儿不良反应的报道[5]。美国儿科学会和世界卫生组织认为哺乳期妇女可使用本药[7]。

4）肾上腺素注射液：肾上腺素是强大的肾上腺素能兴奋药，FDA 原妊娠期药物安全性分级为 C 级，哺乳期药物安全性分级为 L2 级，生物利用度差，除了新生儿早期，其他任何时期都不太可能被婴儿吸收，母亲用药后注意观察婴儿是否有兴奋、睡眠不佳和震颤等表现[5]。肾上腺素注射液说明书提到肌内注射起效迅速且作用持续时间短，作用维持 80 分钟左右[11]。局部麻醉手术共用 0.1mg，能进入婴儿体内的量可忽略。

（4）提出用药方案调整 / 建议等：患者局部麻醉用的利多卡因和肾上腺素不影响哺乳，抗感染用的头孢唑林的半衰期很短，不影响哺乳，甲硝唑建议使用期间停止哺乳，在停药 45～55 小时后恢复哺乳。如需继续哺乳，可停用头孢唑林和甲硝唑，替换使用具有抗厌氧菌活性的头霉素类药物头孢西丁。其哺乳期药物安全性分级为 L1 级，半衰期为 0.7～1 小时，生物利用度极小，目前没有经乳汁导致婴儿不良反应的报道。

3. 对患者的用药指导和药学宣教

（1）注射用头孢唑林：可能会出现腹泻、鹅口疮、呕吐、恶心和胃痉挛等胃肠道不良反应，有可能会出现皮疹、瘙痒和药物热等过敏性反应，局部可能在注射部位发生血栓性静脉炎。每 8 小时 1 次，每次 1g，按时给药，输注期间注意观察，如果出现这些情况，立即告知医生或护士。

（2）甲硝唑注射液：可能会出现恶心、呕吐、腹部不适、腹泻和金属异味等胃肠道不良反应，有可能会出现面肿、多汗、荨麻疹、红斑疹、皮疹及瘙痒等过敏性反应，偶见食欲下降。每 8 小时 1 次，每次 0.4g，按时给药，每次静脉滴注 0.5～1 小时，输注期间注意观察，如果出现这些情况，立即告知医生或护士。

（3）利多卡因注射液：可能会出现嗜睡、感觉异常及肌肉震颤等中枢神经系统的不良反应，也可能引起低血压及心动过缓等，局部麻醉手术时间短，用量不大，一般无明显不适。

（4）肾上腺素注射液：可能会出现心悸、头痛、血压升高、无力、眩晕、呕吐、四肢发凉，有时可有心律失常，用药局部可有水肿、充血等，局麻手术时间短，用量较少 0.1mg，一般无明显不适。

（任艳丽　郭　华）

参 考 文 献

[1] 中国妇幼保健协会乳腺保健专业委员会乳腺炎防治与促进母乳喂养学组. 中国哺乳期乳腺炎诊治指南. 中华乳腺病杂志（电子版），2020，14（1）：10-14.

[2] 王丽滨，杨柳，屈蕾，等. 哺乳期急性乳腺炎病原菌分布及耐药特点. 中国妇幼健康研究，2020，31（8）：1030-1034.

[3] 中华人民共和国国家卫生健康委员会. β内酰胺类抗菌药物皮肤试验指导原则（2021年版）. 中国实用乡村医生杂志，2021，28（5）：1-4.

[4] 国家卫生计生委医政医管局，国家卫生计生委合理用药专家委员会. 国家抗微生物治疗指南. 2 版. 北京：人民卫生出版社，2017.

[5] HALE T W，ROWE H E. 药物与母乳喂养：第 17 版. 辛华雯，杨勇，译. 北京：世界图书出版公司，2020.

[6] GILBERT D N，CHAMBERS H F，SAAG M S，et al. 桑福德抗微生物治疗指南：第 50 版. 范洪伟，译. 50 版. 北京：中国协和医科大学出版社，2020.

[7] American Academy of Pediatrics Committee on Drugs. Transfer of drugs and other chemicals into human milk. Pediatrics，2001，108（3）：776-789.

[8] 碘甘油药品说明书.

[9] BRIGGS G G，FREEMAN R K，TOWER C V，et al. Brigg's drugs in pregnancy and

lactation: a reference guide to fetal and neonatal risk. 12th ed. Philadelphia: Lippincott Williams & Wilkins（LWW），2021.

[10]《抗菌药物临床应用指导原则》修订工作组. 抗菌药物临床应用指导原则. 2015 年版. 北京：人民卫生出版社，2015.

[11] 盐酸肾上腺素注射液药品说明书.

第二节　哺乳期乙型病毒性肝炎

咨询案例

1. 案例详情

主诉　患者因慢性乙型病毒性肝炎（简称为乙型肝炎或乙肝），孕前及妊娠期服用富马酸替诺福韦二吡呋酯片抗病毒治疗，产后需要继续服药，咨询服用该药的情况下是否适宜哺乳。

既往史　无高血压、糖尿病、血液病、心脏病、脑血管疾病等慢性疾病史；行剖宫产术 2 次，无其他手术史、外伤史；无输血史、献血史。2 年余前发现乙型肝炎病毒（hepatitis B virus，HBV）表面抗原（HBsAg）阳性，HBV e 抗原（HBeAg）阳性，HBV-DNA 2×10^7IU/ml，约 1 年半前出现肝功能显著异常，诊断为慢性乙型肝炎，开具富马酸替诺福韦二吡呋酯片抗病毒治疗，妊娠期继续服用该药，监测 HBeAg 阴性，HBV-DNA$< 2 \times 10^2$IU/ml，肝功能恢复正常。

婚育史　26 岁结婚，配偶体健。孕 2 产 1，分别于 2018 年 5 月、2022 年 3 月行剖宫产术。无难产、流产及产褥感染史。

2. 用药分析

（1）了解患者信息：查阅病历资料，患者 2022 年 3 月 21 日入院待产，入院诊断：孕 40 周，瘢痕子宫，孕 2 产 1，慢性乙型肝炎。患者于 2022 年 3 月 23 日行剖宫产术，术后继续服用富马酸替诺福韦二吡呋酯片抗病毒治疗。患者有哺乳意愿，但担心乳汁存在乙肝病毒，病毒通过乳汁传播给婴儿，咨询在目前的疾病状态下，哺乳是否存在感染婴儿的可能性。服用富马酸替诺福韦二吡呋酯对婴儿有无副作用。

（2）哺乳期慢性乙型肝炎的常规治疗方案概述：中国是乙型肝炎病毒（HBV）的中高流行区 [1]，孕产妇中乙型肝炎病毒表面抗原（HBsAg）阳性检出率为 6.3%[2]，部分慢性乙型肝炎患者产后需继续抗病毒治疗。

抗 HBV 药物主要有恩替卡韦、富马酸替诺福韦二吡呋酯（TDF）、富马酸丙酚替诺福韦、替比夫定、干扰素 -α、聚乙二醇干扰素 -α、阿德福韦酯、拉米夫定等。恩替卡韦、TDF、富马酸丙酚替诺福韦可强效抑制病毒复制，改善肝脏炎症，安全性较好，总体耐药率较低，长期应用可显著降低肝硬化并发症和肝细胞癌的发生率，降低肝脏相关和全因死亡率，已成为一线抗乙肝病毒药物，可作为初治患者的首选药物。富马酸丙酚替诺福韦降低了肾损伤、骨密度减少等不良事件的发生率，对于骨质疏松、肾损伤或存在导致肾损伤的危险因素的患者，建议选用该药。干扰素 -α 禁用于肝病失代偿期。阿德福韦酯、拉米夫定、替比夫定等药物由于抗病毒效力低、耐药率高，已少用，不作为一线药物 [1-2]。

多项 TDF 治疗核苷酸类药物经治患者的 48～168 周的研究显示，TDF 用于拉米夫定耐药、阿德福韦酯耐药、恩替卡韦耐药或多药耐药患者的治疗，均可获得 70%～98% 的病毒学应答，且随着治疗时间的延长，病毒学应答率逐渐升高 [1]。TDF 用于预防 HBV 垂直传播时，不增加新生儿出生缺陷。有生育需求的妇女首选强效、不易产生耐药的替诺福韦酯（FDA 原妊娠期药物安全性分级 B 级，哺乳期药物安全性分级 L5）。产后继续应用 TDF，母乳喂养不是禁忌证 [1]。因此，使用 TDF 治疗反应好的育龄妇女，备孕期、妊娠期及哺乳期均不需更换药物。对于哺乳期新出现的乙型肝炎，TDF 也可以作为首选治疗药物之一。富马酸丙酚替诺福韦上市时间短，目前初步的研究结果认为其阻断垂直传播的效果和安全性良好，有望成为阻断 HBV 垂直传播的新选择，尚需要更高级别的循证医学证据 [2]。2021 年在中国上市的富马酸艾米替诺福韦哺乳期妇女用药数据尚十分缺乏。富马酸替诺福韦二吡呋酯、富马酸丙酚替诺福韦、艾米替诺福韦均为母核相同的前药，服药后在体内先水解为替诺福韦，然后通过细胞酶的磷酸化作用形成有活性的二磷酸替诺福韦。

有生育需求的妇女应避免使用恩替卡韦（FDA 原妊娠期药物安全性分级 C 级，哺乳期药物安全性分级 L4）和阿德福韦酯（FDA 原妊娠期药物安全性分级 C 级，哺乳期药物安全性分级 L4），因其对胎儿存在潜在的严重不良影响或致畸作用；对已经使用恩替卡韦或阿德福韦酯者，建议在妊娠前换为 TDF。目前还没有恩替卡韦转运至人乳中的资料，在啮齿动物的乳汁中有发现。药品说明书建议在母乳喂养时应谨慎使用这种药物。由于恩替卡韦半衰期长，分子量小，口服吸收良好，体内极少代谢，预测可能随乳汁排泄，不推荐使用恩替卡韦的哺乳期妇女哺乳。哺乳期妇女使用阿德福韦酯期间也应该避免哺乳。因此，恩替卡韦、阿德福韦酯不是孕妇、哺乳期妇女的最佳选择。由于拉米夫定和替比夫定易产生耐药，也不是哺乳期用药的适宜选择，已使用拉米夫定（FDA 原妊娠期药物安全性分级 C 级，哺乳期药物安全性分级 L5）或替比夫定者（FDA 原妊娠期药物安全性分级 B 级，哺乳期药物安全性分级 L3），最好换为 TDF。

干扰素 -α 的 FDA 原妊娠期药物安全性分级 C 级，干扰素 α-2b 哺乳期药物安全性分级 L3。使用干扰素 -α 期间，禁忌妊娠，必须采取避孕措施，聚乙二醇干扰素 -α 停药后 6 个月可妊娠。美国儿科学会认为哺乳期妇女可使用，但国内干扰素 -α 药品说明书不建议哺乳期妇女使用。《药物与母乳喂养（第17 版）》指出，干扰素类药物不易进入母乳，乳汁中药物浓度非常低，没有经乳汁导致婴儿不良反应的报道。如哺乳期妇女确需使用干扰素 -α 抗 HBV 感染，母乳喂养对婴儿的风险并不高。

接种乙型肝炎疫苗是预防新生儿 HBV 感染最有效的方法。感染 HBV 的孕妇分娩后，其娩出婴儿应尽快［在 12 小时内（越快越好）］接受乙肝疫苗和乙肝免疫球蛋白联合免疫，联合免疫后母乳喂养不增加婴儿的 HBV 感染率 [2]。虽然 HBsAg 阳性孕妇的乳汁存在病毒，但母乳喂养不增加额外的 HBV 垂直传播风险，这与新生儿出生后立即免疫预防有关，也可能与母乳能与 HBsAg 结合有关。无须检测乳汁 HBV-DNA 水平 [3]。新生儿出生后 12 小时内完成免疫预防，具有免疫力，乳头皲裂或损伤出血、婴儿口腔溃疡或舌系带剪开造成口腔损伤等，均可哺乳 [3]。目前患者经过抗病毒治疗，病毒载量已非常低，HBeAg 转阴，且婴儿经过联合免疫，母乳喂养不增加婴儿 HBV 病毒感染率 [4]，已具备哺乳条件，可以母乳喂养。

（3）评估哺乳期用药情况：TDF 的适应证为 HIV-1 感染、慢性乙型肝炎。TDF 药品说明书 [5] 中"孕妇及哺乳期妇女用药"项未注明 HBV 感染的哺乳期妇女接受 TDF 治疗中母乳喂养对婴儿的风险。有哺乳期妇女使用 TDF 后婴儿出现腹泻的报道 [6]。

TDF 哺乳期用药分级为：L5- 有限数据 - 母亲存在 HIV 感染时有危险。《药物与母乳喂养（第 17 版）》指出，TDF 被划分为 L5 级是基于母亲感染 HIV 后母乳喂养对婴儿的影响，而不是基于药物对婴儿的影响。TDF 的相对婴儿剂量（RID）仅 0.02%～0.03%，没有经乳汁引起婴儿不良反应的报道 [7]。2014 年的一项研究对妊娠期使用替诺福韦预防乙型肝炎传播进行了评估，母亲产后接受该药物治疗 12 周，36 例母乳喂养的婴儿未发生不良事件 [7]。研究显示，婴儿经母乳而吸收的 TDF 的血药浓度远低于妊娠期服药者的宫内暴露浓度 [8]。孕妇产后短期服药，以母乳喂养新生儿，新生儿一般无额外的不良反应。目前，服用 TDF 的母亲母乳喂养对婴儿是否产生不良影响的研究资料有限，但结合母乳喂养的益处和婴儿曾经长期宫内暴露于药物未产生严重不良影响,可考虑母乳喂养,同时须密切观察药物对婴儿是否存在不良影响[9]。《阻断乙型肝炎病毒母婴传播临床管理流程（2021 年）》指出,以治疗乙肝为目的而服用抗病毒药物治疗的孕妇,分娩后应继续用药,如果服用 TDF 治疗,因 TDF 在乳汁中的药物含量很少,故婴儿可以接受母乳喂养。

因此,综合分析,本例患者母乳喂养对婴儿的风险很低,建议母乳喂养。但也要注意监测婴儿的生长发育情况、有无腹泻、呕吐等可能相关的不良反应。如考虑婴儿出现了药物相关不良反应,则应停止母乳喂养。

对于 HBeAg 阳性慢性乙肝患者,如治疗 1 年时 HBV-DNA 转阴、转氨酶复常、HBeAg 血清学转换,继续巩固治疗 3 年,每 6 个月复查不变者,可考虑停药,延长疗程可减少复发[10]。

（4）提出用药方案调整 / 建议等:患者在妊娠期、哺乳期使用 TDF 抗乙肝病毒感染,治疗反应良好,暂未出现显著或严重的药物不良反应,药物应用是十分适宜的,目前不需要调整用药方案。在哺乳期服用 TDF 治疗期间,若出现病毒学突破,则考虑更换为恩替卡韦口服治疗,或替诺福韦酯与恩替卡韦联合使用[1]。

3. 针对患者的用药指导和药学宣教

（1）母乳喂养对产妇和婴儿的益处很多。婴儿已经采取了适当的免疫预防措施后,在没有乳头皲裂、出血、病变的情况,应坚持母乳喂养,母乳喂养不会导致 HBV 垂直传播。

（2）慢性乙肝患者所生的孩子应在完成乙肝全程免疫接种 1～2 个月后,检测 HBV 血清学标志物,建议采用定量检测方法。

（3）替诺福韦酯安全性和耐受性良好,常见的一般不良反应主要为腹泻、恶心、呕吐、皮疹、低磷血症、乏力等。要注意及时发现少见、罕见的严重不良反应,如肾功能不全、低磷性骨病、乳酸酸中毒、严重脂肪性肝肿大等,治疗中每 3～6 个月监测血常规、肝脏生化指标、HBV-DNA、HBV 血清学标志物、血肌酐、肌酸激酶等[11]。

（4）注意监测婴儿有无出现药物不良反应,观察婴儿有无腹泻、呕吐、失眠等情况,监测婴儿的生长发育。

（5）每日固定时间服药 1 次,每次服用 300mg,不受饮食影响。切记不可突然自行停药,避免漏服药物。

（6）中止富马酸替诺福韦酯治疗后,至少密切监测肝功能数月。

（任艳丽　郭　华）

参 考 文 献

[1] 中华医学会肝病学分会, 中华医学会感染病学分会. 慢性乙型肝炎防治指南（2022 年版）. 中华临床感染病杂志, 2022, 15（6）: 401-427.

[2] 中国肝炎防治基金会, 中华医学会感染病学分会, 中华医学会肝病学分会. 阻断乙型肝炎病毒母婴传播临床管理流程（2021 年）. 中华传染病杂志, 2021, 39（3）: 139-144.

[3] 中华医学会妇产科学分会产科学组, 中华医学会围产医学分会. 乙型肝炎病毒母婴传播预防临床指南（2020）. 中华妇产科杂志, 2020, 55（5）: 291-299.

[4] 王玥琦, 潘禹辰, 陶雪蓉, 等. 携带乙型肝炎病毒孕妇血清标志物模式, 病毒载量和肝功能在母婴传播中的风险评估. 国际流行病学传染病学杂志, 2021, 48（1）: 7-12.

[5] 富马酸替诺福韦二吡呋酯片药品说明书.

[6] NOGUCHI L M, MONTGOMERY E T, BIGGIO J R et al. Detectable tenofovir levels in breastfeeding infants of mothers exposed to topical tenofovir. Antimicrob Agents Chemother, 2016, 60（9）: 5616-5619.

[7] HALE T W, ROWE H E. 药物与母乳喂养: 第 17 版. 辛华雯, 杨勇, 译. 北京: 世界图书出版公司, 2020.

[8] 周乙华, 胡娅莉. 我国预防乙型肝炎母婴传播的进展和亟待研究的问题. 中华围产医学杂志, 2018, 21（8）: 505-509.

[9] KUMAR M, ABBAS Z, AZAMI M, et al. Asian Pacific association for the study of liver （APASL）guidelines: hepatitis B virus in pregnancy. Hepatol Int, 2022, 16（2）: 211-253.

[10] 贾继东, 侯金林, 魏来, 等.《慢性乙型肝炎防治指南（2019 年版）》新亮点. 中华肝脏病杂志, 2020, 28（1）: 21-23.

[11] 中华医学会, 中华医学会杂志社, 中华医学会全科医学分会, 等. 慢性乙型肝炎基层诊疗指南（实践版·2020）. 中华全科医师杂志, 2021, 20（3）: 281-289.

第三节　哺乳期异位妊娠

咨询案例（一）

1. 案例详情

主诉　患者 2022 年 3 月 4 日咨询药师, 自述因异位妊娠做手术, 手术期间使用甲氨蝶呤等多种药物, 由于处于哺乳期, 询问药物对哺乳的影响, 是否还可以继续哺乳。

既往史　平素体健, 无肝炎、结核等传染病史; 无高血压、糖尿病、血液病、心脏病、脑血管疾病等慢性疾病史；无手术史、外伤史；无输血史、献血史。

婚育史 28 岁结婚，配偶体健。孕 2 产 1，于 2021 年 9 月足月顺娩一女活婴，现体健，产后母乳喂养。无难产、流产及产褥感染史。

2. 用药分析

（1）了解患者信息：追问病史，患者 30 岁，体重 60kg，身高 166cm。于 2022 年 3 月 1 日以"下腹间断坠痛 5 日，加重 3 小时"为主诉急诊入院。入院后完善检查，血清 β-HCG 为 4 366IU/L，彩超提示：左侧卵巢旁可见一大小约为 16mm×14mm 的混合回声区，内可见 7mm×6mm 孕囊，内可见卵黄囊。于当日夜间行"腹腔镜下左侧输卵管妊娠胚物清除术"，术中诊断为"左侧输卵管妊娠"。手术麻醉使用七氟烷（5%）、瑞芬太尼（250μg/h）、右美托咪定（5μg/h），术中输卵管局部注射甲氨蝶呤 50mg，围手术期预防感染使用头孢唑林（1g/次，静脉滴注，每 8 小时 1 次）共 48 小时，术后至今使用奥美拉唑（40mg/次，静脉滴注，每日 1 次），昂丹司琼（4mg/次，静脉滴注，每日 1 次）。患者产后母乳喂养，3 月 1 日来院后暂停哺乳。术后恢复良好，术后第 2 日复查 β-HCG 为 679IU/L，患者想继续哺乳，咨询使用这些药物对哺乳是否有影响。

（2）哺乳期异位妊娠的手术治疗概述：异位妊娠的手术治疗，根据是否保留患侧输卵管分为保守手术和根治手术。保守手术适用于有生育要求的年轻妇女，特别是对侧输卵管已切除或有明显病变者。输卵管妊娠行保守手术后，残余滋养细胞有可能继续生长，再次发生出血，引起腹痛等，称为持续性异位妊娠，发生率约为 3.9%～11.0%。术后应密切监测血 β-HCG 水平，每周复查一次，直至正常水平。根治手术适用于无生育要求的输卵管妊娠、内出血并发休克的急症患者；目前的循证依据支持，对侧输卵管正常患者行患侧输卵管切除术[1]。

手术治疗适用于：①生命体征不稳定或有腹腔内出血征象者；②异位妊娠有进展者（如血 β-HCG＞3 000U/L 或持续升高、有胎心搏动、附件区大包块等）；③随诊不可靠者；④药物治疗禁忌证或无效者；⑤持续性异位妊娠者[1]。

根据 UpToDate 中"异位妊娠的治疗选择"[2]，哺乳期异位妊娠患者禁用甲氨蝶呤，哺乳期异位妊娠属于药物治疗的禁忌证，这类患者更适合选择手术治疗。

（3）评估哺乳期用药情况

1）注射用甲氨蝶呤：哺乳期药物安全性分级为 L4，分子量为 454，少量甲氨蝶呤可随乳汁排泄，乳汁/血浆比值＞0.08，相对婴儿剂量为 0.13%～0.95%[3]。由于本药可能在婴儿组织内蓄积，对其有潜在的严重不良影响（包括骨髓抑制），美国儿科学会在 2001 年发布的声明中建议，哺乳期应该避免使用甲氨蝶呤[4]。

研究资料显示，母亲使用小剂量甲氨蝶呤时，婴儿通过乳汁摄入的药物剂量非常小。1972 年的一项案例报道 [5]，母亲每日口服甲氨蝶呤 22.5mg，用药后 2 小时，甲氨蝶呤在母乳中的浓度是 2.6µg/L，母乳 / 血浆比值是 0.08。口服后的最初 12 小时内，母乳中的甲氨蝶呤累积量只有 0.32µg。2018 年的一项案例报道 [6]，1 例女性从产后第 5 日开始使用甲氨蝶呤 1.12mg/（kg•d），持续 4 日，治疗第 2 日收集 24 小时的乳汁样本，测得甲氨蝶呤的平均乳汁浓度为 8.6ng/ml，相对婴儿剂量为体重校正母体剂量的 0.011%。另一项案例报道 [7]，母亲每周一次使用甲氨蝶呤 25mg，根据用药后母乳药物浓度，估计婴儿平均剂量为 3.4µg/（kg•d），且婴儿持续母乳喂养，未观察到相关不良反应。

虽然甲氨蝶呤在人类乳汁中的浓度非常低，但由于药物的毒性，以及对于新生儿胃肠细胞的影响未知，最佳的做法是在用药后一段时间将乳汁吸出，暂停哺乳。当母亲单次用药（比如用于异位妊娠时 50mg/m²）或者每周使用 1 次（如治疗风湿性关节炎时），至少暂停哺乳 24 小时。当使用剂量非常高（＞75mg）或经常用药（超过每周 1 次）时，可考虑暂停哺乳 4 日 [3]。药品说明书建议女性在甲氨蝶呤治疗期间和最终剂量后 1 周内不要母乳喂养 [8]。

2）吸入用七氟烷：哺乳期药物安全性分级为 L3，分子量为 200，蛋白结合率为 0[3]。该药分子量较低且可进入母体血液，预计可随乳汁排泄，但目前尚没有研究乳汁中七氟烷水平的文献。七氟烷清除迅速，乳汁中的药物浓度低于其他吸入麻醉药物。在麻醉后 24 小时，乳汁中的药物浓度可能没有临床意义 [9]。中国药品说明书推荐给药后 48 小时不要哺乳，并弃用在此期间的乳汁 [9]。

3）注射用盐酸瑞芬太尼：哺乳期药物安全性分级为 L3，分子量为 412，蛋白结合率为 70%，半衰期为 10～20 分钟，口服生物利用度很低 [3]。动物实验中，大鼠的乳汁中可以发现瑞芬太尼，但目前还缺乏人体中本品转运至乳汁的数据。因药物分子量较低（412），脂溶性较高，预计可通过人类乳汁排泄。根据药代动力学参数，瑞芬太尼消除半衰期短，剖宫产或其他外科手术时使用，对几个小时后开始或继续母乳喂养的新生儿无显著风险 [10]。临床研究发现，哺乳期妇女外科手术时使用瑞芬太尼，未观察到婴儿镇静 [11]。

4）盐酸右美托咪定注射液：哺乳期药物安全性分级为 L4，分子量为 236.7，蛋白结合率为 94%，半衰期为 2 小时，口服生物利用度为 16%～82%[3]。极少量的药物可随乳汁排泄，哺乳期妇女应慎用，可考虑吸出用药后 10 小时（约 5 个半衰期）内的母乳并丢弃以减少婴儿暴露，并监测婴儿是否出现易激惹 [12]。

5）注射用头孢唑林钠：哺乳期药物安全性分级为 L1，分子量为 476.5，蛋白结合率为 74%～86%，半衰期为 1.5～2.5 小时，乳汁 / 血浆比值为 0.023，相对婴儿剂量为 0.8%，口服生物利用度极低[3]。头孢唑林经乳汁转运的量很少，婴儿从母乳中摄入头孢唑林的理论剂量为一日 24～230μg/kg 或母体剂量的 0.14%～0.7%[13]。当哺乳期妇女使用头孢唑林 500mg/ 次，肌内注射，每日 1～3 次，婴儿的血药浓度低于检测范围[14]。尽管药物在婴儿体内水平很低，仍要考虑通过乳汁摄入药物对婴儿的潜在影响：肠道菌群改变、直接影响、干扰发热患儿细菌培养结果的解释[10]。2001 年，美国儿科学会将头孢唑林归类为与母乳喂养相容。

6）注射用奥美拉唑钠：哺乳期药物安全性分级为 L2，分子量为 345，蛋白结合率为 95%，半衰期为 1 小时，相对婴儿剂量为 1.1%，口服生物利用度为 30%～40%[3]。奥美拉唑可随乳汁排泄，当母亲每日接受 20mg 奥美拉唑治疗时，推测哺乳婴儿摄入奥美拉唑的最大剂量为 3μg/(kg•d)[15]。奥美拉唑对酸极不稳定，pH 低于 4 时，其半衰期为 10 分钟[16]。几乎所有经乳汁摄入的奥美拉唑很可能在吸收之前即在婴儿胃中被破坏。当给予治疗剂量的药物时，不大可能会对儿童造成影响[17]。

7）盐酸昂丹司琼注射液：哺乳期药物安全性分级为 L2，分子量为 365.9，蛋白结合率为 70%～76%，半衰期为 3～4 小时，口服生物利用度为 60%，分布容积为 2.3L/kg[3]。动物实验中，昂丹司琼可随大鼠乳汁排泄，但尚无转运至人乳的数据。基于昂丹司琼较短的半衰期、较大的分布容积以及中等的口服生物利用度，推测婴儿通过乳汁摄入的剂量相对较少[3]。对婴儿的监护包括：镇静、烦躁、腹泻或便秘、尿潴留。

（4）提出用药方案调整 / 建议等：该患者所使用的药物中，影响最大的是细胞毒性药物甲氨蝶呤。其哺乳期药物安全性分级为 L4，由于可能在婴儿组织内蓄积，对婴儿有潜在的严重不良影响（包括骨髓抑制）。但该患者使用剂量为 50mg，如果监测 β-HCG 下降良好，后期可不再使用。单次使用甲氨蝶呤，其在母乳中的浓度非常低，至少用药后 24 小时暂停哺乳。考虑安全因素，建议遵从 FDA 说明书，用药后 1 周内不得哺乳。恢复哺乳后观察婴儿是否出现呕吐、腹泻以及呕吐物、粪便或尿液中是否有血。若出现异常需暂停哺乳，必要时监测血常规、肝肾功能等实验室指标。

三种麻醉药仅在手术当日使用，七氟烷需要暂停哺乳 48 小时，右美托咪定需要暂停哺乳 10 小时，患者 3 月 4 日咨询时已超过这个时间区间；瑞芬太尼的消除半衰期更短，未观察到对母乳喂养婴儿的影响。

头孢唑林的哺乳期药物安全性分级为 L1，术后第 2 日即停药，根据半衰期 1.5～2.5 小时，患者恢复哺乳时对婴儿产生影响的可能性很小。奥美拉唑和昂丹司琼的哺乳期药物安全性分级均为 L2，风险等级不高，咨询当日是术后第 3 日,药师建议停用两药。

综上所述,患者所用药物中,风险最高的是甲氨蝶呤,由于是单次用药,且使用剂量不高,建议停药 1 周后恢复哺乳,并注意监测乳儿的不良反应。

3. 针对患者的用药指导和药学宣教　注射用甲氨蝶呤:甲氨蝶呤是一种抗肿瘤药物,虽然使用剂量较小,仍然可能出现细胞毒性药物的不良反应。常见不良反应包括骨髓抑制、胃肠道反应、口腔黏膜改变、肝肾功能损害等。患者用药后,应注意清淡饮食,避免食用太过坚硬、难以消化的食物,三餐后使用醋酸氯己定溶液漱口,保持口腔清洁。监测是否出现口腔溃疡、腹泻,如出现及时就医,给予对症处理。定期复查血常规及肝肾功能等指标,监测是否出现骨髓抑制或肝肾功能损害等。一般在用药后的 2 周,不良反应较重,之后会逐渐缓解。

咨询案例(二)

1. 案例详情

主诉　患者 2022 年 7 月 15 日咨询药师,自述因异位妊娠在我院妇科行保守治疗,治疗期间使用甲氨蝶呤、米非司酮等药物,由于目前处于哺乳期,询问药物对哺乳的影响,是否还可以继续哺乳。

既往史　平素体健,无肝炎、结核等传染病史;无高血压、糖尿病、血液病、心脏病、脑血管疾病等慢性疾病史;2021 年 6 月行剖宫产术,无外伤史;无输血史、献血史。

婚育史　24 岁结婚,配偶体健。孕 2 产 1,于 2021 年 6 月剖宫产一女婴,现体健,产后一直母乳喂养。无难产、流产及产褥感染史。

2. 用药分析

(1)了解患者信息:追问病史,患者 28 岁,体重 65kg,身高 155cm。2022 年 7 月 5 日以“阴道少量出血 12 日,伴下腹部不适”为主诉入院。入院后完善检查,血清 β-HCG 为 134.4IU/L,彩超提示:右附件区可及范围约 19mm×11mm 的不均质包块,内可及范围约 3mm×2mm 的无回声区,可及血流信号。根据症状、体征及实验室检查结果,考虑异位妊娠。与患者充分沟通后,选择保守治疗,并告知不能再哺乳。7 月 5 日开始使用氨甲环酸注射液 1g/ 次,静脉滴注,每日 1 次。7 月 6 日给予第一剂注射用甲氨蝶呤 83mg,肌内注射,同时口服米非司酮胶囊 10mg/ 次,每日 1 次。7 月 9 日、7 月 12 日复查血清 β-HCG,分别为 232IU/L、261IU/L。由于 β-HCG 值上升,于 7 月 9 日、7 月 12 日分别给予第二剂、第三剂甲氨蝶呤,剂量为 83mg/ 次,肌内注射。7 月 15 日复查血清

β-HCG 为 149IU/L。

总结患者住院期间的详细用药信息，见表 3-3-1。患者选择保守治疗时，已告知其需要终止哺乳。治疗期间，患者自己将乳汁吸出，丢弃。目前，患者想继续哺乳，咨询是否能继续哺乳，使用这些药物对哺乳有哪些影响。

表 3-3-1 患者住院期间的详细用药信息

日期	药物名称	用法用量
7月5日—7月7日	氨甲环酸注射液	1g/次，静脉滴注，每日1次
7月6日—7月15日	米非司酮胶囊	10mg/次，口服，每日1次
7月6日 7月9日 7月12日	注射用甲氨蝶呤	83mg/次，肌内注射，1次

（2）哺乳期异位妊娠的保守治疗概述：保守治疗主要采用化学药物治疗，常用甲氨蝶呤，治疗机制是抑制滋养细胞增生，破坏绒毛，使胚胎组织坏死、脱落、吸收。用药方案包括全身用药和局部用药。甲氨蝶呤全身用药方案包括两种，一种剂量为 0.4mg/(kg·d)，肌内注射，5 日为 1 个疗程；另一种单次给药，肌内注射 50mg/m²，在治疗第 4 日和第 7 日测血 β-HCG，若治疗后 4~7 日血 β-HCG 下降 <15%，应重复治疗，然后每周测血 β-HCG，直至 β-HCG 降至 5U/L，一般需 3~4 周。若用药后 14 日血 β-HCG 下降并连续 3 次阴性，腹痛缓解或消失，阴道流血减少或停止者为显效。若病情无改善，甚至发生急性腹痛或输卵管破裂症状，则应立即进行手术治疗。局部用药采用超声引导下穿刺或在腹腔镜下将甲氨蝶呤直接注入输卵管的妊娠囊内[1]。

保守治疗的适应证[1]：①无药物治疗的禁忌证；②输卵管妊娠未发生破裂；③妊娠囊直径 <4cm；④血 β-HCG < 2 000U/L；⑤无明显内出血。

根据 UpToDate 中"异位妊娠的治疗选择"[2]，哺乳期异位妊娠患者禁用甲氨蝶呤，属于药物治疗的禁忌证。患者可根据病情选择手术治疗或期待治疗（适用于病情稳定、血清 HCG 水平较低 <1 500U/L 且呈下降趋势者）。

（3）评估哺乳期用药情况

1）注射用甲氨蝶呤：哺乳期药物安全性分级为 L4，分子量为 454，少量甲氨蝶呤可随乳汁排泄，乳汁/血浆比值 >0.08，相对婴儿剂量为 0.13%~0.95%[3]。由于本药可能在婴儿组织内蓄积，对其有潜在的严重不良影响（包括骨髓抑制），美国儿科学会在 2001 年发布的声明建议，哺乳期应该避免使用甲氨蝶呤[4]。

哺乳期妇女使用注射用甲氨蝶呤后，最佳的做法是在用药后一段时间将乳汁吸出，暂停哺乳。当母亲单次用药（比如用于异位妊娠时 50mg/m²）或者每周使用 1 次（如治疗风湿性关节炎）时，至少暂停哺乳 24 小时。当使用剂量非常高（> 75mg）或经常用药（超过每周 1 次）时，可考虑暂停哺乳 4 日 [3]。在甲氨蝶呤治疗期间和最终剂量后 1 周内不要母乳喂养 [8]。

2）米非司酮胶囊：哺乳期药物安全性分级为 L3，分子量为 429.5，蛋白结合率为 99.2%，半衰期为 20～85 小时，口服生物利用度为 69% [3]。米非司酮可少量转运至母乳中，尤其是当使用低剂量时。在 12 例接受口服 200mg 或 600mg 米非司酮的妇女中，乳汁中含量从不能检出（< 0.013μmol/L）到 0.913μmol/L 不等，乳汁 / 血清比值在 < 0.013∶1 到 0.042∶1 不等，相对婴儿剂量最高值为 1.5% [18]。哺乳期妇女使用本药流产或紧急避孕时无须停止哺乳 [18]，但可考虑暂时中断哺乳 5～7 日 [19]。

3）氨甲环酸注射液：哺乳期药物安全性分级为 L3，分子量为 157.2，蛋白结合率为 3%，半衰期为 11 小时，口服生物利用度为 45% [3]。氨甲环酸可随乳汁排泄，乳汁中的药物浓度约为母体血清浓度的 1% [3]。但研究表明，哺乳期妇女使用本药对婴儿无长期不良影响 [20]。尽管如此，建议哺乳期妇女使用氨甲环酸应权衡利弊。

（4）提出用药方案调整建议等：甲氨蝶呤为细胞毒性化疗药物，哺乳期药物安全性分级为 L4，由于可能在婴儿组织内蓄积，对婴儿有潜在的严重不良影响（包括骨髓抑制），可能会干扰婴儿的细胞代谢 [4]。该患者每 3 日用药一次，使用剂量为 50mg/m²，共用药 3 次。虽然甲氨蝶呤在母乳中的浓度非常低，但是该患者每次使用剂量 > 75mg，且超过每周 1 次使用，药物有可能通过乳汁影响婴儿的胃肠细胞或血液细胞，建议患者应该完全停止哺乳。如果哺乳意愿非常强烈，建议遵从 FDA 说明书，用药后至少 1 周内不得哺乳，或暂停哺乳更长的时间。恢复哺乳后观察婴儿是否出现呕吐、腹泻以及呕吐物、粪便或尿液中是否有血。若出现异常需暂停哺乳，必要时监测血常规、肝肾功能等实验室指标。

米非司酮哺乳期药物安全性分级为 L3，但乳汁中浓度较低，根据药物的半衰期，停药后至少 1 周再恢复哺乳。氨甲环酸一共用药 3 日，半衰期为 11 小时，对婴儿无长期不良影响，相对风险较低。

综上所述，患者所用药物中，风险最高的是甲氨蝶呤，由于多次用药，且使用剂量相对较高，建议患者完全停止哺乳。如哺乳意愿非常强烈，立即停用米非司酮，停药至少 1 周恢复哺乳，也可暂停更长的时间。恢复哺乳后注意监测婴儿的不良反应。

3. 针对患者的用药指导和药学宣教

（1）注射用甲氨蝶呤：甲氨蝶呤是一种抗肿瘤药物，常见不良反应包括骨髓抑制、胃肠道反应、口腔黏膜改变、肝肾功能损害等。患者用药后，应注意清淡饮食，避免食用太过坚硬、难以消化的食物，三餐后使用醋酸氯己定溶液漱口，保持口腔清洁。监测是否出现口腔溃疡、腹泻，如出现及时就医，给予对症处理。定期复查血常规及肝肾功能等指标，监测是否出现骨髓抑制或肝肾功能损害等。一般在用药后的 2 周，不良反应较重，之后会逐渐缓解。

（2）该患者有再生育的要求，建议停止甲氨蝶呤治疗与再次受孕之间有一定的间隔时间，但是对于具体的最佳间隔时间，不同资料的推荐有差异。药品说明书推荐[8]，患者在治疗结束后至少 6 个月内都应该避孕并采取可靠有效的避孕措施。《输卵管妊娠诊治的中国专家共识》建议患者在接受甲氨蝶呤治疗异位妊娠时，最后一次剂量后至少间隔 3 个月再妊娠[21]。甲氨蝶呤治疗不会对患者的后续生育结局或卵巢储备功能产生不良影响[22]。

（任艳丽　郭　华）

参 考 文 献

[1] 谢幸，孔北华，段涛. 妇产科学. 9 版. 北京：人民卫生出版社，2018.

[2] TULANDI T. Ectopic pregnancy：Choosing a treatment. [2023-11-22]. https://www.uptodate.com/contents/ectopic-pregnancy-choosing-a-treatment.

[3] HALE T W. Hale's Medications & Mothers' Milk. 18th ed. New York：Springer Publishing Company，2019.

[4] American Academy of Pediatrics Committee on Drugs. Transfer of drugs and other chemicals into human milk. Pediatrics，2001，108（3）：776-789.

[5] JOHNS D G，RUTHERFORD L D，LEIGHTON P，et al. Secretion of methotrexate into human milk. Am J Obstet Gynecol，1972，112（7）：978-980.

[6] BAKER T，DATTA P，REWERS-FELKINS K，et al. High-dose methotrexate treatment in a breastfeeding mother with placenta accreta：a case report. Breastfeed Med，2018，13（6）：450-452.

[7] THORNE J C，NADARAJAH T，MORETTI M，et al. Methotrexate use in a breastfeeding patient with rheumatoid arthritis. J Rheumatol，2014，41（11）：2332.

[8] 甲氨蝶呤注射液药品说明书.

[9] 吸入用七氟烷药品说明书.

[10] BRIGGS G G，FREEMAN R K，TOWER C V，et al. Brigg's drugs in pregnancy and lactation：a reference guide to fetal and neonatal risk. 12th ed. Philadelphia：Lippincott

Williams & Wilkins (LWW)，2021.

[11] OLUFOLABI A J，BOOTH J V，WAKELING H G，et al. A preliminary investigation of remifentanil as a labor analgesic. Anesth Analg，2000，91（3）：606-608.

[12] 盐酸右美托咪定药品说明书.

[13] ATKINSON H C，BEGG E J，DARLOW B A. Drugs in human milk. Clinical pharmacokinetic considerations. Clin Pharmacokinet，1988，14（4）：217-240.

[14] VON KOBYLETZKI D，REITHER K，GELLEN J，et al. Pharmacokinetic studies with cefazolin in obstetrics and gynecology. Infection，1974，2（Suppl）：60-67.

[15] MARSHALL J K，THOMPSON A B，ARMSTRONG D. Omeprazole for refractory gastroesophageal reflux disease during pregnancy and lactation. Can J Gastroenterol，1998，12（3）：225-227.

[16] PILBRANT A，CEDERBERG C. Development of an oral formulation of omeprazole. Scand J Gastroenterol Suppl，1985，108：113-120.

[17] 注射用奥美拉唑钠药品说明书.

[18] SÄÄV I，FIALA C，HAMALAINEN J M，et al. Medical abortion in lactating women-low levels of mifepristone in breast milk. Acta Obstet Gynecol Scand，2010，89（5）：618-622.

[19] 米非司酮片药品说明书.

[20] GILAD O，MERLOB P，STAHL B，et al. Outcome following tranexamic acid exposure during breastfeeding. Breastfeed Med，2014，9（8）：407-410.

[21] 王玉东，陆琦. 输卵管妊娠诊治的中国专家共识 [J]. 中国实用妇科与产科杂志，2019，35（7）：780-787.

[22] RCOG/AEPU. Green-top guideline No.21：diagnosis and management of ectopic pregnancy. BJOG，2016，123（13）：e15-e55.

第四节　哺乳期感冒

咨询案例（一）

1. 案例详情

主诉　患者发热、咽痛、乏力 2 日，门诊诊断：急性上呼吸道感染，予布洛芬片、头孢克洛片、蒲地蓝消炎口服液治疗，服药后能否哺乳。

实验室及辅助检查　手指采血血常规：白细胞 12.4×10^9/L，中性粒细胞百分比 86.5%，血小板 186×10^9/L，血红蛋白 112g/L。

2. 用药分析

（1）了解患者信息：追问病史，患者 2 日前受凉后出现咳嗽、流涕、头痛、乏力，昨日出现咽痛、咳黄痰，发热，最高体温 38.4℃。外院就诊诊断：上呼吸道感染，处方开具布洛芬片 0.2g/ 次，每日 3 次；头孢克洛片 0.25g/ 次，每日 3 次；蒲地蓝口服液 10ml/ 次，每日 3 次。目前哺乳期，分娩后 3 月余，婴儿足月产。

（2）上呼吸道感染的常规治疗：急性上呼吸道感染包括鼻、咽和喉部等呼吸道黏膜发生的炎症反应，狭义的上呼吸道感染指普通感冒[1]，多数由病毒感染引起，少数由细菌感染引起或在病毒感染的基础上继发细菌感染，最常见的细菌为 A 组链球菌[1-2]。治疗原则以休息、多饮水、对症处理等措施为主，一般无须积极抗病毒治疗和使用抗菌药物[3]。轻症患者一般无须治疗。中至重度症状患者以对症治疗为主[3-4]：①解热镇痛药，如对乙酰氨基酚、布洛芬，用于有头痛、发热、肌肉酸痛等症状者；②抗组胺药 / 减轻充血剂复方制剂，用于流涕、鼻塞、鼻黏膜充血、咽痛等症状者；③镇咳药，如右美沙芬，用于咳嗽症状明显者；④祛痰药，如乙酰半胱氨酸、愈创甘油醚，用于有痰者；⑤鼻内或吸入性制剂，如色甘酸钠或异丙托溴铵改善感冒症状。

哺乳期妇女使用药物时常担心药物进入乳汁对婴儿产生危害，影响药物分泌到乳汁的因素有：药物分子量，药物脂溶性，药物蛋白结合率和药物在母亲血浆中的浓度。评估哺乳期用药风险的主要指标之一是相对婴儿剂量（RID），即婴儿从母乳中摄取的剂量[mg/（kg•d）]与母亲使用剂量[mg/（kg•d）]的百分比[5-6]，理论上认为药物的 RID＜10% 在哺乳期使用是相对安全的[6]。哺乳与用药的关键点[7]：①非必要时，尽量避免使用药物；②选用药物 RID＜10% 的，药物在哺乳期使用相对安全；③评估婴儿的用药风险，早产儿和新生儿风险相对较高，大龄婴儿因为代谢能力相对完善用药风险较低；④批准可安全用于儿科的药物，用药风险较低。

（3）评估哺乳期用药情况

1）布洛芬片：具有退热、止痛的作用，哺乳期药物安全性分级为 L1 级，认为哺乳期使用该药是安全的。有研究显示，哺乳期妇女平均每日服用 1 012mg 的布洛芬，其 RID＜0.38%，初乳中的含量最高，RID 为 0.6%[8]。哺乳期使用非甾体抗炎药首选布洛芬[9-10]。

2）头孢克洛片：哺乳期药物安全性分级为 L1 级，认为哺乳期使用该药是安全的。有限的数据表明头孢克洛在母乳中的分泌很少，预计不会对母乳喂养的婴儿产生不良影响，但有报道哺乳期妇女服用该药后，婴儿出现腹泻情况，但其相关性未得到充分证实[11]。

3）蒲地蓝消炎口服液：该药为中成药，无哺乳期药物安全性数据，所含成分无《中华人民共和国药典》（2020 年版）[12] 中提示的哺乳期禁用的药物，说明书中未提到哺乳期相关的用药信息。说明书中蒲地蓝消炎口服液儿童可减量服用 [13]，《蒲地蓝消炎口服液临床应用专家共识》提到 6 个月以上儿童可按体重用药 [14]。

（4）提出用药方案调整 / 建议等：布洛芬和头孢克洛哺乳期药物安全性分级均为 L1 级，哺乳期 L1 级代表最安全，该类药物不明显增加婴儿的副作用，或对婴儿的危害甚微。布洛芬和头孢克洛在母乳中的分泌均较少，哺乳期使用布洛芬未发现对婴儿有不良影响，使用布洛芬相对安全。观察中偶有发现哺乳期妇女服用头孢克洛后婴儿出现腹泻的不良反应，但影响关系并未得到充分证实，仍然认为在哺乳期妇女使用头孢克洛相对安全的。蒲地蓝消炎口服液哺乳期用药的相关数据缺乏，该药无哺乳期禁用的相关成分，根据说明书及专家共识认为 6 个月大的婴儿可以服用，如果哺乳期妇女服用应严密监测婴儿的反应。

3. 针对患者进行用药指导和宣教

（1）布洛芬片：该药的作用是退热和止痛，如服用后仍发热，可间隔 4～6 小时后再服用一次，一日不超过 4 次，不发热时不服用。服药期间可能会出现恶心、呕吐、胃肠道溃疡甚至出血的不良反应，如在用药期间呕吐咖啡样物质或排出的大便突然变黑色，要警惕胃肠道出血的发生，及时就诊。如果有胃部不适，可与食物或牛奶一起服用，以减少这些不良反应的发生。

（2）头孢克洛片：食物可能延迟该药的吸收，建议空腹服用，可能的不良反应有恶心、呕吐、胃部不适、皮疹。注意婴儿是否出现腹泻或皮疹的情况。

（3）蒲地蓝消炎口服液：该药为中成药，可以餐后服用，如有沉淀，摇匀后服用。可能的不良反应有恶心、呕吐、腹胀、头晕、瘙痒、皮疹等。注意婴儿是否发生不良反应。

咨询案例（二）

1. 主诉

患者咳嗽、流涕、乏力 2 日，目前在哺乳，能否服用氨酚伪麻分散片和磷酸奥司他韦胶囊。

2. 用药分析

（1）了解患者信息：追问病史，患者 2 日前无明显诱因出现咳嗽、咽痛、流涕、打喷嚏，昨日咽痛好转，咳嗽、流涕及打喷嚏加重，并伴有乏力和肌肉酸痛，遂至就近诊所就诊,医生开具:氨酚伪麻分散片(规格:对乙酰氨基酚325mg、盐酸伪麻黄碱30mg。)每次1片,每日3次;磷酸奥司他韦胶囊每次75mg,每日2次。患者现处于哺乳期,产后4月余,婴儿足月产。

(2)上呼吸道感染的常规治疗:见本节"咨询案例(一)"。

(3)评估哺乳期用药情况

1)氨酚伪麻分散片:本品为复方制剂,每片含对乙酰氨基酚和盐酸伪麻黄碱。对乙酰氨基酚哺乳期药物安全性分级为L1级。对乙酰氨基酚是哺乳期妇女镇痛、退热药物选择之一,母乳中的剂量一般远比婴儿治疗剂量低,哺乳期妇女用药后婴儿很少发生不良反应[11]。12例产后2～22个月的哺乳期妇女服用650mg对乙酰氨基酚后,乳汁中药物最高浓度为10～15mg/L,12小时后乳汁中几乎检测不到药物,如果婴儿每3小时摄入90ml母乳,研究者得出RID为0.14%[15]。另有研究显示,4例产后2～8个月的哺乳期妇女服用1 000mg对乙酰氨基酚后,婴儿平均RID为1.1%～1.8%[16]。伪麻黄碱哺乳期药物安全性分级为L3级。母乳中可少量分泌伪麻黄碱,一般不会对婴儿造成损害,但偶尔可引起婴儿过敏反应,单剂量的伪麻黄碱可能会减少母乳的分泌量,泌乳量少的妇女不建议使用该药[11]。一项研究中,8例哺乳期妇女单次服用60mg伪麻黄碱,与安慰剂组相比,母乳分泌量减少了24%;研究人员推算如果按正常给药(60mg/次,每日4次),婴儿的RID为4.3%[17]。有报道婴儿经乳汁摄入伪麻黄碱,出现烦躁不安[18]。

2)磷酸奥司他韦胶囊:哺乳期药物安全性分级为L2级。有限的数据表明,奥司他韦及其活性代谢物在母乳中分泌量很少,哺乳期妇女每日服用150mg的剂量不会对接受母乳喂养的婴儿造成不利影响[11]。1例产后9个月的哺乳期妇女服用奥司他韦75mg/次,每日2次,连用5日,研究者得出RID为0.5%[19]。

(4)提出用药方案调整/建议等:氨酚伪麻分散片是含对乙酰氨基酚和伪麻黄碱的复方制剂,流行性感冒常用的药物之一。对乙酰氨基酚哺乳期药物安全性分级为L1级,是哺乳期最安全的药物,没有证实对婴儿有危害。伪麻黄碱哺乳期药物安全性分级为L3级,在对照研究中显示有轻微的不良反应发生,在评估对婴儿的利大于弊后方可使用。氨酚伪麻分散片可儿童用药,说明书中有0～3个月婴儿用药适应证,哺乳期妇女在必要时可以使用该药,注意监测婴儿症状。磷酸奥司他韦哺乳期药物安全性分级为L2级,有限的研究证据未表明哺乳期妇女使用该药会增加婴儿的不良反应,哺乳期妇女在确定是甲型或乙型流行性感冒病毒感染时可使用该药,同时注意监测婴儿症状。

3. 针对患者进行用药指导和宣教

(1)氨酚伪麻分散片:用水吞服或放入水中分散后口服,每日3次,每次一片，疗程不超过 7 日，可能有口干、心悸、失眠、胃部不适的不良反应，注意泌乳量是否减少，婴儿是否出现烦躁不安、睡眠差等症状，如果症状严重则停药就诊，服药期间及整个哺乳期均不要饮酒。

（2）磷酸奥司他韦胶囊：该药是用于治疗甲型或乙型流行性感冒病毒感染，没有相关流行病史或相关病原学检查结果，不建议使用该药，注意休息、多饮水、对症处理即可。

（王先利　汤　静）

参 考 文 献

[1] THOMAS M, BOMAR P A. Upper respiratory tract infection. Treasure Island（FL）: Stat Pearls Publishing, 2023.

[2] 《抗菌药物临床应用指导原则》修订工作组. 抗菌药物临床应用指导原则. 2015 年版. 北京：人民卫生出版社, 2015.

[3] 中华医学会, 中华医学临床药学分会, 中华医学会杂志社, 等. 急性上呼吸道感染基层合理用药指南. 中华全科医师杂志, 2020, 19（8）: 689-697.

[4] SEXTON D J, MCCLAIN M T. The common cold in adults: treatment and prevention. [2023-12-12]. https://www.uptodate.com/contents/the-common-cold-in-adults-treatment-and-prevention?source=Out%20of%20date%20-%20zh-Hans.

[5] LARSEN E R, DAMKIER P, PEDERSEN L H, et al. Use of psychotropic drugs during pregnancy and breast-feeding. Acta Psychiatr Scand Suppl, 2015（445）: 1-28.

[6] HOTHAM N, HOTHAM E. Drugs in breast feeding. Aust Prescr, 2015, 38（5）: 156-159.

[7] HALE T W, ROWE H E. 药物与母乳喂养：第 17 版. 辛华雯, 杨勇, 译. 北京：世界图书出版公司, 2020.

[8] RIGOURD V, DE VILLEPIN B, AMIROUCHE A, et al. Ibuprofen concentrations in human mature milk: first data about pharmacokinetics study in breast milk with AOR-10127 "Antalait" study. Ther Drug Monit, 2014, 36（5）: 590-596.

[9] SAMMARITANO L R, BERMAS B L, CHAKRAVARTY E E, et al. 2020 American College of Rheumatology guideline for the management of reproductive health in rheumatic and musculoskeletal diseases. Arthritis Rheumatol, 2020, 72（4）: 529-556.

[10] 张文, 李懿莎, 刘冬舟, 等. 风湿性疾病患者围妊娠期药物使用规范. 中华内科杂志, 2021, 60（11）: 946-953.

[11] Drugs and Lactation Database. [2022-05-02]. http://lib.cmc.edu.cn/info/1016/1267.htm.

[12] 国家药典委员会. 中华人民共和国药典. 2020 年版. 北京：中国医药科技出版社, 2020.

[13] 蒲地蓝消炎口服液药品说明书.

[14] 王连心, 史力卿, 宋坪, 等. 蒲地蓝消炎口服液临床应用专家共识. 中国中药杂志, 2019, 44（24）: 5277-5281.

[15] BERLIN C M J R，YAFFE S J，RAGNI M. Disposition of acetaminophen in milk，saliva and plasma of lactating women. Pediatr Pharmacol（New York），1980，1（2）：135-141.

[16] NOTARIANNI L J，OLDHAM H G，BENNETT P N. Passage of paracetamol into breast milk and its subsequent metabolism by the neonate. Br J ClinPharmacol，1987，24（1）：63-67.

[17] ALJAZAF K，HALE T W，ILETT K F，et al. Pseudoephedrine：effects on milk production in women and estimation of infant exposure via breastmilk. Br J ClinPharmacol，2003，56（1）：18-24.

[18] SOUSSAN C，GOURAUD A，PORTOLAN G，et al. Drug-induced adverse reactions via breastfeeding：a descriptive study in the French Pharmacovigilance Database. Eur J Clin Pharmacol，2014，70（11）：1361-1366.

[19] WENTGES-VAN HOLTHE N，VAN EIJKEREN M，VAN DER LAAN J W. Oseltamivir and breastfeeding. Int J Infect Dis，2008，12（4）：451.

第五节 回 乳

咨询案例

1. 主诉

患者 2022 年 8 月 31 日来院就诊，自述因胎儿畸形流产，服用维生素 B_6 片、甲磺酸溴隐亭片，出院后自行购买生麦芽泡水服用，不知服用维生素 B_6 片、甲磺酸溴隐亭片回乳是否安全。

2. 用药分析

（1）了解患者信息：查询患者以往病历，患者 27 岁，末次月经为 2022 年 2 月 23 日，自由职业者，孕前体重指数约为 26.30kg/m²。平素月经规律，月经周期约为 28 日，经期持续 4～5 日。"停经 1⁺ 月"自测尿早孕试纸阳性，2022 年 4 月 1 日超声提示妊娠。孕 12⁺ 周 NT 正常；孕 16⁺ 周唐氏筛查提示：21- 三体高风险；后行无创 DNA 检查提示：21- 三体高风险；孕 24⁺ 周系统超声提示胎儿右侧脑室正常高值（9.9mm），胎儿肺部回声增强，胎儿左心室多发强光点。羊水穿刺检查提示：21- 三体高风险。诊断为胎儿畸形。8 月 26 日使用乳酸依沙吖啶引产，手术过程顺利。8 月 28 日自娩一男婴死胎，使用芒硝包乳房外敷以化瘀止痛、散结回乳。8 月 29 日给予维生素 B_6 片 0.2g/ 次，口服，每日 3 次；甲磺酸溴隐亭片 2.5mg/ 次，口服，每日 1 次，回乳。8 月 30 日出院，

出院带药维生素 B_6 片,0.2g/ 次,口服,每日 3 次;甲磺酸溴隐亭片 2.5mg/ 次,口服,每日 1 次。否认既往高血压、糖尿病等疾病病史。否认药物、食物过敏史。否认手术、外伤、输血史。适龄结婚,配偶体健,本次自然受孕。

(2)回乳常规治疗方案概述:产妇若不能哺乳,应尽早回乳。一般情况下,婴儿有典型的半乳糖血症,母亲感染了人类免疫缺陷病毒(HIV)、人类嗜 T 细胞病毒(HTLV),怀疑或证实感染了埃博拉病毒,有活动性(传染性)结核病,或者母亲酗酒、使用一些非法成瘾性药物,以及医疗原因(死产、新生儿死亡)等,不应哺乳 [1-2]。《妇产科学(第 9 版)》[3] 推荐常用的回乳药有:①生麦芽 60~90g,水煎当茶饮,每日一剂,连服 3~5 日;②芒硝 250g 分装于两纱布袋内,敷于两乳房并包扎,湿硬时更换;③维生素 B_6 0.2g/ 次,每日 3 次,连服 3~5 日。甾体激素、溴隐亭等回乳药物不推荐作为一线用药。《外科学(第 9 版)》[4] 中,若感染严重或脓肿引流后并发乳瘘,应停止哺乳。回乳可用:口服溴隐亭 1.25mg/ 次,每日 2 次,服用 7~14 日;或己烯雌酚 1~2mg/ 次,每日 3 次,共 2~3 日;或肌内注射苯甲酸雌二醇,2mg/ 次,每日 1 次,直至乳汁停止分泌为止。《中国哺乳期乳腺炎诊治指南》[5] 回乳药物的选择:①口服或肌内注射雌激素类药物,如口服己烯雌酚,5mg/ 次,每日 3 次,连服 3~5 日;或肌内注射苯甲酸雌二醇,2mg/ 次,每日 2 次,连续注射 3~5 日。②口服中药回乳亦可有较好效果,如炒麦芽 120g,加水煎汤,分 3 次温服。《中华人民共和国药典临床用药须知(2020 年版)》[6] 回乳药仅介绍甲磺酸溴隐亭片,适应证:用作抑制流产后、死胎后及产后不需要或不宜哺乳者的乳汁分泌。用法用量:如为预防性用药,分娩后 4 小时开始服用 2.5mg,以后改为 2.5mg/ 次,每日 2 次,连服 14 日;如已有乳汁分泌,则每日服用 2.5mg,2~3 日后改为 2.5mg/ 次,每日 2 次,连服 14 日。

(3)评估哺乳期用药情况

1)维生素 B_6 片:为水溶性维生素,参与抑制催乳素(prolactin,PRL)的合成,由此产生回乳作用。目前认为多巴胺(dopamine,DA)是下丘脑分泌的最主要且作用最强的催乳素释放抑制因子(prolactin release inhibiting factor,PIF)。已证明下丘脑有较高浓度的多巴胺,可通过垂体门静脉系统到达垂体前叶,与垂体催乳素表面的多巴胺受体结合发挥作用。多巴胺抑制垂体催乳素释放的机制主要是多巴胺受体结合引起细胞内环磷酸腺苷(cyclic adenosine monophosphate,cAMP)减少,从而抑制垂体催乳素的释放;另外,多巴胺可抑制细胞外钙离子的内流,使细胞内钙离子减少,而细胞内钙离子浓度对垂体催乳素释放至关重要,抑制钙离子内流即可抑制垂体催乳素的释放 [7]。维生素 B_6 口服易吸收,摄入后,在体内可直接或间接转化为吡哆醛 [8]。磷酸吡哆醛为多巴脱羧酶辅因子,可增加下丘脑内多巴胺的转化率,多巴胺在下丘脑部位能刺激催乳素释放抑制因子的产生,抑制垂体催乳素的分泌,从而抑制泌乳。所以,维生素 B_6 可抑制催乳素的合成,由此产生回乳作用。维生素 B_6 安全性较高,但若长期(1 个月～3 年)服用较高剂量维生素 B_6 可引发一系列非特异性全身症状,如恶心、呕吐、腹泻、呼吸急促和皮疹等。超大剂量维生素 B_6(每日服用总剂量大于 2g)可导致感觉神经元病变,使身体的感觉功能严重损伤[9]。

2)甲磺酸溴隐亭片:甲磺酸溴隐亭为多肽麦角类衍生物,能选择性激动多巴胺 D_2 受体,直接抑制垂体前叶合成和释放催乳素,使血清催乳素水平下降,抑制乳汁分泌[10]。2019 年已被国家药品监督管理局禁用于哺乳期乳腺炎回乳,仅限于医疗原因而不能哺乳的情况,如死产、新生儿死亡、母亲感染人类免疫缺陷病毒(HIV)等情况。产后用药,8% 患者可出现症状性和直立性低血压,尤其在用药初期体位变化时易发生。部分患者会因口服常致恶心、头痛、眩晕、疲劳、便秘、直立性低血压等消化道及神经系统不良反应,而无法坚持治疗[11]。

(4)提出用药方案调整 / 建议等:基于目前证据,维生素 B_6 片、甲磺酸溴隐亭片对于回乳是有效的,同时也是安全的。对于流产后的患者,维生素 B_6 片口服 3～5 日后停药,甲磺酸溴隐亭片口服 14 日后需停药,长时间服用会引起不良反应的发生。用药期间如果乳房肿胀、有触痛的包块,或者出现发热等情况,有可能是乳管堵塞、积乳囊肿、乳房感染,需注意及时就医诊治。

3. 针对患者的用药指导和药学宣教

(1)维生素 B_6 片:正常使用时几乎不产生副作用。长期或者过量用药可能引起严重的周围神经炎、神经感觉异常、步态不稳、手足麻木等症状。必须按照推荐剂量服用,不能超量。如果使用的是缓释片,请用温水整片吞服,不要咀嚼或碾碎。食物可以减少维生素 B_6 的吸收,建议空腹服药。

(2)甲磺酸溴隐亭片:用药后常见头痛、头晕、嗜睡、鼻充血、恶心、便秘、呕吐等副作用。用药过量还可能出现低血压、心动过速、昏睡和幻觉等症状。使用甲磺酸溴隐亭片期间需注意监测血压。如果出现高血压,或严重、持续、逐渐加重的头痛(伴或不伴视觉障碍),需停药并及时就诊。如果已被确诊为控制不佳的高血压、严重心血管疾病(如冠状动脉疾病、心脏瓣膜病)、严重的精神疾病,不能使用甲磺酸溴隐亭片;另外,如果患者正在使用名称中含"那韦"的抗 HIV 药(如阿扎那韦、达卢那韦)、唑类抗真菌药(如泊沙康唑、伊曲康唑),也不能服用甲磺酸溴隐亭片,两者合用会造成严重的副作用,如恶心、呕吐等。甲磺酸溴隐亭片需进食时服用,避免造成胃肠道反应。服药期间避免饮酒或饮用含有酒精的饮料，饮酒会增加甲磺酸溴隐亭片的不良反应；尽量避免驾驶等危险行为，甲磺酸溴隐亭片可能会引起低血压、神经警觉性下降、嗜睡（包括突然入睡），用药期间尽量避免驾驶或操作机械。

（3）生活保健指导：饮食要清淡，吃饭时少喝汤，避免过多饮水，有利于减少乳汁的产生；内分泌系统有反馈机制，不去刺激乳房，乳房就慢慢地不再分泌乳汁；如果发现乳房流出褐色、血色的分泌物，或者有肿块，建议及时就诊。

（虎亚光）

参 考 文 献

[1] JOHNSTON M, LANDERS S, NOBLE L, et al. Breastfeeding and the use of human milk. Pediatrics, 2012, 129(3): e827-e841.

[2] SACHS H C. The transfer of drugs and therapeutics into human breast milk: an update on selected topics. Pediatrics, 2013, 132(3): e796-e809.

[3] 谢幸, 孔北华, 段涛. 妇产科学. 9 版. 北京: 人民卫生出版社, 2018.

[4] 陈孝平, 汪建平, 赵继宗. 外科学. 9 版. 北京: 人民卫生出版社, 2018.

[5] 中国妇幼保健协会乳腺保健专业委员会乳腺炎防治与促进母乳喂养学组. 中国哺乳期乳腺炎诊治指南. 中华乳腺病杂志（电子版）, 2020, 14(1): 10-14.

[6] 国家药典委员会. 中华人民共和国药典临床用药须知. 2020 年版. 北京: 中国医药科技出版社, 2020.

[7] 吕淑兰, 曹缵孙. 催乳素的分子结构及分泌调节机制. 实用妇产科杂志, 2007(2): 65-67.

[8] RALL L C, MEYDANI S N. Vitamin B_6 and immune competence. Nutr Rev, 1993, 51(3): 217-225.

[9] 王少珍, 廖联明. 维生素 B_6 的应用和不良反应. 中华卫生应急电子杂志, 2017, 3(5): 298-304.

[10] 徐秀营, 黄美玲, 窦妹. 溴隐亭不同给药方式治疗高泌乳素血症性不孕临床疗效的比较研究. 临床合理用药杂志, 2021, 14(21): 138-140.

[11] 袁洪波, 张伶俐, 杨春松, 等. 中国女性患者溴隐亭阴道给药治疗高催乳素血症有效性和安全性的 Meta 分析. 中国药房, 2018, 29(1): 111-116.

第四章

妊娠期哺乳期其他用药咨询案例与分析

第一节　妊娠期哺乳期补充维生素、铁、钙、叶酸

咨询案例（一）

1. 案例详情

主诉　患者于 2022 年 6 月 7 日来院就诊，自述怀孕后服用多种维生素、铁剂和钙剂，今日夜间仍有间断腿抽筋症状，咨询药物是否需要调整。

既往史　否认高血压、甲状腺疾病等病史。否认高血压、糖尿病家族史。否认药物、食物过敏史。否认手术、外伤、输血史。

婚育史　30 岁结婚，配偶体健。

体格检查　体温（T）：36.8℃，脉搏（P）：78 次 /min，呼吸（R）：20 次 /min，血压（BP）：124/72mmHg，心律齐，未闻杂音，双肺呼吸音清，未闻及干湿啰音。腹软，无压痛，肝脾肋下未触及，双下肢不肿。身高 163cm，体重 78kg，妊娠期体重增长 9kg。

实验室及辅助检查　血常规：红细胞 2.9×10^{12}/L，血红蛋白 105g/L，白细胞 8.1×10^9/L，血小板 185×10^9/L，其余无明显异常。肝肾功能、凝血功能：无明显异常。空腹血糖：5.2mmol/L。产科检查腹部膨隆，子宫放松好，无宫缩，阴道检查未见活动性出血，宫口未开，未容受，胎心率（fetal heart rate，FHR）142 次 /min。

2. 用药分析

（1）了解患者信息：追问病史，患者末次月经为 2022 年 2 月 1 日，月经规律，月经周期约为 28 日，每次持续 5～7 日，备孕期未服用叶酸等营养补充剂，受孕后服用复合维生素片，偶尔会漏服，同时自行服用二十二碳六烯酸（docosahexaenoic acid，DHA）补充剂；4 周前常规产检，血常规提示血红蛋白

97g/L，血清铁蛋白 26μg/L，予口服琥珀酸亚铁缓释片 0.2g/ 次，每日 1 次，2 周前有抽筋症状开始补充钙剂。患者具体服用药物信息见表 4-1-1。

表 4-1-1　患者具体服用药物信息

药品名称	用法用量	用药时间	用药疗程
复合维生素片	每日 1 片	每日早晨服用	孕 4～12 周，自行停药
琥珀酸亚铁缓释片	每次 0.2g，每日 1 次	每日早晨服用	孕 14 周至今，4 周
维 D_2 磷葡钙片	每次 2 片，每日 3 次	餐后服用	孕 16 周至今
DHA 补充剂	每日 1 片	每日早晨服用	妊娠期间断服用

（2）妊娠期营养补充概述：孕妇对大多数微量营养素的需求增加。对不同营养素的需求因孕妇年龄而异，如钙、镁、磷、钾、锌、维生素 A、维生素 C 和维生素 K。妊娠期使用多种微量营养素补充剂似乎可轻度降低低出生体重儿发生率和小于胎龄儿发生率，还可能降低早产率[1]。不同的补充剂，成分可能有差异。妊娠期应补充铁、钙、叶酸、维生素 D 和碘，此外补充剂还应含有足量的维生素 A、维生素 E、维生素 C、B 族维生素和锌。

1）铁剂：微量元素铁对胎儿、胎盘发育以及母体红细胞量增加都是必不可少的。妊娠期铁元素需求量增加，对铁的生理需求量比月经期高 3 倍，尤其是到妊娠中晚期需要摄入元素铁 30mg/d[2]。妊娠期常见的贫血为缺铁性贫血，一般通过血红蛋白以及血清铁蛋白的筛查进行评估。妊娠期缺铁性贫血需要通过补充铁剂，轻度贫血可选择口服铁剂，诊断明确的孕妇可补充元素铁 100～200mg/d[3-4]，可与维生素 C 共同服用增加吸收率。

2）钙剂：随着妊娠期的进展，母体及胎儿对钙的需求逐渐增加，在妊娠期（主要是妊娠晚期），胎儿骨骼发育需要大约 30g 钙，母体每日所需摄入的钙剂约为 800～1 000mg。因此，除加强每日膳食摄入的钙外，还需额外进行钙的补充[5]。钙补充剂大概分为无机钙及有机钙。无机钙，如碳酸钙、磷酸钙含钙量高，但对胃肠道刺激大；有机钙，如葡萄糖酸钙、乳酸钙等对胃肠道刺激小，但含钙量低，可根据自身情况进行选择。如一般孕妇选择补充碳酸钙。

3）DHA：多不饱和脂肪酸（polyunsaturated fatty acid，PUFA）分为两大类，即 ω-3（又称 n-3）和 ω-6（又称 n-6）脂肪酸。膳食中主要的 3 种 ω-3 脂肪酸为二十碳五烯酸（EPA）、二十二碳六烯酸（DHA）和 α- 亚麻酸（ALA）。备孕期、妊娠期和哺乳期妇女，建议 DHA 最低摄入量应为 200～300mg/d[6-7]，但对于是否应该使用相关鱼油补充剂来补充尚存争议，目前认为最佳的补充方式为每周食用 2~3 份富含 DHA 且低汞的鱼类[8]，对于无法通过食物摄取的人群可适当补充，但最佳的补充剂量尚无定论。

（3）评估妊娠期用药情况：妊娠期所用铁剂：主要包括琥珀酸亚铁、多糖铁复合物、蛋白琥珀酸铁等药物，为妊娠期缺铁性贫血的推荐药物，尚未发现影响胎儿生长发育或致畸的报道[2]。患者目前口服琥珀酸亚铁缓释片 0.2g/ 次，每日 1 次，用药一个月需评估一下血红蛋白的变化，评价治疗疗效。

（4）提出用药方案调整 / 建议等：患者近日偶见腿抽筋症状，目前服用维 D_2 磷葡钙，每日 3 次，偶尔有漏服现象，存在依从性不佳的情况。计算药品含钙量：每日补充 6 片共约 0.355g（计算 0.316g），患者存在乳糖不耐受情况，平日少摄入牛奶等制品。分析得出患者每日摄入钙量存在不足，建议可咨询产科医生是否更换其他钙剂，如碳酸钙等。同时注意钙剂尽量不与牛奶等食物同服，以免影响钙吸收。饮食中注意增加其他含钙量较高的食物，如牛奶和奶制品、黑芝麻、绿色蔬菜等。

患者服用铁剂后有时会出现胃部不适症状。服用后会出现恶心、胃部不适等症状，属于药物铁剂常见不良反应，可更换改变用药时间，在饭后 1 小时左右服用，以减少胃部不适感。同时需要注意，铁剂最好避免与其他药物同服，包括目前服用的钙剂以及复合维生素，最好间隔 1 小时以上。

DHA 主要为保健品，虽认为 ω-3 为妊娠期营养所需，但无明确证据证明妊娠期需额外补充，并不作为妊娠期必须补充的药物。可结合自身膳食结构、经济条件等选择是否补充 DHA。

3. 针对患者的用药指导和药学宣教

（1）铁剂最好避免与其他药物同服，包括妊娠期常服用的钙以及复合维生素，最好间隔 1 小时以上。其中一些孕妇服用后会出现恶心、胃部不适等症状，属于药物不良反应，可选择在饭后服用。同时长期服用可能出现便秘，可适当调整饮食结构。如不适症状明确，适当减少服用量或停药。一般服用 2 周后需进行复查评估治疗疗效。

（2）用铁剂服用时应严格遵循推荐药物剂量与频次服用，不宜过多服用。用药期间需定期进行血红蛋白的检查。对于不能耐受口服铁剂、疗效欠佳或贫血严重的患者可选择注射铁剂，较常使用的为蔗糖铁，但需注意注射剂不宜与口服制剂同时使用。

（3）钙剂补充，维 D_2 磷葡钙用药需咀嚼后服用，用药期间与奶制品隔开服用，同时避免大量进食富含纤维素的食物（如糙米、全麦面包、豆类），以免抑制钙的吸收。

咨询案例（二）

1. 案例详情

主诉　患者 2022 年 6 月 22 日来院就诊，孕 2 产 0，2022 年 4 月 17 日因孕 8$^+$ 周胎停育行人工流产术，术后于计划生育科行相关检查，叶酸代谢 *MTHFR* 677 位点 TT 型。2020 年有胎儿神经管缺陷引产史，咨询此次备孕叶酸如何服用。询问是否爱人也需要补充叶酸。

既往史　否认高血压、甲状腺疾病等病史。否认高血压、糖尿病家族史。否认药物、食物过敏史。否认手术、外伤、输血史。

婚育史　28 岁结婚，配偶体健。

体格检查　体温（T）：36.5℃，脉搏（P）：82 次 /min，呼吸（R）：22 次 /min，血压（BP）：124/72mmHg，心律齐，未闻杂音，双肺呼吸音清，未闻及干湿啰音。腹软，无压痛，肝脾肋下未及，双下肢不肿。身高 160cm，体重 75kg，妊娠期体重增长 8kg。

产科检查　腹部膨隆，子宫放松好，无宫缩，阴道检查未见活动性出血，宫口未开，未容受，胎心率（fetal heart rate，FHR）140 次 /min。

实验室及辅助检查　血常规：红细胞 3.5×10^{12}/L，血红蛋白 112g/L，白细胞 6.5×10^9/L，血小板 190×10^9/L，其余无明显异常。肝肾功能、凝血功能：无明显异常。空腹血糖：5.1mmol/L。

2. 用药分析

（1）了解患者信息：追问病史，患者 36 岁，平素月经规律，月经周期约为 28 日，每次持续 5～7 日，2020 年妊娠期未规律补充叶酸，2022 年妊娠后补充叶酸 0.4mg/d，流产后查胎儿染色体无异常，夫妻双方染色体筛查未见异常。根据基因筛查结果解读报告并咨询相关用药建议。

（2）妊娠期营养补充概述：叶酸在肠道吸收后，经门静脉进入肝脏，在肝内二氢叶酸还原酶的作用下，转变为具有活性的四氢叶酸。叶酸在同型半胱氨酸代谢、DNA 合成、甲基化等方面能发挥重要的作用，与正常发育、健康维持以及多种疾病的风险有关，是细胞增殖、组织生长与机体发育不可缺少的微量营养素。动物实验和人群流行病学研究表明，妊娠早期缺乏叶酸可引起死胎、流产、脑和神经管缺陷，还可导致眼、口唇、腭、胃肠道、心血管、肾、骨骼等器官的畸形 [9-10]。

叶酸的补充需要根据孕妇的具体情况进行评估。一般情况下，如无神经管缺陷高风险因素 [5]，育龄妇女一般推荐每日补充 0.4mg 叶酸。一般条件下补充 4 周后，体内叶酸缺乏的状态得到一定改善，持续补充 12～14 周后血清或血浆叶酸浓度达到有效水平和稳定状态。因此建议怀孕前 3 个月开始每日补充叶酸。国外一些指南推荐补充的叶酸剂量更高，如美国预防服务工作组推荐每日补充 0.4～0.8mg[11]，可从孕前 1 个月开始补充，一直补充至孕龄 8～12 周。

而对于叶酸缺乏高风险人群，则需加大补充量。如对有神经管缺陷生育史的女性，从备孕或孕前 1 个月开始每日建议补充 4～5mg 叶酸，持续补充 3 个月。对于患有先天性脑积水、先天性心脏病、唇腭裂、肢体缺陷、泌尿系统缺陷，或有上述缺陷家族史，或一、二级直系亲属中有神经管缺陷生育史的妇女，从备孕或孕前至少 3 个月开始，每日补充 0.8～1mg 叶酸，持续补充至妊娠三个月[11-12]。此外对于正在服用增加胎儿神经管缺陷风险药物（如卡马西平、丙戊酸、苯妥英钠等）的人群，从可能怀孕或孕前至少 3 个月开始，每日补充 0.8～1mg 叶酸，持续补充至妊娠 3 个月。对于一些情况，如平日摄入新鲜蔬菜和水果用量小的孕妇，可酌情增加补充剂量或延长增补时间。对于 *MTHFR 677* 位点为 TT 基因型的孕妇，提示叶酸代谢存在障碍，可酌情增补叶酸剂量。

（3）评估妊娠期 / 哺乳期用药情况：美国 FDA 原妊娠期药物安全性分级及澳大利亚药物分级均将叶酸定为 A 级[13]，属于水溶性维生素，可通过胎盘。尚未发现孕妇使用叶酸增加胎儿畸形的风险。叶酸缺乏常见的并发症包括巨幼细胞贫血、胎儿畸形、流产等。

有研究显示，妊娠期补充高剂量的叶酸可能损害胎儿神经组织，还可能引起其他妊娠并发症。《围受孕期增补叶酸预防神经管缺陷指南（2017）》[14]认为补充 4mg/d 叶酸相对安全，在应用 4mg/d 叶酸预防神经管缺陷（neural tube defect，NTD）再发的随机对照研究中，未发现任何不良反应。在英国完成的一项肌醇预防 NTD 再发的随机对照研究中，肌醇组和非肌醇组妇女均从妊娠之前开始每日服用 5mg 叶酸，直至妊娠满 3 个月，未发现不良反应。因此，对于高风险人群可每日补充 4～5mg 叶酸，被认为是相对安全的[15]。

掩盖维生素 B_{12} 缺乏：维生素 B_{12} 缺乏和叶酸缺乏均可引起巨幼细胞贫血，叶酸会纠正巨幼细胞贫血，但同时掩盖维生素 B_{12} 缺乏的症状。但一般认为这种情况只可能出现在长期、大剂量增补叶酸且维生素 B_{12} 缺乏的个体，对于孕产妇短期增补叶酸的造成维生素 B_{12} 缺乏危害的可能性极小。

同时，有研究认为，增补叶酸可能导致结直肠癌发病率升高，但也有研究认为，结直肠癌发病率的上升可能与结肠镜检查率升高，检出增多有关[16]。有一项荟萃分析显示，增补叶酸与结直肠癌风险无关联性[17]。

妊娠期叶酸的补充是否增加儿童期哮喘的风险尚存在争议[18]，早先的研究发现增补叶酸，后代哮喘风险增加 26%，但是随后的部分研究结果却与此不一致。因此,尚无确凿证据表明围受孕期增补叶酸增加后代哮喘的风险。

（4）提出用药方案调整 / 建议等：患者是有神经管缺陷生育史的女性,从备孕或孕前 1 个月开始每日建议补充 4～5mg 叶酸,持续补充 3 个月,国内药物剂量大部分为 5mg,因此可在备孕期每日补充 4～5mg 叶酸。同时,患者 *MTHFR* 677 位点 TT 纯合子突变及血液叶酸浓度低与血液同型半胱氨酸浓度升高有关,而高同型半胱氨酸血症增加 NTD 及其他不良妊娠结局的风险。对于高同型半胱氨酸血症并携带纯合突变的女性,建议每日增补至少 5mg 叶酸。对于有反复流产史的孕妇,可根据情况酌情补充 5- 甲基四氢叶酸 [7]。

3. 针对患者的用药指导和药学宣教

（1）妊娠期及备孕期同时增加新鲜菠菜或橙子等蔬果的摄入。富含天然叶酸的食物加热时间过长或放置过久易分解,注意烹煮方式。

（2）叶酸代谢障碍引起同型半胱氨酸升高,导致妊娠高血压疾病风险,可配合服用维生素 B_{12}、维生素 B_6。

（3）备孕期及妊娠期常吃含铁丰富的食物,如每日适量瘦肉,每周 1 次动物血、肝脏等。适当增加富含碘的海产品,如海带、紫菜、鱼、虾、贝类等,每周 1～2 次。必须同时保证其他的营养均衡。

（4）备孕期间及妊娠期戒烟酒,避免吸入二手烟。生活规律,不熬夜,避免从事高强度的工作,避免身处高噪声环境。

（5）保持心理健康,解除精神压力。

（6）坚持适度的体育锻炼,保持健康的体重。

（冯　欣　王　然）

参 考 文 献

[1] KEATS E C, HAIDER B A, TAM E, et al. Multiple-micronutrient supplementation for women during pregnancy. Cochrane Database Syst Rev, 2019, 3（3）: CD004905.

[2] 中华医学会围产医学分会. 妊娠期铁缺乏和缺铁性贫血诊治指南. 中华围产医学杂志, 2014, 17（7）: 451-454.

[3] American College of Obstetricians and Gynecologists. Anemia in pregnancy: ACOG practice bulletin No. 233. Obstet Gynecol, 2021, 138（2）: e55-e64.

[4] 齐薇薇, 邵宗鸿.《妊娠期铁缺乏和缺铁性贫血诊治指南》解读. 中国实用内科杂志, 2015, 35（2）: 136-138.

[5] 邱彩凤, 赵艺敏. 孕早期妇女膳食调查及营养指导. 国际医药卫生导报, 2015, 21（10）: 1455-1457.

[6] MILES E A, NOAKES P S, KREMMYDA L S, et al. The salmon in pregnancy study: study design, subject characteristics, maternal fish and marine n-3 fatty acid intake, and

marine n-3 fatty acid status in maternal and umbilical cord blood. Am J Clin Nutr, 2011, 94 (6 Suppl): 1986S-1992S.

[7]　US Department of Agriculture. USDA national nutrient database for standard reference. [2024-7-19]. https://www.ars.usda.gov/news-events /news/research-news/2014/latest-update-of-usda-national-nutrient-database-for-standard-reference-released/.

[8]　MIDDLETON P, GOMERSALL J C, GOULD J F, et al. Omega-3 fatty acid addition during pregnancy. Cochrane Database Syst Rev, 2018, 11 (11): CD003402.

[9]　MA R, WANG L, JIN L, et al. Plasma folate levels and associated factors in women planning to become pregnant in a population with high prevalence of neural tube defects. Birth Defects Res, 2017, 109 (13): 1039-1047.

[10]　GREENE N D, LEUNG K Y, GAY V, et al. Inositol for the prevention of neural tube defects: a pilot randomised controlled trial. Br J Nutr, 2016, 115 (6): 974-983.

[11]　BIBBINS-DOMINGO K, GROSSMAN D C, CURRY S J, et al. Folic acid supplementation for the prevention of neural tube defects: US Preventive Services Task Force Recommendation Statement. JAMA, 2017, 317 (2): 183-189.

[12]　WILSON R D, AUDIBERT F, BROCK J, et al. Pre-conception folic acid and multivitamin supplementation for the primary and secondary prevention of neural tube defects and other folic acid-sensitive congenital anomalies. J Obstet Gynaecol Can, 2015, 37 (6): 534-552.

[13]　BRIGGS G G, FREEMAN R K, TOWER C V, et al. Brigg's drugs in pregnancy and lactation: a reference guide to fetal and neonatal risk. 12th ed. Philadelphia: Lippincott Williams & Wilkins (LWW), 2021.

[14]　围受孕期增补叶酸预防神经管缺陷指南工作组. 围受孕期增补叶酸预防神经管缺陷指南 (2017). 中国生育健康杂志, 2017, 28 (5): 401-410.

[15]　ZETSTRA-VAN DER WOUDE P A, DE WALLE H E, HOEK A, et al. Maternal high-dose folic acid during pregnancy and asthma medication in the offspring. Pharmacoepidemiol Drug Saf, 2014, 23 (10): 1059-1065.

[16]　MASON J B, DICKSTEIN A, JACQUES P F, et al. A temporal association between folic acid fortification and an increase in colorectal cancer rates may be illuminating important biological principles: a hypothesis. Cancer Epidemiol Biomarkers Prev, 2007, 16 (7): 1325-1329.

[17]　QIN T, DU M, DU H, et al. Folic acid supplements and colorectal cancer risk: meta-analysis of randomized controlled trials. Sci Rep, 2015 (5): 12044.

[18]　WHITROW M J, MOORE V M, RUMBOLD A R, et al. Effect of supplemental folic acid in pregnancy on childhood asthma: a prospective birth cohort study. Am J Epidemiol, 2009, 170 (12): 1486-1493.

第二节　妊娠期接种疫苗

1. 案例详情

主诉　患者于 2022 年 5 月 25 日来院就诊,自述在不知怀孕的情况下注射了双价人乳头瘤病毒(human papilloma virus,HPV)疫苗,咨询应用 HPV 疫苗对胎儿的影响,是否能够继续妊娠。

既往史　否认高血压、甲状腺疾病等病史。否认高血压、糖尿病等家族史。否认药物、食物过敏史。否认手术、外伤、输血史。

个人史　无基础疾病;无环境、放射、其他毒物接触史;无烟、酒暴露及药物依赖史;未行孕前优生检查,未补充叶酸。

婚育史　已婚,配偶 38 岁,IT 工程师,体健。近期无药品及保健品使用史,无职业暴露史。既往孕 1 产 1,2015 年足月剖宫产分娩一女婴,现 7 岁,体健。

2. 用药分析

(1)了解患者信息:追问病史,患者 37 岁,本科学历,教师。末次月经为 2022 年 4 月 17 日,平素月经规律,月经周期为 28 日,每次持续 5 日。2022 年 5 月 3 日同房,5 月 20 日自测验孕试纸,显示阳性。患者于 2022 年 4 月 13 日接种第一剂双价 HPV 疫苗,随后于 2022 年 5 月 12 日接种第二剂。

(2)人乳头瘤病毒疫苗概述:目前已确定的人乳头瘤病毒(HPV)型别有 200 余种,根据有无致癌性,将 HPV 分为高危型和低危型。我国国家药品监督管理局根据世界卫生组织(World Health Organization,WHO)国际癌症研究机构(International Agency for Research on Cancer,IARC)的建议,将 HPV16/18/31/33/35/39/45/51/52/56/58/59/68 定义为高危型,而将 HPV26/53/66/73/82 定义为中危型,其中以 HPV16/18 诱发癌变的风险最高 [1]。HPV 疫苗接种是预防 HPV 感染的有效方法,是防控 HPV 感染相关疾病的一级预防措施。当前,已上市的 HPV 疫苗根据其可预防的 HPV 型别不同,分为双价 HPV 疫苗、四价 HPV 疫苗和九价 HPV 疫苗。双价 HPV 疫苗含有 HPV16 型和 18 型;四价 HPV 疫苗含有 6、11、16 和 18 型;九价 HPV 疫苗含有 6、11、16、18、31、33、45、52 和 58 型。

国内外研究显示，双价、四价和九价 HPV 疫苗在完成全程免疫接种后，均可观察到较高的疫苗相关型别抗体阳转率和血清学抗体滴度（96%～100%）[2-4]。HPV 疫苗在预防 HPV 型别相关疾病的临床试验中显示出 87.3%～100.0% 的保护效力 [5-7]。三种疫苗都可针对上述高危型 HPV，预防 HPV 相关疾病，都可以对抗 HPV16 型和 18 型感染。四价 HPV 疫苗与双价相比，还能预防 HPV6 型和 11 型引起的生殖器疣，九价 HPV 疫苗将预防宫颈癌的比例从 70% 提高到 90%。目前，世界卫生组织关于 HPV 疫苗立场文件，对三种疫苗的推荐没有偏好[8]。可根据疫苗种类、价格，结合自身年龄条件进行接种。

（3）评估妊娠期 / 哺乳期用药情况

1）妊娠期用药情况：孕妇接种 HPV 疫苗的研究数据有限。虽然动物实验未发现接种 HPV 疫苗对母体和子代造成直接或间接不良影响，然而囿于伦理，不可能实施临床研究评估 HPV 疫苗接种对孕妇及其子代预后的影响。

双价 HPV 疫苗在动物实验中未见不良妊娠和子代结局，但缺乏人类研究数据。一项 2015 年长期随访研究发现，与未接种 HPV 疫苗的女性相比，接种双价 HPV 疫苗 3 个月内怀孕女性的流产风险无明显增加[9]。国际相关机构曾对妊娠期间意外接种双价 HPV 疫苗的女性进行注册随访，发现此人群中胎儿先天畸形和自然流产的发生率与普通人群相比并无差异[10]。

四价 HPV 疫苗在动物实验中亦未发现不良妊娠和子代结局。一项纳入 5 项 15～45 岁女性Ⅲ期临床试验的联合分析显示，接种四价 HPV 疫苗组和安慰剂组女性妊娠后自然流产率（18.2% vs. 19.5%）和胎儿先天发育异常率（2.0% vs. 1.5%）均无显著差异，胎儿晚期死亡率均低于 1%[11]。丹麦对近 65 万例接种四价 HPV 疫苗的孕妇进行为期 7 年的安全性观察，未发现接种 HPV 疫苗增加不良妊娠结局的风险[12]。

九价 HPV 疫苗是否会导致不良妊娠结局同样尚无定论。2014—2017 年美国疫苗不良事件报告系统（Vaccine Adverse Event Reporting System，VAERS）记录了 82 例接种九价 HPV 疫苗的孕妇信息，其中自然流产 3 例（3.7%），阴道出血 2 例（2.4%），提示接种九价 HPV 疫苗未增加妊娠不良事件[13]。然而，也有研究发现怀孕前或怀孕后 30 日内接种九价 HPV 疫苗者自然流产风险有所增加（RR：2.04）[14]。

国内外指南给出了妊娠期 HPV 疫苗接种的安全性意见。2017 年《WHO 关于人乳头瘤病毒疫苗的意见书》提出，在孕妇中尚缺乏良好的对照研究，但有一些来自女性妊娠期意外接种疫苗并已知妊娠结果的资料显示[15]，接种 3 种 HPV 疫苗中任意一种的女性，在妊娠结局或胎儿发育方面尚未发现特别的安全性问题。2020 年 ACOG 针对人乳头瘤病毒疫苗接种提出，妊娠期不建议接种 HPV 疫苗,当无意中给孕妇接种 HPV 疫后,现有的安全性数据显示无须担心产生不良结局[16]。如果开始了 HPV 疫苗接种随后怀孕,则疫苗接种应延迟到妊娠结束后。2021 年,中国《人乳头瘤病毒疫苗临床应用中国专家共识》[17] 指出,不推荐孕妇预防性接种 HPV 疫苗。若近期准备妊娠,建议推迟至哺乳期后再行接种。若接种后意外妊娠,应停止未完成剂次的接种;已完成接种者,无须干预。

2)哺乳期用药情况:以上指南或共识也对 HPV 疫苗哺乳期用药作出了相关建议。2017 年 WHO 指南、2020 年 ACOG 指南意见较一致,即现有证据表明,哺乳期妇女接种 HPV 疫苗后母亲和其婴儿的疫苗相关不良反应危险性没有增加,哺乳不是 HPV 疫苗接种的禁忌证[15-16]。中国 2021 年《人乳头瘤病毒疫苗临床应用中国专家共识》指出 [17],虽然目前临床试验尚未观察到血清 HPV 抗体经母乳分泌,但鉴于多种药物可经母乳分泌,且缺乏哺乳期妇女接种 HPV 疫苗的安全性研究数据,因此,慎重推荐哺乳期妇女接种 HPV 疫苗。

(4)提出用药方案调整 / 建议等:总结国内外现有研究证据,动物实验未发现接种 HPV 疫苗对生殖、妊娠、胚胎发育等造成直接或间接的不良影响,现有 HPV 疫苗接种的人类妊娠期数据也尚未提示明确的胎儿致畸或致发育异常的风险。虽然该患者开始 HPV 疫苗系列接种后才发现已经妊娠,但应告知现有证据提示疫苗接种后不良妊娠结局风险没有增加,以消除接种者的疑虑。剩下的疫苗系列可推迟接种,直至患者结束妊娠状态。哺乳期接种 HPV 疫苗不是禁忌,分娩后继续接种不影响哺乳。

3. 针对患者的用药指导和药学宣教

(1)患者若继续妊娠,建议结合血 β-HCG 检查和超声检查明确妊娠状态。

(2)建议每日补充叶酸 0.4～0.8mg 或含叶酸的复合维生素。

(3)妊娠期避免烟、酒、毒物接触或二手烟暴露等,规律产检,按时排畸筛查。

(陈 琳 郑 丹)

参 考 文 献

[1] SASLOW D, ANDREWS K S, MANASSARAM B D, et al. Human papillomavirus vaccination 2020 guideline update: American Cancer Society guideline adaptation. CA Cancer J Clin, 2020, 70(4): 274-280.

[2] COLOMBARA D V, WANG S M. The impact of HPV vaccination delays in China: lessons from HBV control programs. Vaccine, 2013, 31(38): 4057-4059.

[3] ZENG Z, YANG H, LI Z, et al. Prevalence and genotype distribution of HPV infection

in China: analysis of 51,345 HPV genotyping results from China's largest CAP certified laboratory. J Cancer, 2016, 7(9): 1037-1043.

[4] WEI L, XIE X, LIU J, et al. Efficacy of quadrivalent human papillomavirus vaccine against persistent infection and genital disease in Chinese women: a randomized, placebo-controlled trial with 78-month follow-up. Vaccine, 2019, 37(27): 3617-3624.

[5] BARR E, GAUSE C K, BAUTISTA O M, et al. Impact of a prophylactic quadrivalent human papillomavirus(types 6,11,16,18)L1 virus-like particle vaccine in a sexually active population of North American women. Am J Obstet Gynecol, 2008, 198(3): 261.

[6] Australian Government Department of Health. Human papillomavirus(HPV)immunization service. [2020-11-25]. https://www.health.gov.au/health-topics/immunisation/immunisation-services/human-papillomavirus-hpv-immunisation.

[7] OLSSON S E, KJAER S K, SIGURDSSON K, et al. Evaluation of quadrivalent HPV 6/11/16/18 vaccine efficacy against cervical and anogenital disease in subjects with serological evidence of prior vaccine type HPV infection. Hum Vaccin, 2009, 5(10): 696-704.

[8] World Health Organization. Human papillomavirus vaccines: WHO position paper, May 2017. Wkly Epidemiol Rec, 2017, 92(19): 241-268.

[9] PANAGIOTOU O A, BEFANO B L, GONZALEZ P, et al. Effect of bivalent human papillomavirus vaccination on pregnancy outcomes: long term observational follow-up in the Costa Rica HPV Vaccine Trial. BMJ, 2015(351): h4358.

[10] ANGELO M G, ZIMA J, TAVARES D A, et al. Post-licensure safety surveillance for human papillomavirus-16/18-AS04-adjuvanted vaccine: more than 4 years of experience. Pharmacoepidemiol Drug Saf, 2014, 23(5): 456-465.

[11] GARLAND S M, AULT K A, GALL S A, et al. Pregnancy and infant outcomes in the clinical trials of a human papillomavirus type 6/11/16/18 vaccine: a combined analysis of five randomized controlled trials. Obstet Gynecol, 2009, 114(6): 1179-1188.

[12] SCHELLER N M, PASTERNAK B, MØLGAARD-NIELSEN D, et al. Quadrivalent HPV vaccination and the risk of adverse pregnancy outcomes. N Engl J Med, 2017, 376(13): 1223-1233.

[13] LANDAZABAL C S, MORO P L, LEWIS P, et al. Safety of 9-valent human papillomavirus vaccine administration among pregnant women: adverse event reports in the Vaccine Adverse Event Reporting System(VAERS), 2014—2017. Vaccine, 2019, 37(9): 1229-1234.

[14] TAN J, XIONG Y Q, HE Q, et al. Peri-conceptional or pregnancy exposure of HPV vaccination and the risk of spontaneous abortion: a systematic review and meta-analysis. BMC Pregnancy Childbirth, 2019, 19(1): 302.

[15] 王真行, 邹力. WHO 关于人乳头瘤病毒疫苗的意见书. 国际生物制品学杂志, 2017, 40(6): 303-309.

[16] ACOG. Human Papillomavirus Vaccination: ACOG Committee Opinion Summary,

Number 809. Obstet Gynecol. 2020, 136（2）: 435-436.

[17] 中华医学会妇科肿瘤学分会, 中国优生科学协会阴道镜和宫颈病理学分会. 人乳头瘤病毒疫苗临床应用中国专家共识. 中国妇产科临床杂志, 2021, 22（2）: 225-234.

第三节 妊娠期使用性激素

咨询案例（一）

1. 案例详情

主诉 患者于 2022 年 4 月 5 日来院就诊, 自述服用左炔诺孕酮紧急避孕失败, 现验孕试纸自测阳性, 咨询为何正确服用了紧急避孕药还是怀孕了。以及, 若继续妊娠, 是否会对胎儿产生不良影响。

既往史 平素体健, 否认高血压、甲状腺疾病等病史。否认手术、外伤、输血史。

个人史 否认环境、其他毒物接触史; 未饲养宠物; 2022 年 4 月 2 日因工作单位体检, 胸部 X 线检查一次。无吸烟、饮酒、药物依赖史, 无食物、药物过敏史。

家族史 患者外婆、母亲、舅舅均为 2 型糖尿病, 余无特殊。

婚育史 已婚, 配偶体健。丈夫 31 岁, 销售员, 近期无药物、营养品及保健品使用史, 无职业暴露史。既往孕 2 产 0, 2019 年、2021 年分别行早期妊娠人工流产 1 次。

2. 用药分析

（1）了解患者信息: 追问病史, 患者 27 岁, 大专学历, 公司职员。末次月经为 2022 年 3 月 2 日, 平素月经规律, 月经周期为 28 日, 每次持续 5 日, 2022 年 3 月 17 日无保护措施同房一次。3 月 18 日上午因紧急避孕一次性口服左炔诺孕酮 1.5mg。患者未行优生, 未服用叶酸。

（2）紧急避孕药左炔诺孕酮的作用特点及疗效概述: 紧急避孕是指无防护性生活或避孕失败后的一段时间内, 为了防止怀孕而采取的补救措施, 其中药物避孕是最常用的一种方法。目前国内最常用的紧急避孕药为左炔诺孕酮, 为一种非处方药品。用法为: 同房后 72 小时（3 日）内口服 1 片（0.75mg）, 12 小时后再服用 1 片, 或者一次性口服 1.5mg[1]。左炔诺孕酮为一种孕激素药物, 其主要作用机制为干扰正常排卵, 其他机制如阻止受精（通过改变精子

和 / 或卵子的输卵管运输）、抑制着床（通过改变子宫内膜）缺乏可靠的实验数据支持[1]。对于已经存在的妊娠，紧急避孕药无效，也不增加流产概率[2-3]。左炔诺孕酮口服易经胃肠道吸收，其血浆半衰期（$t_{1/2}$）约为 24 小时[3]。有 6 项包含 8 000 多例女性使用左炔诺孕酮紧急避孕的研究结果显示，其避孕有效率为 60%～94%[2]。左炔诺孕酮方案至少可降低一半的妊娠风险，在 1 次无保护性生活后最多可降低 80%～90% 的妊娠风险[2]，尽早服用药片，效果更好。

（3）评估妊娠期用药及其他暴露因素情况

1）左炔诺孕酮：在动物生殖毒性研究中，雌性大鼠在妊娠第 1～21 日每日给予皮下注射 20μg 左炔诺孕酮，导致雄性后代 10 周时某些行为测试发生变化[4]。研究作者将这些结果描述为孤独症样行为的增加，但其临床意义尚不清楚。对接受左炔诺孕酮紧急避孕的 36 例孕妇的随访显示，一例发育异常儿童的畸形归因于母亲的风疹感染[5]。2009 年中国发表的一项较大型前瞻性观察性队列研究，纳入了 332 例女性接受左炔诺孕酮紧急避孕，其妊娠与分娩结局与对照组相比，未发现先天性缺陷或其他不良结局风险增加[6]。在同一队列的后续研究中，对 195 例产前暴露于左炔诺孕酮的儿童和对照组儿童进行为期两年的随访发现，两组在身体生长、智力发育或出生缺陷方面没有观察到差异。此外，一些病例报告也描述了使用左炔诺孕酮紧急避孕后的正常妊娠结局[7]。2016 年美国 CDC 指出，在妊娠期间意外服用左炔诺孕酮后，未观察到对母亲或胎儿的不良影响[8]。同时，中国《紧急避孕药给药和服务指南》指出，对于服用左炔诺孕酮紧急避孕药后妊娠或妊娠中无意服用左炔诺孕酮的妇女，研究发现药物对孕妇和胎儿均不会产生伤害，不会增加流产、低出生体重儿、小儿畸形以及妊娠期并发症等风险[1]。此外，日本药监部门于 2022 年 4 月 12 日修订了紧急避孕药左炔诺孕酮药品说明书的妊娠期注意事项[9]：①一项观察性研究显示，与未使用左炔诺孕酮的妊娠相比，使用左炔诺孕酮作为紧急避孕药物在胎儿畸形、流产或其他不良妊娠结局的发生率方面没有显著差异；②关于原说明书中"如果在妊娠早期或妊娠中期使用该药物，可能发生女性胎儿外生殖器男性化或男性胎儿外生殖器女性化"的相关描述，应指出源于其他孕酮制剂（非紧急避孕）的报告。

2）胸部 X 线检查：2016 年 ACOG《妊娠和哺乳期诊断性影像学检查指南》[10]、2020 年中国《妊娠期应用辐射性影像学检查的专家建议》[11]指出，妊娠期辐射暴露导致胎儿结局的风险大小和程度取决于胎儿的暴露胚胎龄和暴露剂量。动物实验及回顾性临床资料显示，造成胎儿不良结局最低辐射暴露剂量为 50～200mGy，大剂量的暴露（＞1Gy，1 000mGy）才容易导致胚胎死亡，造成严重智力障碍的最低暴露剂量为 610mGy。临床上常用的诊断性辐射性影像学检查剂量通常低于 50mGy，常用的胸部 X 线检查和胸部 CT 检查辐射暴露剂量分别为 0.005～0.01mGy 和 0.01～0.66mGy。尚无证据证明单次的 X 线检查和 CT 影像学检查对胎儿存在危害。胎儿辐射暴露剂量远低于 50～100mGy，不推荐作为终止妊娠的医学指征。

（4）提出用药方案调整 / 建议等：本例患者末次月经为 2022 年 3 月 2 日，平素月经规律，周期为 28 日，最可能怀孕的同房时间为 3 月 17 日。根据月经周期推算，此时处于围排卵期或已排卵，左炔诺孕酮紧急避孕的主要机制为干扰排卵，最多可降低 80%～90% 妊娠风险，有一定的失败率，且对于已经存在的妊娠无效，也不增加流产概率，故即使正确服药了仍可能妊娠。

每个孕妇在每一次妊娠中，将面临 3%～5% 的背景致畸风险[12]。根据国内外现有研究证据，妊娠期间无意接触左炔诺孕酮，未增加胎儿畸形、流产或其他不良妊娠结局风险。按照左炔诺孕酮半衰期计算，药物 5 日左右可基本从体内清除。患者胸部 X 线检查的 X 线辐射剂量为极低剂量，不足以导致流产或致畸。且以上用药或 X 线暴露时机在"全或无"阶段，为致畸的不敏感期，呈"全或无"的影响。因此，服用左炔诺孕酮不是终止妊娠的指征，可考虑继续妊娠，嘱患者妊娠期定期孕产检，按时排畸筛查。

3. 针对患者的用药指导和药学宣教

（1）患者若继续妊娠，建议每日补充叶酸 0.4～0.8mg 或含叶酸的复合维生素，以预防胎儿神经管缺陷。

（2）因患者 I 级亲属系 2 型糖尿病，本次妊娠为妊娠糖尿病高危人群，首次产前检查时应行空腹血糖筛查。

（3）妊娠期应合理饮食，少食多餐、定时定量，多摄入富含高膳食纤维的食物，保证蛋白质摄取，控制脂类的摄入；适当运动，如每日坚持半小时有氧运动；控制妊娠期体重，避免体重增长过快；保持规律作息，按时孕产检及排畸筛查。

咨询案例（二）

1. 案例详情

主诉　患者于 2022 年 5 月 30 日来院就诊，自述服用复方口服避孕药屈螺酮炔雌醇片（Ⅱ）期间发生意外妊娠，咨询药物是否会对胎儿产生不良影响，能否继续妊娠。

既往史　否认高血压、甲状腺疾病等病史，患多囊卵巢综合征 5 年。

个人史　否认环境、其他毒物接触史；未饲养宠物；无吸烟、饮酒、药物依赖史,无食物、药物过敏史。

婚育史 已婚,配偶体健。丈夫 41 岁,个体业主,平素有吸烟、饮酒习惯,近期无用药及保健品使用史,无职业暴露史。生育史:孕 3 产 1,2017 年早产分娩一胚胎龄 35⁺ 周女婴,现体健,2019 年人工流产 1 次,2021 年生化妊娠 1 次。

2. 用药分析

(1)了解患者信息:追问病史,患者 32 岁,本科学历,自由职业。自述末次月经为 2022 年 1 月 2 日,平素月经欠规律,月经周期为 30～60 日,每次持续 7 日,因月经不规律 2022 年 2 月 22 日于医院就诊,妊娠试验阴性,医生诊断为"多囊卵巢综合征"开具屈螺酮炔雌醇片调整月经周期,每次 1 片,每日 1 次,一共 3 盒,用药时间为 2022 年 2 月 22 日—2022 年 5 月 21 日。自述 4 月有发生过 2～3 次漏服药物的情况。同房怀孕时间不详。2022 年 5 月 30 日妊娠试验阳性,超声检查提示宫内早期妊娠。根据超声检查推测怀孕时间为 2022 年 4 月 19 日。

(2)妊娠期使用复方短效口服避孕药概述:妊娠期无使用复方口服避孕药的指征,应禁用。妊娠期药物暴露可能发生于非计划妊娠的妊娠早期意外使用口服避孕药;另一种药物暴露主要发生于因不规律服用复方口服避孕药导致避孕失败。

(3)评估妊娠期用药情况:Reprotox 数据库关于屈螺酮风险描述指出 [13],药品上市前的临床前研究资料显示,在怀孕大鼠或兔的后代中,以大鼠 45mg/(kg·d)或兔 100mg/(kg·d)的剂量给予屈螺酮,没有增加先天性畸形风险。按血浆药物浓度计算,给药剂量分别为人类剂量的 50 倍和 27 倍。在最高给药剂量水平时可致胚胎毒性,包括大鼠和兔骨化延迟与胎兔死亡。给予猴 10mg/(kg·d)的屈螺酮和 0.1mg/(kg·d)的炔雌醇没有发现先天性畸形。另一项摘要中,屈螺酮和炔雌醇组合在治疗大鼠的后代中产生了矛盾的男性化结果,未能获取具体细节。

Reprotox 数据库关于口服避孕药风险描述指出 [14],有研究认为,如果在妊娠早期末(孕 8～10 周)服用口服避孕药,可能有 1% 的暴露胎儿出现生殖器异常(女性阴蒂肥大)。另一些研究认为妊娠期孕激素暴露与男性后代尿道下裂的增加有关 [14],但相关的病例对照研究没有显示两者之间存在联系。2016 年丹麦开展了一项产妇使用口服避孕药对出生缺陷影响的前瞻性、全国性队列研究,未观察妊娠前或妊娠后的几个月内口服避孕药暴露显著增加重大出生缺陷的风险 [15]。2019 年丹麦一项关于妊娠期使用口服避孕药与男性子代的生殖器异常关系的观察性队列研究结果显示,怀孕母亲无论是妊娠前四个月还是妊娠早期的任何时间使用口服避孕药,均未增加男性子代隐睾或尿道下裂的风险[16]。《复方口服避孕药临床应用中国专家共识》[17]指出:复方口服避孕药对生育的影响是可逆的,停药后即可恢复;复方口服避孕药本身无致畸作用,不增加胎儿先天性畸形的风险,对染色体无影响。药品说明书亦指出[18],在妊娠早期意外服用了复方口服避孕药的妇女中,出生缺陷风险升高很小或没有升高。流行病学研究和荟萃分析发现,在怀孕前或妊娠早期接受了低剂量复方口服避孕药暴露后,生殖器或非生殖器出生缺陷(包括心脏异常和短肢缺陷)风险没有升高。

总体而言,基于实验动物研究和有限的人类研究,认为妊娠期间使用复方口服避孕药预计不太可能增加先天性畸形的风险。近年有荟萃分析显示,母亲使用口服避孕药可能与后代特应性疾病风险增加有关,可能增加后代患呼吸道过敏性疾病(哮喘和鼻炎)的风险,而不会增加湿疹的风险[19]。然而,所纳入研究样本量有限,因果关系仍有待证实。

(4)提出用药方案调整/建议等:本例患者月经不规律,根据超声检查推测怀孕时间为2022年4月19日,考虑可能因未规律服用复方口服避孕药导致的意外妊娠。根据药品说明书、指南及文献证据,预计妊娠期间使用屈螺酮炔雌醇片不太可能增加先天性畸形的风险,但患者用药时间较长,若患者妊娠意愿强烈,建议严格产检随访,按时排畸筛查,重点关注胎儿有无生殖器异常。

3. 针对患者的用药指导和药学宣教

(1)患者若继续妊娠,建议每日补充叶酸0.4~0.8mg或含叶酸的复合维生素。

(2)妊娠期避免吸烟、饮酒或暴露二手烟等。规律产检,按时排畸筛查。

(陈 琳 郑 丹)

参 考 文 献

[1] 紧急避孕国际协作组. 紧急避孕药给药和服务指南. 中华全科医师杂志,2014,13(6):425-429.

[2] ACOG. Practice bulletin No.152: emergency contraception. Obstet Gynecol, 2015, 126(3): e1-e11.

[3] 蔡珺,陈新,郑恒. LC-MS/MS法测定人血浆中左炔诺孕酮的浓度及其药代动力学研究. 武汉工业学院学报,2013,32(1):43-47.

[4] ZOU Y,LU Q,ZHENG D, et al. Prenatal levonorgestrel exposure induces autism-like behavior in offspring through ERβ suppression in the amygdala. Mol Autism,2017(8):46.

[5] DE SANTIS M，CAVALIERE A F，STRAFACE G，et al. Failure of the emergency contraceptive levonorgestrel and the risk of adverse effects in pregnancy and on fetal development：an observational cohort study. Fertil Steril，2005，84（2）：296-299.

[6] ZHANG L，CHEN J，WANG Y，et al. Pregnancy outcome after levonorgestrel-only emergency contraception failure：a prospective cohort study. Hum Reprod，2009，24（7）：1605-1611.

[7] Reproductive Toxicology Center，reprotox. Agent detail levonorgestrel. [2024-07-26]. https://www. reprotox.org/ member/agents/23042.

[8] CURTIS K M，TEPPER N K，JATLAOUI T C，et al. U.S. medical eligibility criteria for contraceptive use，2016. MMWR Recomm Rep，2016，65（3）：1-103.

[9] PMDA. MHLW pharmaceuticals and medical devices safety information（FY2022）. [2024-07-26]. https://www.pmda.go.jp/english/safety/info-services/drugs/medical-safety-information/0020.html.

[10] American College of Obstetricians and Gynecologists' Committee on Obstetric Practice. Committee opinion No.656：guidelines for diagnostic imaging during pregnancy and lactation. Obstet Gynecol，2016，127（2）：e75-e80.

[11] 中国医师协会妇产科医师分会母胎医师专业委员会，中华医学会妇产科学分会产科学组，中华医学会围产医学分会，等. 妊娠期应用辐射性影像学检查的专家建议. 中华围产医学杂志，2020，23（3）：145-149.

[12] Mother To Baby. Critical Periods of Development. [2024-07-26]. https://mothertobaby.org/fact-sheets/critical-periods-development/pdf/.

[13] Reproductive Toxicology Center，reprotox. Agent detail drospirenone. [2024-07-26]. https://www. reprotox.org/ member/agents/25379.

[14] Reproductive Toxicology Center，reprotox. Agent detail oral contraceptives. [2024-07-26]. https://www.reprotox.org/member/agents/28623.

[15] CHARLTON B M，MØLGAARD-NIELSEN D，SVANSTRÖM H，et al. Maternal use of oral contraceptives and risk of birth defects in Denmark：prospective，nationwide cohort study. BMJ，2016，352：h6712.

[16] BUUR L E，LAURBERG V R，ERNST A，et al. Oral contraceptive use and genital anomalies in sons. A Danish cohort study. Reprod Toxicol，2019，89：67-73.

[17] 复方口服避孕药临床应用中国专家共识专家组. 复方口服避孕药临床应用中国专家共识. 中华妇产科杂志，2015，50（2）：81-91.

[18] 屈螺酮炔雌醇片（Ⅱ）药品说明书.

[19] BAI X F，WU Z X，ZHAO C H，et al. Maternal oral contraceptive pill use and the risk of atopic diseases in the offspring：a systematic review and meta-analysis. Medicine（Baltimore），2020，99（16）：e19607.

第四节　妊娠期哺乳期饮酒

咨询案例（一）

1. 主诉

患者 2021 年 12 月 25 日前来就诊，自述在不知道自己怀孕的情况下喝了酒，咨询对胎儿是否有影响。

2. 用药分析

（1）了解患者信息：追问病史，患者 2021 年 12 月 1 日同房，末次月经为 2021 年 11 月 11 日，月经规律，月经周期约为 30 日，每次经期持续 4～5 日，2021 年 12 月 14 日因为工作事宜和同事在外喝了酒，随后因月经未按时来在家自测后发现怀孕，后又去医院检查，确认妊娠。

（2）评估妊娠期摄入乙醇情况：乙醇是常见的致畸原，容易穿过胎盘，并且在母亲已经将其完全清除的情况下存在于羊水中，胎儿毒性和其剂量相关并且在妊娠前三个月风险最大[1]。母亲在妊娠期饮酒会对胎儿的发育产生各种不利影响，而由于乙醇暴露导致胎儿发育受损的严重程度取决于诸多因素，如乙醇暴露的量及时间等[2]。在妊娠期饮酒会导致流产、死产，甚至终身损害婴儿的身体、行为和智力。胎儿酒精综合征（FAS）是胎儿在子宫内因乙醇暴露而导致的最严重的情况，主要有以下三方面特征：颅面部形态异常、生长迟缓、中枢神经系统异常。这些异常通常伴随着大脑结构和功能的损害[3]。FAS 患者多会产生学习障碍、注意力困难、智商低、判断能力差等问题[4]。此外，饮酒也会对妊娠早期对胎儿的中枢神经系统、心脏、手臂、眼睛以及外生殖器的发育产生影响[4]。

动物数据提示：大鼠从妊娠期第 4 日开始通过灌胃方式给予含 6.0g/kg 乙醇饮水，建立慢性乙醇暴露模型，结果发现胎鼠发育迟缓，海马氧化应激反应增加，脂质代谢异常，海马细胞凋亡，对胎鼠脑部发育造成影响[5]。此外，采用 C57BL/C 小鼠建立动物模型，低剂量组灌胃给予 $2g/(kg \cdot d)$ 乙醇溶液，高剂量组灌胃给予 $4g/(kg \cdot d)$ 乙醇溶液，结果发现乙醇实验组的小鼠出现死胎、脑部畸形和脊柱脊髓裂等结局，高剂量组出现死胎和畸形的概率明显增加[6]。另一研究发现，乙醇剂量为 $1g/(kg \cdot d)$ 时，胎鼠即出现小头畸形特征[7]，说明胚胎在发育过程中，脑对乙醇的作用极为敏感；剂量 $2g/(kg \cdot d)$ 组除了伴有吸收胎外，还存在小脑畸形，部分动物还出现露脑。而在斑马鱼的胎仔酒精综合征模型中发现独眼畸形，或多或少均伴有视网膜、视神经和视皮质的发育滞缓[8]，但是哺乳动物发现眼球畸形的报道较少。

（3）提出用药方案调整／建议等：乙醇对胎儿的影响较大，尤其在妊娠早期，是胚胎神经系统发育的关键时期，饮酒可能会对胎儿的神经系统造成损害。此阶段的饮酒对胎儿有致畸的风险，患者目前妊娠在 3 个月内，在此期间可能会对胎儿的神经系统产生影响。建议继续妊娠。随诊观察，后续产检过程中关注胎儿发育情况，如出现畸形，建议终止妊娠。

3. 针对患者的用药指导和药学宣教 孕妇在妊娠早期饮酒会增加流产的概率，乙醇会导致胎儿发育不良，身高或体重低于正常儿童，影响胎儿的器官发育，会导致孩子在出生后不同程度的认知障碍、注意力障碍、运动障碍、语言障碍等。因此，孕妇不要饮酒或者饮用酒精性饮料，以免对胎儿造成伤害。

咨询案例（二）

1. 主诉 患者 2021 年 12 月 18 日来院就诊，自述哺乳期饮酒后喂奶，不知对婴儿是否有影响。

2. 用药分析

（1）了解患者信息：追问病史，患者日常偶有饮酒，现为产后 2 个月余，2021 年 12 月 16 日去朋友家喝喜酒，大约喝了 1 小杯红酒（约 20ml），饮酒后约 4 小时给婴儿喂奶，担心酒精对婴儿产生不良影响，前来咨询。患者无药物过敏史。

（2）哺乳期饮酒的一线治疗方案概述：母乳喂养期间的"安全"饮酒量尚有争议。研究发现，哺乳期妇女在饮用完一份乙醇（12 盎司啤酒或 5 盎司葡萄酒或 1.5 盎司 40 度烈酒，1 盎司 ≈29ml）后等待 2 小时再哺乳，以免婴儿摄入乙醇。如果母亲的饮酒量超出上述量，则每多摄入一份乙醇，就应再多等待 2 小时再哺乳[9]。没有必要在饮酒后挤出乳汁丢弃，除非在乙醇代谢完之前乳房胀得不舒服。无论采用哪种方式喂养婴儿，大量饮酒都会损害判断力和照看婴儿的能力，因此应避免。

2015 年 ACOG 针对妇产科患者滥用乙醇和其他物质发布的文件[10]指出：母乳喂养对母婴健康和亲子关系非常重要，是替代配方奶粉的廉价、安全的选择。出于这些原因，目前或过去有药物使用障碍史的妇女不应因哺乳婴儿而被立即排除在外。对于接受良好监督的美沙酮维持方案治疗阿片依赖的妇女，鼓励母乳喂养，这对于避免新生儿戒断综合征可能很重要[11]。产科医生必须掌握有关通过母乳传播非法物质和高浓度乙醇的潜在危险的准确信息，以便他们能够准确地告知患者母乳喂养的相对益处或危害。

（3）评估哺乳期用药情况：乙醇容易分布在母乳中，平均乳汁/血浆比值约为1（这并不一定意味着乳汁中乙醇的剂量很高，只是说明血浆中的浓度与乳汁中的浓度密切相关）。乙醇哺乳期安全性分级为L4，即可能危险。乙醇转运到乳汁中的绝对量（剂量）通常较低，与母体水平呈函数关系。更久之前一些对动物的研究表明，啤酒（或更有可能是大麦）可能会刺激催乳素的水平[12-15]。

一项研究中，12例哺乳期妇女饮用含乙醇0.3g/kg的橘子汁后（相当于中等体型的妇女喝1罐啤酒），乳汁中乙醇的平均最大血药浓度320mg/L[16]。该报道表明饮酒后泌乳量减少了23%（从156ml降至120ml），并且作为反映乙醇含量的乳汁气味增强。另一项研究中，5例妇女摄入量为0.4g/kg，乳汁和母亲血浆水平相似。乳汁中乙醇含量的峰值平均为0.44g/L，在180分钟时降至0.09g/L[17]。一项关于乙醇对婴儿乳汁摄入影响的有趣研究中，12位母亲饮酒后的4小时内婴儿对乳汁的摄入量显著减少[18]。当母亲不饮酒时，在暴露后8~16小时内观察到摄入量代偿性增加。乳汁分泌减少与剂量有明显的相关性，当乙醇的摄入量达到1.5~1.9g/kg才会出现[19]。其他研究已经表明，中度饮酒者哺乳的婴儿会出现精神运动发育滞后。综上，在饮酒期间或饮酒后至少2小时内避免哺乳。重度饮酒者应等待更长时间。

最近的一项研究表明，婴儿通过母乳接触乙醇会导致认知发育延迟、躁动和睡眠模式紊乱[20]。此外，另一项研究报道了一例婴儿暴露于母乳中的乙醇产生假性库欣综合征，除了其他浓缩乙醇饮料之外，这位母亲每周至少要饮用0.35~1.46L的啤酒，她在怀孕时停止了饮酒，在产后又恢复了饮酒。婴儿在8周龄时出现了库欣综合征。当母亲在哺乳时停止饮酒，婴儿的外观才逐渐恢复正常[9]。中度饮酒的母亲最好是在饮酒后至少2小时后恢复哺乳。

（4）提出用药方案调整/建议等：成人对乙醇的代谢大约为3小时1盎司，中度饮酒后最好是在饮酒后至少2小时再哺乳。该患者"大约喝了1小杯红酒（约20ml），饮酒后约4小时给宝宝喂奶"，根据相关推荐，一般不会对婴儿产生明显的不良影响。

3. 针对患者的用药指导和药学宣教

（1）乙醇是缩宫素释放的重要抑制剂，不可避免地会减少乳汁分泌以及转运给婴儿的乳汁量。乙醇会导致泌乳量减少、乳汁味道改变。

（2）过量的乙醇可能导致困倦、深睡、虚弱，并抑制婴儿的线性生长。

（3）哺乳期妇女在哺乳期间应当避免饮酒，如果不慎摄入酒精，应暂停哺乳, 中度饮酒的哺乳期妇女至少间隔 2 小时再进行哺乳, 重度饮酒者要间隔更长的时间。

（金 经 贾济宁 汤 静）

参 考 文 献

[1] MILOTOVÁ M, RILJAK V, JANDOVÁ K, et al. Alcohol abuse in mothers during gravidity and breastfeeding brings changes of hippocampal neurons in their offspring. Prague Med Rep, 2006, 107（1）: 103-107.

[2] GIL-MOHAPEL J, BOEHME F, KAINER L, et al. Hippocampal cell loss and neurogenesis after fetal alcohol exposure: insights from different rodent models. Brain Res Rev, 2010, 64（2）: 283-303.

[3] BROCARDO P S, GIL-MOHAPEL J, CHRISTIE B R. The role of oxidative stress in fetal alcohol spectrum disorders. Brain Res Rev, 2011, 67（1/2）: 209-225.

[4] Alcohol and pregnancy. J Midwifery Wom Heal, 2015, 60（1）: 113-114.

[5] 文政芳, 郭新平, 常宏扬, 等. 妊娠期慢性酒精暴露诱发新生大鼠海马氧化应激损伤. 神经解剖学杂志, 2021, 37（3）: 279-283.

[6] 蒋杞英, 胡艳秋, 程相树, 等. 孕期酒精接触对子鼠视皮质神经元凋亡的影响. 解剖学报, 2007, 38（4）: 400-404.

[7] 屈卫东, 朱惠刚, 张天宝, 等. 酒精对大鼠胚胎发育及脑 nNOS 表达的影响. 中国公共卫生, 2000, 16（12）: 1099-1100.

[8] ARENZANA F J, CARVAN M J, AIJÓN J, et al. Teratogenic effects of ethanol exposure on zebrafish visual system development. Neurotoxicol Teratol, 2006, 28（3）: 342-348.

[9] HO E, COLLANTES A, KAPUR B M, et al. Alcohol and breast feeding: calculation of time to zero level in milk. Biol Neonate, 2001, 80（3）: 219-222.

[10] ACOG. Committee opinion no. 633: Alcohol abuse and other substance use disorders: ethical issues in obstetric and gynecologic practice. Obstet Gynecol, 2015, 125（6）: 1529-1537.

[11] SACHS H C, Committee on Drugs. The transfer of drugs and therapeutics into human breast milk: an update on selected topics. Pediatrics, 2013, 132: e796-e809.

[12] MARKS V, WRIGHT J W. Endocrinological and metabolic effects of alcohol. Proc RSoc Med, 1977, 70（5）: 337-344.

[13] DE ROSA G, CORSELLO S M, RUFFILLI M P, et al. Prolactin secretion after beer. Lancet, 1981, 2（8252）: 934.

[14] CARLSON H E, WASSER H L, REIDELBERGER R D. Beer-induced prolactin secretion: a clinical and laboratory study of the role of salsolinol. J Clin Endocrinol Metab, 1985, 60（4）: 673-677.

[15] KOLETZKO B, LEHNER F. Beer and breastfeeding. Adv Exp Med Biol, 2000, 478: 23-28.

[16] MENNELLA J A，BEAUCHAMP G K. The transfer of alcohol to human milk. Effects on flavor and the infant's behavior. N Engl J Med，1991，325（14）：981-985.

[17] DA SILVAV A，MALHEIROS L R，MORAES-SANTOS A R，et al. Ethanol pharmacokinetics in lactating women. Braz J Med Biol Res，1993，26（10）：1097-1103.

[18] MENNELLA J A. Regulation of milk intake after exposure to alcohol in mothers' milk. Alcohol Clin Exp Res，2001，25（4）：590-593.

[19] COBO E. Effect of different doses of ethanol on the milk-ejecting reflex in lactating women. Am J Obstet Gynecol，1973，115（6）：817-821.

[20] POPOVA S，DOZET D，AKHAND L S，et al. Why do women consume alcohol during pregnancy or while breastfeeding? Drug Alcohol Rev，2022，41（4）：759-777.